THE BRAIN

나의 뇌 뇌의 나(Ⅰ)

학지사

나의 뇌 뇌의 나(I)

1997년 3월 28일 1판 1쇄 발행
2011년 9월 20일 1판 5쇄 발행

지은이 • 리차드 레스탁
옮긴이 • 김현택 류재욱 이강준
펴낸이 • 김 진 환
펴낸곳 • ㈜**학지사**

121-837 서울시 마포구 서교동 352-29 마인드월드빌딩 5층
대표전화 • 02) 330-5114   팩스 • 02) 324-2345
등록번호 • 제313-2006-000265호
홈페이지 • http://www.hakjisa.co.kr
커뮤니티 • http://cafe.naver.com/hakjisa

ISBN 978-89-7548-155-7 03370
ISBN 978-89-7548-154-9 03370 (세트)

정가 9,000원

역자와의 협약으로 인지는 생략합니다.
파본은 구입처에서 교환하여 드립니다.

이 책을 무단 전재 또는 복제 행위 시 저작권법에 따라 처벌을 받게 됩니다.

인터넷 학술논문원문서비스 **뉴논문** www.newnonmun.com

차 례

옮긴이의 말
1

글쓴이의 말
4

감사의 말
11

1. 깨어 있는 기계
15

2. 시각과 운동
71

3. 스트레스와 정서
114

4. 학습과 기억
195

찾아보기
261

옮긴이의 말

　과학과 기술의 발달로 생겨난 지식과 여러 가지 산물을 보면 우리 인간이란 참으로 위대한 존재이다. 또 예술활동의 여러 모습을 보면 인간은 최고 정점에 있는 생명체인 것 같다. 신비한 것은 우리는 우리가 만든 이 모든 것을 평가할 뿐 아니라 그런 평가가 어디에서 어떻게 나오는 것인지 또 생각한다.
　인간이 이처럼 외부현상을 탐구하고, 자신의 내부세계에 대해 의문을 가지게 된 것은 아마도 인류가 시작되면서부터일 것이다. 물질이나 현상의 본질에 대한 언급은 동서양을 막론하고 고대로부터 있어왔으며 인간의 인식에 대한 고찰은 그노시스파의 설에도, 불가의 유식설에도 나타나 있다. 사실 물음 그 자체는 예나 지금이나 변함이 없다하겠다.
　이제 우리 자신을 살펴보면 우리의 일거수 일투족은 그 자체가 하나의 기적이라는 것을 알게 된다. 이글을 읽고 있을 때 일어나는 일들을 생각해 보자. 눈의 수정체는 우리가 노력하지 않아도 적당한 두께로 조절되어 망막위의 상을 또렷이 맺게 한다. 또 안구에 붙어 있는 여섯 개의 근육은 서로 멋있게 협조하므로 우리는 문장을 훑어서 읽어나가는데 아무런 불편이 없다. 망막에 맺힌 상은 전기, 화학적 신호로 변환되어 눈에서부터 분해, 합성을 거듭하며 뇌의 뒷부분을 거쳐 옆의 밑부분으로 전달된다. 그리고 이것은 우리가 이미 기억하고 있는 것, 즉 뇌에 어떤 물질로써 들어 있는 다른 지식들과 비교 검토된다. 그리고 그 결과는 정서나 사고를 유발시키기도 하고, 행동으로 나타나기도 하고, 다시 뇌에 저장되기도 한다.

그것 뿐인가, 이런 복잡한 작용을 하면서도 우리는 두 발로 선 채 중심을 잡고 있으며(로봇 공학을 전공하는 사람이라면 이것 하나도 얼마나 어려운 일인가를 잘 알 것이다), 손은 부지런히 책장을 넘기고, 또 코는 옆에서 나는 냄새를 맡고, 귀는 소리를 들으며, 목덜미에 앉은 파리를 쫓을 수도 있다. 그러면서도 실내가 더우면 땀을 분비하여서 체온을 적당히 유지하고, 심장은 적절한 속도와 압력으로 뛰고 있으며, 위장은 음식을 소화하고, 신장은 부지런히 오줌을 만들며, 후세를 위해 생식세포는 성장하고 있는 것이다. 우리가 생명을 유지할 수 있게 하기 위해 한순간 동안에 동시에 일어나는 모든 작용을 다 기술한다면 이런 책 수십권이 있어도 부족할 것이다.

그러나 이 모든 것보다 더 신비한 것은, 우리는 우리 자신에 대해서도 생각할 수 있어서 스스로를 평가하여 자랑스러워하기도 하고 부끄러워하기도 한다는 것이다. 세상에 이런 기계는 없다!

이 모든 일이 뇌에서 일어난다는 사실이 받아들여질 때까지는 오랜세월 동안의 논쟁과 증거가 필요하였다. 이제 뇌에 대한 연구는 학문의 시작이자 마지막 영역이라고 해도 과언은 아닌데, 이유는 전술한대로 그 뇌에서 인류가 생각하고 만들어낸 것 모두가 나왔기 때문이다. 뇌를 이해하는 것은 바로 나를 이해하는 것이며 나를 둘러싸고 있는 우주를 이해하는 것이다.

이책은 바로 그 뇌와 정신기능에 대해 쓴 책이다. 여기서 독자들은 현대 신경과학이 밝혀놓은 뇌의 여러 기능을 보게 될 것이다. 또한 어떤 사람들이 뇌를 연구하며, 그 방법은 무엇인지, 그리고 그 결과는 어떻게 응용되는지도 보게 된다. 관심이 있는 사람이라면, 정신과 신체의 문제에 대해서도 이해를 얻을 수 있을 것이다.

역자는 뇌에서 학습과 기억이 형성되는 원리를 탐구하는 생물심리학자로서, 뇌와 정신현상에 대해 일반인이 쉽게 이해할 수 있는 책이 있었으면 좋겠다는 생각을 늘 가지고 있었다. 그러던중 작년에 UCLA에서 연구하시던 이선희 교수로부터 이책을 소개받고 번역을 하기로 결정하였다. 이책은 역자의 바램을 충족시켜 주는 훌륭한 정보를 많이 담고 있다. 번역도중 여러 부분은 역자의 은사이신 김기석 교수님과 의논하였으나 만일 그 나머지 미비한 부분이 있다면 이는 전적으로 역자의 부지의 소산이다. 역서의 제작에는 여러 사람 노력이 필요함을 실감하였다. 실험실에서 동고동락하는 김시현, 조선영, 김재일, 신선희, 신맹식, 곽소영의 도움에 감사한다.

아무쪼록 여러 독자들이 일독하여 현대 신경과학이 밝혀 주는 뇌와 마음의 비밀을 살펴보기 바란다.

…… 역 자 ……

글쓴이의 말

 인간의 뇌는 1.6kg도 안 되며 말랑말랑하고 주름진 호두모양을 하고 있다. 이렇게 괴이한 모양을 하고 있어도 인간의 뇌는 전세계 도서관에 있는 모든 정보를 다 담고도 남음이 있다. 또한 우리의 가장 원초적 욕망과 지고한 이상이 여기에서 나오며 사고방식과 행동방식이 여기에서 나온다. 햄릿, 권리장전, 원자폭탄을 만들어낸 바로 이 뇌의 기능은 아직도 신비에 싸여 있다. 뇌는 어떻게 조직되고 발달되었을까? 뇌에 대해 더 많이 알게 되면 우리 자신에 대해서도 더 잘 이해할 수 있을 것인가? '나'라고 할 때 그것은 바로 '나의 뇌'를 지칭하는 것인가?
 우리는 아직 답을 얻지 못했을 뿐 아니라 어떤 문제(예컨대 뇌가 곧 마음인가)에 대해서는 영원히 답을 얻지 못할 수도 있다. 하지만 근년에 들어서 신경과학은 괄목할만한 진전을 보이고 있다. 지금까지 밝혀진 지식을 근거로 해서, 신경과학자들은 언젠가는 인간의 속성이라는 것이 뇌에서의 전기, 화학적 활동으로 정의될 수 있으리라 생각한다. 하지만 우리 대다수는 우리의 희망, 꿈, 욕망, 야망이 언젠가는 신경화학자나 신경생리학자들이 쓰는 용어로 정의될 것이라는 생각을 하면 섬찟해진다. 우리의 마음, 자유의지, 창조력 같은 것을 생각해 보건대 분명 우리가 뇌라고 부르는 그 울룩불룩한 세포집합체 이상의 무엇인가가 있을 것도 같기 때문이다.

공영방송 시리즈물인 '뇌'의 교재인 이책에서는 이런 문제를 풀어나갈 것이며 뇌에 대한 현재 지식의 한계점뿐만 아니라 조만간 뇌에 대한 지식이 어디까지 확장될 수 있는가도 살펴볼 것이다.

뇌란 이처럼 엄청난 연구대상이므로 신경과학자들 또한 다양한 연구전략을 취하고 있다. 한 가지 예를 들어보자면, 뇌의 기본소자인 뉴런들간의 형태연구에 열중하는 연구자들도 있다. 하지만 뇌에는 100억 내지 1000억 개의 뉴런이 있으므로 단순히 '회로도'를 작성한다고 해서 답을 다 얻을 것 같지는 않다.

뉴런들은 서로간에 전기 화학적 메시지를 주고받는다. 이런 메시지들은 이제 해독될 수는 있다. 하지만 신경과학자가 그 메시지를 해독한다는 것은 역설적인 것이다. 왜냐하면 뇌를 이해하려고 하는 주체 또한 신경과학자 자신의 뇌이기 때문이다. 문자 그대로 표현하자면, 뇌가 뇌를 이해하려고 한다는 것이다. 이것은 저멀리 있는 은하에 대한 연구나 입자 물리학적 미세세계에 대한 연구보다 더욱 절박한 당면과제이다. 우리가 어떻게 이해하는가 하는 것을 이해해야만 이런 연구들이 만족스럽게 해결될 것이기 때문이다. 타인에 대한 나의 지식이란 나 자신에 대한 나의 지식에 근거한 것과 마찬가지로 '현실성'이란 모든 이해의 실제적 근거인 '인간의 뇌'에 의해 규정되기 때문이다.

여기 1980년대의 뇌연구 중에서 가장 흥미로운 분야들을 소개하겠다.

● 시각과 운동

　우리 인간들은 힘과 능력을 절묘하게 발휘할 수 있다. 권투 챔피언이 주먹을 쥐고 눈깜짝할 사이에 상대방을 강타하는 것을 보면 그것을 알 수 있다. 뇌는 이런 일뿐만 아니라 아주 정교한 동작도 프로그램하는데 발레리나의 포즈나 피아니스트가 연주할 때 건반을 순간적으로 텃치하는 것 등이 그것이다.

　매일 우리 모두는 엄청나게 복잡한 동작을 별 어려움없이 행한다. 걷는 것과 같은 동작에도 우리 뇌의 정교한 전기화학적 레파토리가 관여한다. 특정 동작을 하기 위해서는 그 동작을 담당하는 각 근육이 활성화 되어야만 한다. 만약 그 순서가 조금만 어긋나도 우리는 문자 그대로 쓰러져버릴 것이다.

　운동장애 환자를 연구한 결과 우리는 정상적 운동에 대해 많은 것을 알게 되었다. 그런 연구는 왜 하는가? 파킨슨씨 병을 앓고 있어서 사지를 제대로 놀릴 수 없는 많은 노인들을 치료하기 위해서이다. 이런 연구를 함으로써 신경과학자들은 또한 운동경기 성적을 향상시키고 경기도중 부상를 입지 않도록 근육긴장을 줄일 수 있는 방법을 발견하고 있다.

　눈은 카메라와 비슷한가? 외부세계의 복잡다양한 여러 정보가 어떻게 적절히 뇌에 기록되고 변환되는가? 신경과학자들은 다방면에 걸친 연구를 통해 이 문제에 대해 답을 얻고 있다. 아주 좋은 방법 중의 하나는 뇌의 시각통로를 따라서 전극을 삽입하는 것이다. 이렇게 해서 전기활동을 기록해 보면 엄청나게 복잡한 시스템이 있다는 것을 알게 된다. 시야에 들어와 있는 어떤 물체의 윤곽이 조금만 변하여도 뇌에서는 전혀 새로운 뉴런군이 활동한다. 시각과 운동에 대한 연구는 자유의지란 무엇인지, 그리고 본능적 행동과 차이란 무엇인지와 같은 철학적 문제에도 기여할 것이다.

● 뇌 안에 있는 리듬

살아 있는 것치고 진공 속에서 살고 있는 것은 없으며 우리 또한 마찬가지다. 우리의 신체는 항상 주야주기, 계절, 조수주기, 지자기력주기, 중력주기 등의 영향을 받고 있으며 심지어 어떤 사람들은 달이 차고 이지러지는 것의 영향도 받는다고 주장한다. 뇌는 이런 주기들에 뇌 스스로의 주기를 맞추어서 반응하는데 그런 것에는 수면과 각성주기, 호르몬 분비주기, 경계수준의 주기적 변화와 능력에서의 주기적 변화 등이 있다. 우리의 정서조차도 주기가 있어서 잘못되면 정신질환에 걸릴 수도 있다. 신경과학자들은 현재 이런 '생물학적 시계'들이 어떻게 구성되어 있으며 무엇이 그것을 조정하는가를 연구하고 있다.

● 정신착란

신경과학자들의 연구에서 밝혀진 바에 의하면 여러 가지 정신질환은 정상적 뇌기능의 붕괴에서 기인할 수 있다. 정신병은 흔히 뇌의 신경전달물질의 균형이 깨어지거나 전기적 활동 패턴이 변화되는 것을 동반해서 일어난다. 정신질환을 뇌의 변화로 설명할 수 있겠는가? 신경과학자들이 이제 곧 그 질문에 대답해 줄 수 있을 것이다.

● 학습과 기억의 신경적 근거

분자 수준에서는 우리나 해삼과 같은 하등동물이나 신경계가 동작하는 원리는 별다를 게 없을 것이라는 것을 뇌연구 결과는 보여주고 있다. 어떤 생명체든 생존에 중요한 기억들은 뇌에 저장될 것이다. 동물들은 자신을 잡아먹으려는 동물을 기억하며 그 모습이 보이기만 하면 도망친다. 기억은 정서적 경험의 강도와 함께 저장된다. 어린애라고 할지라도 뜨거운 난로를 만지지 말라고 두번 말할 필요가 없지 않은가!

● 전기적이며 화학적인 뇌

갑작스러운 뇌우가 쏟아질 때 치는 번개가 인간뇌에서 일어나는 간질발작과 같은 것이라 하겠다. 뇌에서 미세한 전기적 교란만 일어나도 정상적인 생활은 영위할 수 없다. 이것이 미국 내에서만도 매일 이백만 명이 겪는 문제이다. 간질환자의 뇌를 연구함으로서 신경과학자들은 정상적인 뇌에서 전기방전을 제한하여 간질이 일어나지 않도록 하는 것이 무엇인지를 알아내고 있다.

● 뇌영역들의 특수화

어떤 활동을 할 때 그것을 전문적으로 담당하는 뇌영역이 있다는 증거는 확실하다. 예를 들자면 좌반구는 일반적으로 언어와 언어적 추리를 담당하고 우반구는 공간지각과 정서에 더 많이 관여한다. 하지만 이 법칙은 고정불변적인 것은 아니다. 사실 많은 예외가 있기 때문에 신경과학자들은 뇌 안에서 일어나는 일들에 대한 선입견을 고칠 수 있다.

● 엔돌핀―자연적으로 생기는 마약효과

우리가 부상을 당했을 때 뇌에서는 어떤 일이 일어나는가? 뇌는 신체가 극도의 신체적 정신적 스트레스를 받을 때에 그 고통을 경감시켜 주는 화학물질들을 생산한다는 증거가 있다. 뇌 안에는 이런 엔돌핀(몰핀과 비슷한 물질)을 받아들이는 엔돌핀 수용기도 있다. 이 엔돌핀에 대한 지식을 응용해서 신경과학자들은 중독증상을 일으키지 않으면서 통증을 경감시킬 수 있는 진통제을 개발중에 있다. 연구자들은 또한 그런 연구를 통해서 무엇 때문에 마약에 중독되는지를 알아내려고 하며, 그 결과 마약중독을 보다 효과적으로 치료하는 새로운 치료법도 개발될 수 있을 것이다.

● 뇌활동의 지도를 작성함

뇌는 활동하게 되면 포도당(설탕)과 산소를 소모한다. 이글을 읽는 일도 시각피질에서 포도당과 산소의 소비를 증가시킨다. 눈을 감고 이책의 페이지를 넘기는 상상을 하면 뇌의 전두엽 영역에서 대사활동의 증가가 일어난다. 방사선 추적자(방사성 표지된 포도당 분자를 추적하는 특수기법)가 소개됨으로써, 뇌활동의 지도제작이 가능해졌다. 뇌에서 전기적 충동을 나타내 주는 지도노 만들 수 있으며 머지않아 뇌의 자기장에 대한 지도도 만들 수 있을 것이다. 이제 곧 뇌 안에서 실시간적으로 순간순간의 실제적 변화를 관찰할 수 있는 때가 올 것이다. 하지만 이런 진보에도 불구하고 신경과학자들 사이에서는 과연 '교란된 분자들'과 '병적인 사고'를 직결시킬 수 있겠는가에 대해서는 논란이 분분하다.

● 의 식

진정으로 의식이 무엇인지는 아무도 모른다. 의식이란 무엇인가 하는 것이 인간두뇌에서 가장 큰 미스테리일 것이다. 신경과학자들은 정신상태가 변화할 때 뇌 안에서는 어떤 일이 일어나는가를 연구함으로써 이 수수께끼를 풀고자 한다. 예를 들면 노소를 막론하고 불면증 때문에 고생하는 사람들이 많은데 신경과학자들은 최근에야 잠을 잘자기 위해서는 복잡한 여러 작용이 정확한 순서대로 진행되어야 한다는 것을 알게 되었다. 중다성격을 가진 사람들을 연구하여 의식에 대한 뇌의 역할을 이해할 수도 있다. 여러 가지 다른 성격을 가진 한 사람이 한 순간 그중 어떤 성격을 나타내면 그것에 특정적인 뇌활동 패턴이 나타나겠는가? 만일 그렇다면 나는 누구인가에 대한 많은 개념들은 수정되어야 한다. 그것에 따른 사회적 법률적 결과를 상상해 보라. 만약 중다성격 소유자가 한 성격에서 범죄를 저질렀다면 나중에 다른 성격이 되었을 때 그에게서 책임을 물을 수 있을까? 그외의 다양한 뇌연구 분야들이 이책에서 소개되고 있지만 위에서 제기한 문제들만 보더라도 우리가 다루고자 하는 영역이 얼마나 광범위한지를 충분히 이해할 수 있을 것이다.

감사의 말

　이책은 공영방송국에서 방영할 목적으로 WNET/NEW YORK 에서 제작한 8부작 시리즈물인 '뇌(The brain)'의 교재이다. WNET 는 복합적 기획물인 '뇌' 시리즈를 위해서는 다양한 전달매체가 필요하다는 것을 잘 알고 있었기 때문에 일반 독자들에게 배포할, 이 시리즈물에 관련된 교재형식의 책이 꼭 필요하다. 그래서 방송국의 Leonard Mayhew와 동료들이 이책을 써줄 것을 의뢰했을 때 나는 쾌히 승낙하였다.
　이 시리즈는 Richard Thomas와 George Page가 기안한 것인데 George Page는 WNET의 과학, 교양부서의 책임자며 본 시리즈물의 주해설자이기도 하다.
　연구 개발단계와 제작 착수단계를 거친 후 Thomas는 다른 프로젝트 때문에 영국으로 돌아갔다. 그는 30년간이나 TV 프로를 제작한 베테랑인 Jack Sameth 뒤를 이어 제작 책임자가 되었다. Richard Hutton은 내가 이책을 쓰는 동안 이루 말할 수없이 헌신적으로 나를 도와 주었다. 그는 특히 이책과 TV 시리즈물이 주제 및 주안점에서 일치할 수 있도록 잘 도와 주었다. 이책을 쓰는 동안에 나는 여러 프로그램 제작자들과도 꾸준히 접촉하였다. 이 시리즈물을 개발하였던 Richard Thomas와 Richard Hutton 뿐만 아니라 프로그램을 4개나 제작하고 있는 John Heminway ; 그리고 DeWitt Sage, Robin Spry, Terry Landau와도 항상 접촉하였다. Linda Lillienfeld와 그녀를 보조하는 Cathy Cevoli는 내가 원고를 쓸 때 필요한 인터뷰, 복사, 메모 등을 하도록 잘 조치해 주었을 뿐만 아니라 이책에 들어 있는 중요한 사진이나 그림들을 탐문하여 구해다 주었다.

이렇게 할 수 있도록 그녀는 전반기에는 Benjamin Frank로부터, 그리고 가장 중요한 마지막 여섯달 동안에는 Kevin Wayne으로부터 지적이면서도 정열적인 도움을 받았다. 이 TV '뇌' 시리즈와 교육 프로그램 제작은 국립위생연구소와 국립과학재단의 공영방송을 해주는 Annenberg사가 있기 때문에 가능한 것이다. WNET는 본 시리즈를 프랑스의 Antenne 2 및 일본의 NHK와 공동제작하였다. 나는 Roger Porter, Miles Herkenham, Frank Putnam, John Mazziotta, Mortimer Mishkin과 같은 여러 신경과학자들이 그들의 연구에 대해 논의해 준데 대해 감사의 말을 전하고 싶다.

Paul McLean 박사에게 특히 감사하고 싶은데 그는 비전문가가 이책을 읽어도 현대 뇌연구의 흥미진진함과 난제들을 잘 이해할 수 있는 책이 되도록 많은 조언을 주었다.

마지막으로 Bantam사의 나의 전속 편집인 Peter Guzzardi와 그의 조수 Alison Acker, 편집부장 F.X Flinn, 나의 아내이자 연구자이며 상담역인 Carolyn Restak, 그리고 친구이자 대리인인 Ann Buchwald의 격려가 없었다면 이책은 세상에 나올 수 없었을 것이다. 그리고 정말 마지막으로 나의 개인 연구조교인 Mary Heamstead, Wilma Holland, 그리고 Riggs의 무한한 도움에 감사한다.

…… Richard M. Restak, M.D. ……

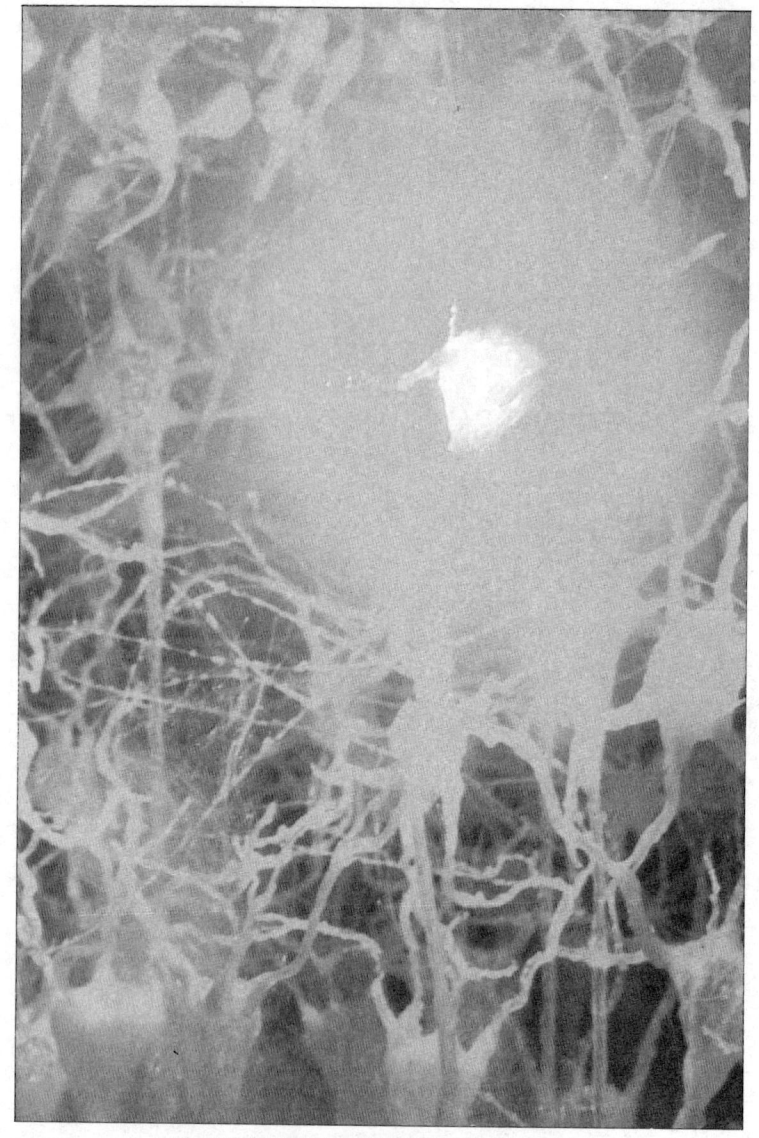

▲ 뉴런이 대뇌피질 내부 깊숙히에서 발화하고 있다

1
깨어 있는 기계

 자세한 이야기에 앞서, 뇌라는 단어가 의미하는 것이 무엇인지 대체적으로 이해하는 것이 좋겠다. '뇌란 무엇인가?' 놀랍게도 뇌에 대해 간단한 정의를 내리기는 어렵다. 뇌에 관한 교과서들에서조차 정확한 정의를 찾아보기가 쉽지 않다. '뇌는 신경세포와 신경교(神經膠 : glia)와 같은 개개의 독립적 단위들로 이루어져 있다'라고 시작하는 정의도 있는데, 이런 식의 정의는 순환론일 뿐이다. 왜냐하면 뇌는 신경세포의 집합이고, 다시 그 신경세포가 뇌를 이룬다는 식으로 되풀이되는 설명이기 때문이다.
 사전에서 찾아볼 수 있는 좀더 정확하고 포괄적인 정의는 다음과 같다.

 사고와 신경통합의 기관이 되는 척추동물의 중추신경계 일부로서, 고차적 신경중추들을 포함하며, 감각기관에서 자극을 받아들이고, 그 자극을 해석하고, 저장되어 있던 심상(心象 : impression)과 연관시켜, 궁극적으로 중요한 행동을 통제하는 운동추진력을 일으킨다. 뇌는 뉴런들로 이루어져 있으며, 뉴런의 가지는 지지조직, 영양조직과 함께 피질층, 회백질의 핵, 섬유로(纖維路), 교차(交叉), 백질의 섬유다발 등을 조직한다. 뇌는 두개골로 덮여 있으며, 후두대공(後頭大孔 : foramen magnum)을 통해 척수로 이어지며, 여러 개방된 곳을 통하여 뇌신경들과 이어져 있다.

이러한 정의는 포괄적이기는 하지만, 읽는 사람들로 하여금 질리게 만든다. 이책의 취지에 따라 뇌란 두개골에 싸여 있는 중추신경계의 일부라고 간단히 정의하자. 그 나머지 부분은 척수이다.

단단한 덮개인 두개골을 뜯어내면 우선 3개의 막이 나타나는데, 이들은 라틴어 이름을 가지고 있다 : 가장 바깥쪽 막이 **경막**(硬膜 : dura mater ; hard mother)이며, 두번째 막이 **지주막**(蜘蛛膜 : the arachnoid ; cobweb), 세번째 막이 **유막**(柔膜 : pia mater ; tender mother)이다.[1]

경막은 두개골 바로 밑에 있는 섬유질의 질긴 막이다. 지주(거미집)막은 초기의 신경과학자들이 거미집의 모습에 비유하여 붙인 기발한 이름으로서 뇌의 많은 틈새를 연결하고 있다. 유막은 불규칙

---

1) 뇌의 막을 의미하는 아랍어는 al umm인데 이 단어는 갓난아이를 싸는 포대기란 의미 이외에 엄마라는 의미로도 쓰였다. 이 단어가 후일 라틴어로 번역될 때 막이라는 의미에 가까운 포대기로 번역되지 않고 엄마로 번역되어서 뇌막들이 hard mother, tender mother 등으로 명명되게 되었던 것이다.

한 뇌표면을 구석구석 덮고 있는 견고하고 빈틈없는 막이다.
 유막과 지주막 사이에는 뇌척수액이 차 있으며, 마치 여러 강줄기가 흘러가듯이, 뇌표면의 모든 도랑 사이를 채우고 있다. 그래도 뇌에 있는 전체 뇌척수액의 양은 120ml정도밖에 되지 않는다. 보통 크기의 찻잔을 겨우 채울 수 있는 정도의 양이다.
 어떤 부분에서는 지주막하강(蜘蛛膜下腔 : subarachnoid space)에 채워진 뇌척수액이 모여서 조그만 호수를 이루고 있다. 또 어떤 곳

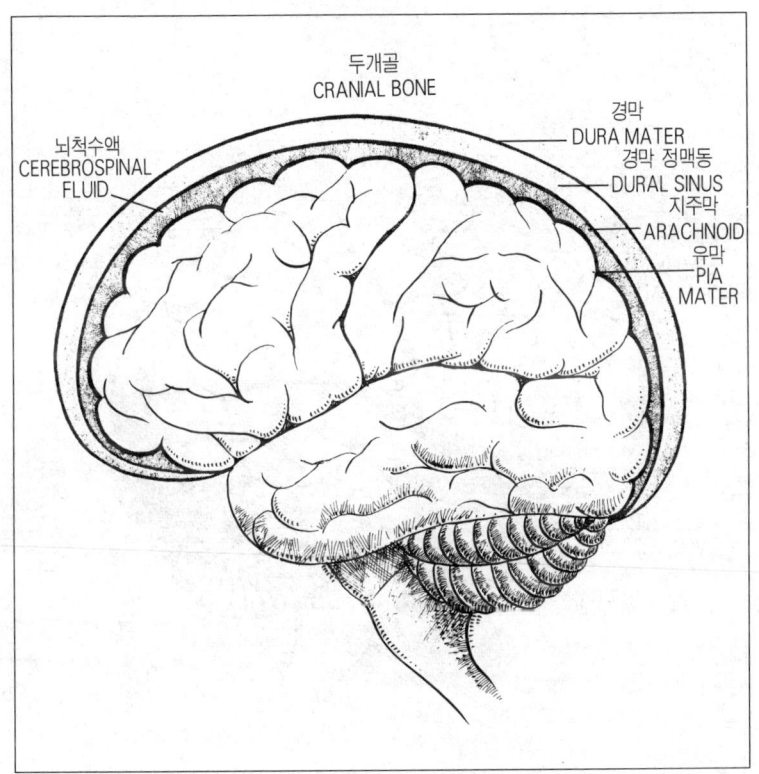

▲뇌의 보호막들이 손상에 대한 훌륭한 방어역할을 한다

은 좁아져서 운하처럼 되어 있다. 이 물줄기를 따라 흘러가는 것이 무엇인지 상상해 보라. 베니스의 축소판과 같은 꼬불꼬불한 수로들이 뇌표면의 경계지표가 된다. 이들을 회(回 : gyri ; 이랑)와 구(溝 : sulci ; 도랑)라 일컬으며, 이는 르네상스 시대부터 붙여진 이름이다.

이유는 잘 알 수 없지만, 우리는 두 개의 뇌를 가지고 있다. 더 정확히 말하면, 누군가 두개골 중앙에 거울을 밀어넣은 것처럼 두 개의 대뇌반구(大腦半球 : cerebral hemispheres)가 서로 마주보고 있다.

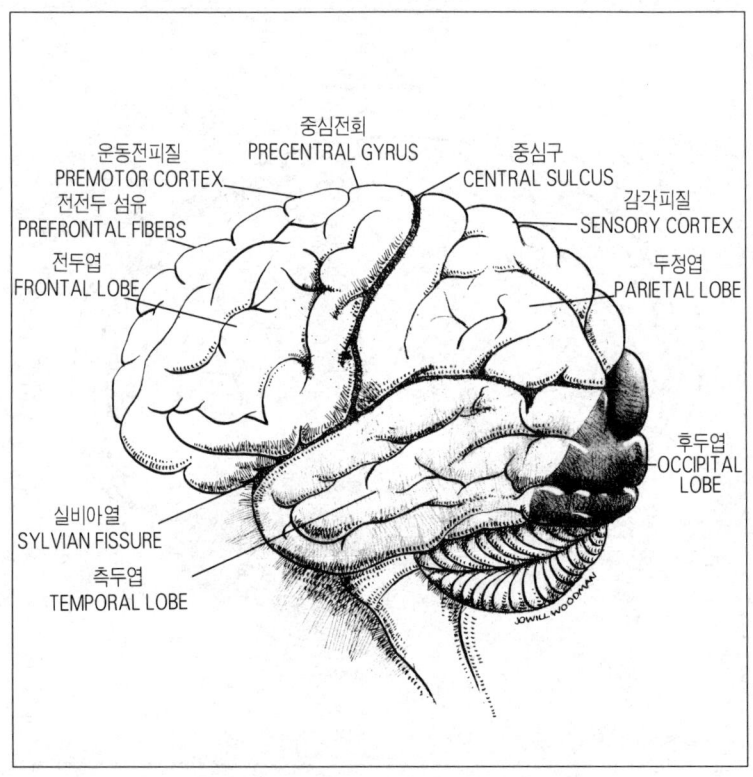

▲ 뇌의 이정표들은 임의적이긴 하지만 유용하다

자세히 보면 두 개의 반구가 정확히 같지는 않지만, 이들은 아주 비슷해서 '이렇게 배열된 목적이 무엇일까?'하는 의문을 갖게 한다.

뇌의 중앙을 따라 앞에서 뒤까지 깊은 홈(大腦縱溝 : longitudinal sulcus)이 있다. 두번째 구인 실비아열(裂 : the Sylvian fissure)은 각 반구의 바깥쪽을 지난다. 중심열(central fissure)은 다소 불분명한 고랑인데 반구의 바깥쪽 위에서부터 아래로 지나며, 실비아열쪽으로 굽어진다. 이들은 대뇌반구를 개개 영역으로 구분하는데 중요하다.

전두엽(前頭葉 : frontal lobe) : 중심열 앞쪽의 전 영역
두정엽(頭頂葉 : parietal lobe)과 **후두엽**(後頭葉 : occipital lobe) : 중심열 뒤쪽의 피질부위로, 앞이 두정엽이고, 뒤가 후두엽이 된다.
측두엽(側頭葉 : temporal lobe) : 실비아열의 아래쪽 영역

지주막 하강의 뇌척수액은 뒤로는 후두엽으로, 아래로는 측두엽으로, 앞으로는 전두엽으로, 위로는 두정엽으로 흘러간다. 이들 4개의 큰 덩어리들은 마치 대륙과 같이 고유한 영역과 특징을 가지고 있다.

중심구 앞쪽 전두엽에는 중심전회(中心前回 : precentral gyrus)가 있으며, 이는 주로 신체의 반대편 움직임을 맡고 있는 영역이다. 이 부위가 손상되면 마비증상이 생긴다. 이보다 앞쪽은 운동전 피질(運動前 皮質 : premotor cortex)로서, 이곳은 좀더 복잡한 운동기능을 담당한다. 그리고 이보다 더 앞쪽은 전전두 섬유(前前頭 纖維 : prefrontal fibers)로서, 이곳은 테니스 경기관람중에는 말을 하지 않

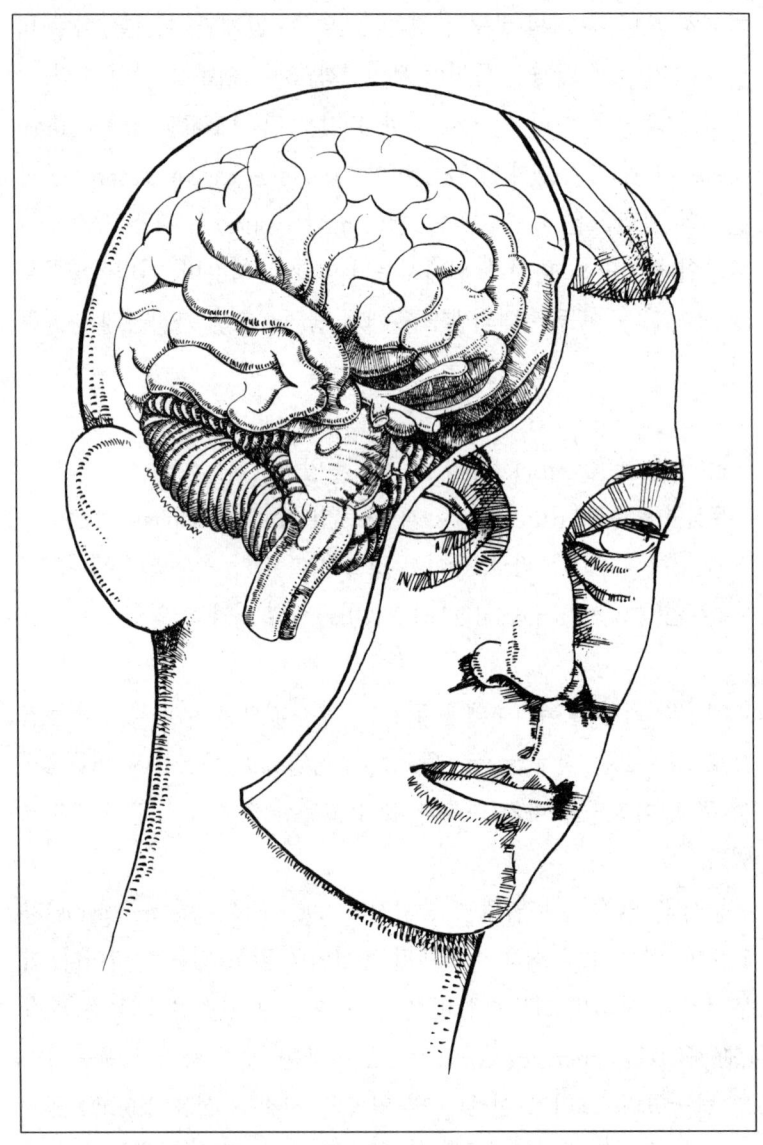

▲ 뇌로의 여행을 시작하는 그림이며, 뇌의 주요구조를 보여 주고 있다

도록 주의하는 것처럼, 우리의 활동에 억제적 통제를 가한다. 전전두엽이 손상된다면, 행동을 억제하지 못하기 때문에 타인이 말리기 전까지 그 행동을 계속하게 될 것이다.

 두정엽에는 일차 감각피질(primary sensory cortex)이 있으며, 이곳은 뇌가 '느끼는' 부위로서, 모든 감각수용기로부터 정보를 받는다. 두정엽은 매우 엄밀하게 배열되어 있어서, 중심후회(中心後回 : postcentral gyrus)의 각 영역은 신체의 특정부위에 해당한다. 그렇다고 '느끼는' 기능이 두정엽에만 한정된다는 것은 아니다. 뇌의 아래쪽에 있는 뇌간에서도 촉각, 통각, 압각 등을 경험할 수 있다. 두정엽을 다친 환자는 바늘에 손이 찔리면 반응을 하긴 하지만, 그 손이 어느 손인지는 알지 못한다. 찔린 손이 어느 손인지 알 수 있으려면 두정엽이 온전해야만 한다.

 중심구에서 아래쪽으로 내려가면 측두엽과 만난다. 이곳은 청각과 기억에 관련된 부위이다. 시간과 개별성(individuality)에 대한 감각도 이곳에서 담당한다. 측두엽을 전기자극하면, 과거를 되돌린 것 같은 착각을 일으킬 수 있다. 그러나 일부 예에서는 자극이 반대효과를 일으키기도 한다. 즉 친숙한 사물이나 사람들이 낯설고 이상하게 보이는 착각을 일으키게 된다. 측두엽은 다른 어느 종의 동물이나 모두 다 지니고 있는 기본적인 뇌부위와 연결되어 있기 때문에, 대뇌반구 중 가장 흥미로운 부위이다. 측두엽이 동물적인 뇌(변연계 邊緣系 : limbic system)와 연결되어 있기 때문에 우리는 공포, 분노, 욕망, 질투심과 같은 정서를 느낄 수 있는 것이다.

 측두엽에서 약간 뒤쪽으로 시각중추가 있으며, 이는 눈에서부터 시신경을 타고온 정보가 복잡하게 변형되는 후두엽부위이다. 머리

뒤쪽을 다쳐서 후두엽 일부를 상실한다면, 그 환자는 앞을 못 보게 될 것이다.

두 개의 반구와 세 개의 열로 구분되는 네 개의 엽은 대뇌의 기본구성이 된다. 그런데 대륙마다 다양한 관습과 문화가 있다하더라도 이들의 구분이 지리학자들이 주장하는 것처럼 명확하지 않은 경우가 종종 있듯이, 신경과학자들도 너무 독단적이어서는 안 된다. 즉 실험동물의 후두엽을 절개하여 시각을 박탈시키는 것이, 우리의 뇌가 미켈란젤로의 '피에타'[2]를 어떻게 감상하는지 이해하는 방법은 되지 못한다. 이책 전반에 걸친 여러 가지 입장을 통하여, 대뇌반구에 대한 우리의 생각이 넓어지게 될 것이다. 그러나 한편 우리가 '지도가 실재의 영역을 충실히 다 나타내 주지는 못한다'라는 사실을 잊지 않는다면, 지금까지 설명한 대뇌의 지형학은 유용할 것이다.

우리의 뇌는 두 대뇌반구를 단순히 합친 것은 아니다. 암내난 고양이나 사납게 날뛰는 황소, 정글의 육식동물들도 뇌를 가지고 있다. 그러나 이들의 대뇌반구는 제대로 발달되지 못하였다. 많은 생물체의 경우 대뇌반구의 발달이 전혀 이루어지지 않았다. 만약 인간에게 (두 개의) 대뇌반구가 발달하지 않았더라면, 우리는 완전히 본능에 따라서만 행동하고 있을런지도 모른다. 인간의 대뇌반구의 윗부분을 제거하고 보면, 고양이나 비둘기의 뇌와 비슷한 일련의 구조들이 나타난다.

척수는 뇌간(腦幹 : brain stem)[3] 으로 들어가면서 중요한 부위인

---

[2] 예수의 시체를 끌어안고 슬퍼하는 마리아상
[3] 중뇌, 교, 연수를 합하여 뇌간이라 하는데 이는 뇌의 줄기라는 의미이다.

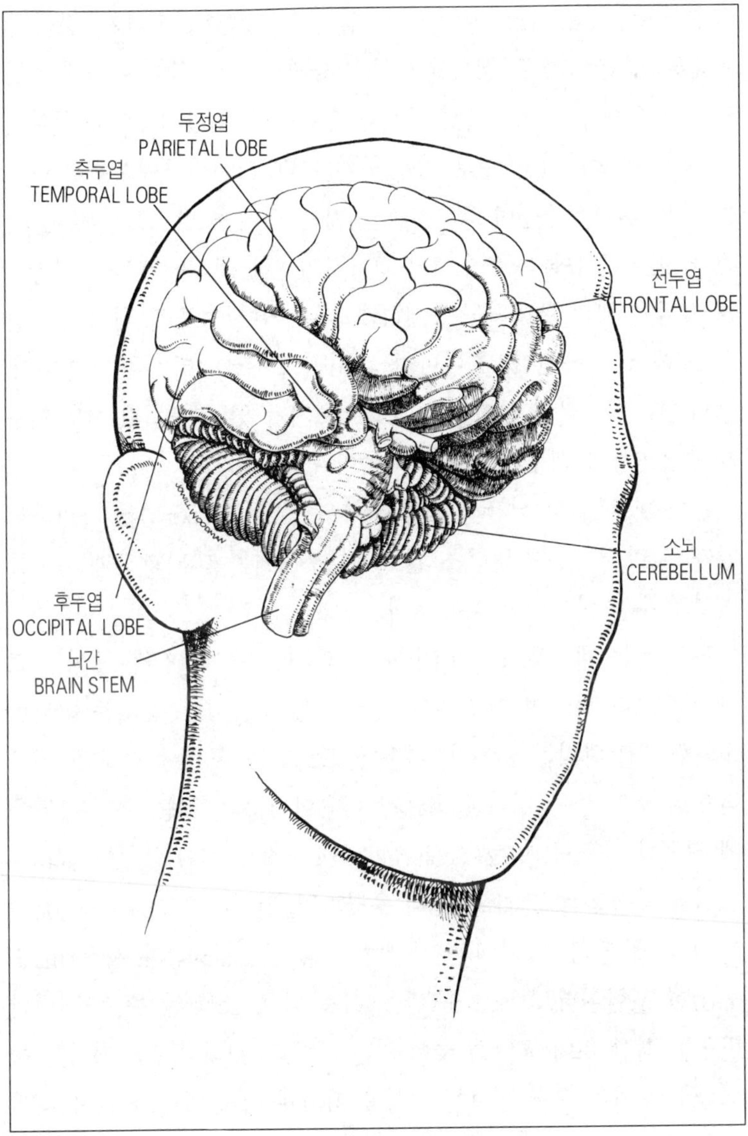
두정엽
PARIETAL LOBE
측두엽
TEMPORAL LOBE
전두엽
FRONTAL LOBE
소뇌
CEREBELLUM
후두엽
OCCIPITAL LOBE
뇌간
BRAIN STEM

▲뇌의 바깥쪽 구조물들

연수(延髓 : medulla)로 이어진다. 삼키기, 토하기, 숨쉬기, 말하기, 노래하기, 혈압, 호흡, 심박률의 조절 등과 같은 역할이 이곳에서 행해진다. 연수수준 이하에서 뇌간을 절단하면, 혈압이 0으로 떨어지고, 호흡이 멈춰지며, 수분 내에 죽게 된다. 대뇌반구에서부터 나오는 모든 신경섬유들이 척수로 내려가는 데에는 반드시 연수를 거친다. 이들 섬유들은 연수에서 교차하기 때문에, 두 개의 대뇌반구는 각각 신체의 반대편을 통제하게 되어 있다. 몰핀과 니코틴은 연수 내에서 작용한다. 소아마비 바이러스 또한 이곳을 침범한다. 1950년대 소아바미 환자들은 호흡보조기가 있어야만 했는데, 연수가 호흡기능을 해주지 못했기 때문이다.

연수 바로 위에 뇌간의 두번째 부위인 교(橋 : pons)가 자리하고 있다. 교란 '다리'를 뜻하는 말로, 이 부위에는 대뇌피질과 소뇌를 연결해 주는 섬유들이 많이 있다.

교 위로는 계속해서 중뇌(中腦 : midbrain)가 이어진다. 중뇌는 교나 연수보다 작으며, 뇌간에서 가장 작은 부분이다. 중뇌는 대뇌반구처럼 웅장하지는 않지만, 연수나 교보다는 훨씬 복잡하다. 기본적으로 보고 듣는 것이 중뇌에서 이루어지는데, 이는 중뇌의 뒤쪽에 위치한 사구체(四丘體 : colliculli ; 4개의 작은 언덕)의 기능이다.

위로 계속해서 몇 cm정도 더 올라가면, 간뇌(間腦 : diencephalon)와 만나게 된다. 간뇌에는 시상하부(hypothalamus)와 시상(thalamus)이 포함된다. 'Thalamus'란 그리스 말로 '소파'란 뜻이며, 대뇌반구는 시상 위에 편안히 놓여 있는 셈이다. 위대한 분석기기인 대뇌반구로 가는 모든 정보는 시상을 거치게 되어 있다. 후각을 제외한 모든 감각이 시상을 거쳐서 전달된다.

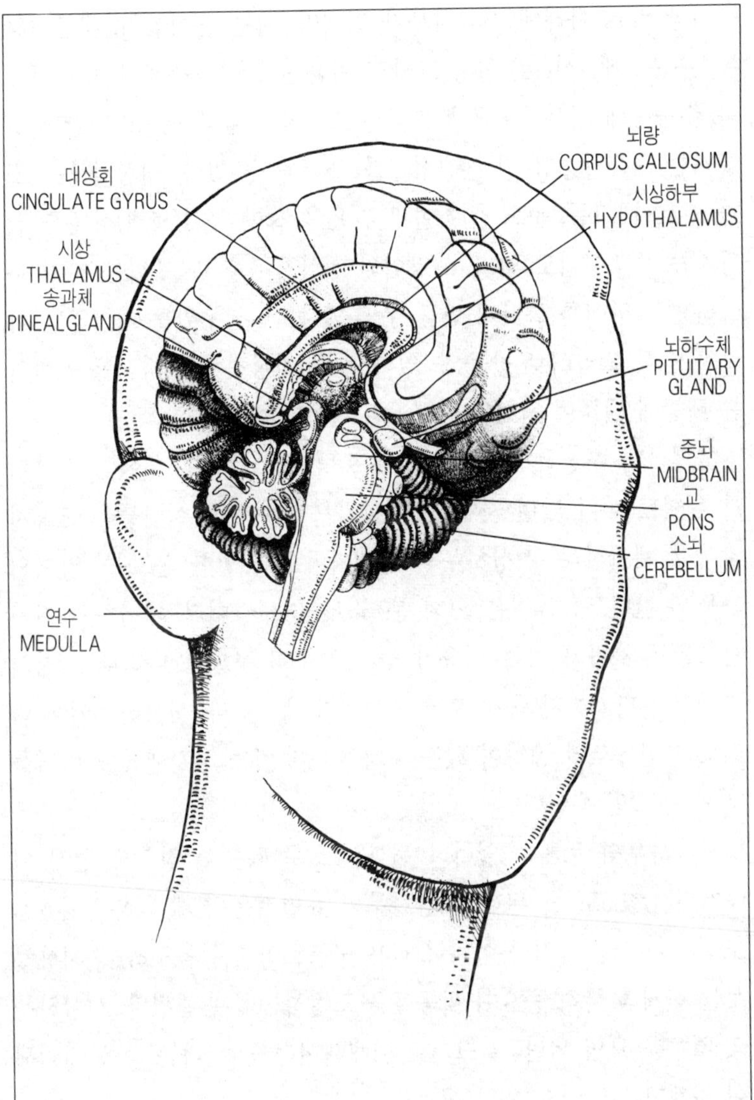

▲ 뇌의 절단면으로, 일부 안쪽 구조물들을 보여 주고 있다

깨어 있는 기계

시상 바로 아래에 시상하부가 있으며, 이는 음식섭취, 내분비활동, 수분상태, 성(性)주기, 그리고 자율신경계를 통제하는 중추이다. 수술중에 시상하부를 부드러운 스폰지로 살짝 건드리기만 해도 급격한 체온상승과 긴 혼수상태를 불러올 수 있다. 시상하부는 또한 피로, 배고픔, 분노, 침착함과 같은 복잡한 동기(動機)상태를 담당하는 중추이기도 하다. 고양이의 시상하부중 한 부위를 전기 자극하면 고양이를 화나게 만들 수도 있다. 다른 부위를 자극하면 아주 온순한 고양이로 만들 수 있다. 결국 시상하부는 정서를 동반하는 행동에 대하여 관현악 작곡가와 같은 역할을 한다.

그렇다면 시상하부 자극으로 으르렁거리고 할퀴고 했던 고양이가 진짜로 화가 났던 것일까? 시상하부에 관련된 실험들은 그렇지 않다고 제안한다. 시상하부의 전기자극으로 인한 분노는 '악어의 눈물'과 같다. 즉 그것은 '가짜 분노(sham rage)'이다. 왜냐하면 전기자극을 주자마자 다른 이유가 없어도 즉시 분노를 나타내며 전기자극이 끝나자마자 즉시 분노를 그치기 때문이다. 시상하부에서 내려오는 섬유로에 종양이 있는 환자들이 보이는 공격행동도 이러한 '가짜 분노'인 셈이다.

시상하부의 무게는 얼마나 될까? 그 무게는 4g 정도로 전체 뇌무게의 1/300도 못 된다. 시상하부의 표면적은 전체 뇌용량의 1%도 채 안 된다. 그러나 이처럼 작은 구조물임에도 불구하고, 시상하부는 신체의 극히 중요한 활동들을 조절하는데 관련된다. 시상하부의 경우를 보면 뇌란 그 크기로 이해해서는 안 된다는 점을 기억해야 하겠다.

시상하부 위에 있으면서, 시상하부와 밀접히 연결되어 있는 것이

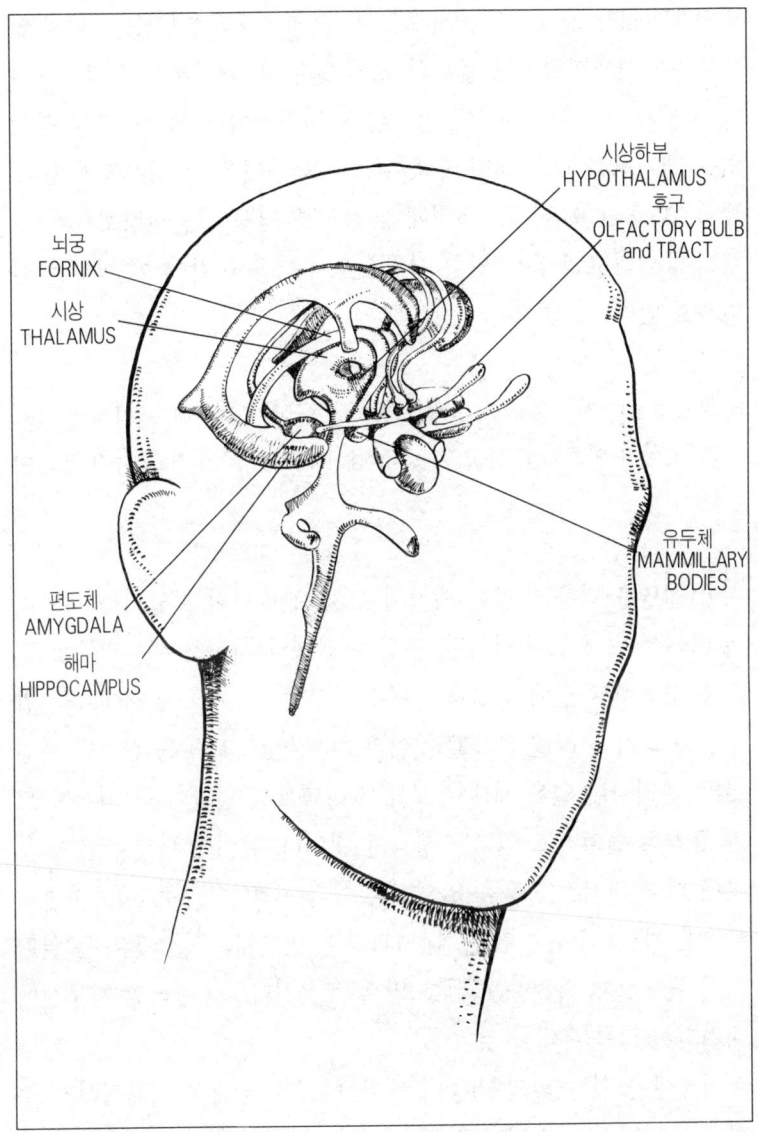

▲ 마지막으로 뇌의 깊숙한 곳을 보여 주고 있다. 변연계를 찾을 수 있으며, 이는 정서의 중계소이다

변연계(limbic system : 'limbus'란 라틴어로 변두리,경계라는 뜻이다)인데, 이는 대뇌피질 구조물들의 경계가 된다. 변연계는 시상하부와 마찬가지로 정서적 사건에 관련된다. 변연계에서 시상하부의 영향력을 제거하는 것은 캔버스 없이 그림을 액자에 걸려는 것과 같다. 페입스(James Papez)는 변연계에 정서를 담당하는 신경회로가 형성되어 있다고 처음 제안한 사람으로서 다음과 같이 이 회로를 설명하고 있다.

대뇌피질과 시상하부 사이에 연결이 있어야만 하는데, 왜냐하면 정서가 의식에 이르기도 하고 사고가 정서에 영향을 주기도 하기 때문이다.

이 설명을 다음과 같이 생각해 보자. 관리인이 보일러를 꺼뜨려서 아파트가 매우 추워지면, 우선 여러분의 시상하부는 피부의 혈관을 수축시켜 신체의 열을 보존하려고 할 것이다. 동시에 대뇌반구는 논리적 추리를 시작할 것이다. 이 건물의 난방은 관리인 책임이며, 관리인이 일을 제대로 못해서 아파트의 난방이 안 되서 온도가 급격히 떨어지고 있다고 생각할 것이다. 동시에 변연계는 이 상황에 대한 정서적 반응을 일으킬 것이다(관리인의 부주의에 대한 분노와 일을 바로잡기 위한 결심). 대뇌피질과 변연계의 상호작용은 열이 다시 들어오게 하려는 행위를 일으킬 것이다. 즉 관리인 사무실에 내려가서 그를 혼내줄 것이다.

이전에는 인간 뇌의 기능에 대한 비유로 군대식 위계질서가 주로 이용되었었다. 전뇌(혹은 대뇌반구)는 전략과 목표를 세우는 기관으로 여겨졌다. 변연계는 시상하부와의 연결을 통해 목표달성에 필요한 정서적 활력을 일으키는 곳으로 생각했다. 이들은 함께 뇌간(중뇌, 교, 연수)으로 자신의 명령을 전달하며, 이는 다시 뇌의 보병인 척수로 전해진다. 척수가 할 일은 단순히 복종하는 것이다. 그러나 이 모든 비유는 당시의 사회적 가치관으로부터 나온 것이다. 2차 대전 당시 군대식 비유가 가장 유행했기에 이러한 비유가 생긴 것이다. 요즘의 우리는 좀더 평화주의자들이어서, 우리의 머리 속에 작은 군대가 있다는 생각은 전처럼 받아들여지지 않는다. 대신 우리는 서로 맞물리고, 상호의존적인 위계를 가진 관료조직의 개념을 더 좋아한다. 어떤 조직에 비유하든지간에, 모든 조직에는 구성원들끼리 연결될 수 있도록 해주는 사람이 있는 법이다. 군대에서는 부관이 이러한 일을 하며, 시민사회에서는 공보활동 전문가가 이러한 일을 한다.

뇌에서 이러한 지원역할을 하는 것은 기저핵(基底核 : basal ganglia)이라고 하는 구조로서, 몇 개의 중추들이 모여 있는 구조물이다. 공보활동가가 그렇듯이, 기저핵도 뭔가가 잘못된 경우에만 드러난다. 즉 잘 작동하고 있다고 믿는 기계에 돌연한 사고가 생겼다면 이는 기저핵과 관계가 있는 것이다.

경험이 없는 배우에게 여든살된 노인스러운 역을 해보라고 하면, 서투른 연기를 하게 될 것이다. 꾸부정한 자세, 부자연스러운 동작, 얼굴과 손의 떨림, 힘들어하는 느린 말투 등이 그것이다. 그러나 실제로는 정상적 노인은 그렇지 않은 경우가 많다. 그 배우는 정상 노인이 아니라, 병든 노인, 즉 기저핵에 문제가 있는 노인을 표현한 것이다.

독일어로 소뇌(小腦 : cerebellum)를 'kleinhirn'이라 한다. 이는 작은 뇌라는 뜻이다. 소뇌의 무게는 전체 뇌무게의 1/8정도이다. 시상하부처럼 크기로 그 기능을 가늠할 수 없는 중요한 뇌부위가 바로 이 소뇌이다. 소뇌가 없다면, 지금 종이에 이글을 쓰고 있는 나의 동작을 조절할 수 없을 것이다. 책을 읽는 여러분은 책을 들고 있을 수 없을 것이다. 소뇌의 훌륭한 기능을 알아보고 싶다면, 발레공연을 가보거나, 테니스 선수의 경기를 보거나, 피아니스트의 손놀림을 관찰해 보라. 껌을 씹으면서 걸을 수 없었던 전직 미국 대통령이 있었다고들 하는데, 만일 그것이 정말이라면 그의 소뇌에 문제가 있었던 것이다.

이제 우리는 인간 뇌의 주요부위에 대한 대략적 그림을 그려볼 수 있을 것이다. 17세기 이후 지금까지 많은 신경과학자들이 되도록 자세히 인간의 뇌를 그려보고자 노력해 왔다. 그러나 완전한 전체 모습을 그려낸 사람은 없었으며, 앞으로도 없을 것이다. 하지만 그려보도록 하자. 지금까지 내용을 간단히 살펴보면, 땅위에서 활동하면서부터 중추신경계는 척수, 뇌간(연수, 교, 중뇌, 간뇌), 소뇌, 대뇌반구로 이루어졌다. 척수는 연수로 이어지며, 연수는 교로, 교는 중뇌로 중뇌는 간뇌로 이어진다. 교와 중뇌를 뒤에서 감싸고 있는 것이 소뇌이다. 기저핵은 대뇌반구 아래에 묻혀 있으며, 모든 다른 구조물들과 복잡하게 상호연결하고 있다. 그리고 뇌간 위쪽을 싸고 있으면서 뇌간과 대뇌반구를 구분해 주는 것이 변연계이다.

기능적 측면에서 설명해 보면, 뇌는 다음과 같이 배열되어 있다. 척수는 피부와 근육으로부터의 모든 정보를 받아들이며, 움직이기 위한 운동명령을 내보낸다. 뇌간은 척수의 연장으로서, 머리와 목의 피부, 근육으로부터 정보를 받고, 머리, 목의 근육을 움직이게 한다. 그밖에 뇌간에는 후각과 시각을 제외한 청각, 균형감각 등 우리의 모든 감각에 대한 중추들이 자리하고 있다. 후각과 시각은 각각 변연계와 대뇌피질로 직접 연결되며, 그렇기 때문에 후각과 시각은 인간에게 보다 강력한 영향을 미친다. 이들은 사령관에게 직접 보고하는 셈이다.

소뇌와 기저핵은 신체 움직임을 통합하고 조절한다. 간뇌(시상, 시상하부, 그밖의 구조물들)는 위로 전달되는 감각정보와 운동의 중계소이다. 여기(시상하부 내)에는 우리가 의식하지 못하는 체온, 혈압, 심박율, 호흡 등의 신체적 과정들을 통합하는 중요한 영역이 있다.

대뇌반구는 고도의 사고기능과 운동기능에 관여한다.

이책에서 논하게 될 모든 내용과 인간의 뇌에 대하여 신경과학자들이 배우게 될 모든 내용은 이상의 기본적 배열에 근거를 두고 있다.

인간 뇌의 특징에 대한 통찰(insight)은 그리스 사람들로부터 시작되었다. 그중 뛰어난 관찰자였던 갈렌(Galen)은 서기 2세기의 그리스 의사로서, 가축과 원숭이의 머리를 해부하여 뇌의 구조물들을 연구하였다. 그는 말년에 고향 페르가몬에서 검투사들을 돌보는 의사로 지냈는데, 이것이 그에게 뇌의 손상에 따른 결과를 알아볼 수 있게 해준 기회가 되었다.

저서와 가르침을 통해서, 그는 뇌가 아니라 심장이 사고와 감정의 중추라는 철학자 아리스토텔레스의 생각을 공격하였다. 자신의 주장을 증명해 보이기 위해서, 갈렌은 원시적 실험을 행하였다. 그는 뇌에 압력을 가하면, 동물을 마비시킬 수 있지만, 심장에 압력을 가하는 것은 그렇지 않음을 보여 주었다. 그러나 그의 호기심은 다른 그리스 사람에게 전해지지는 못했다. 뇌의 중요성을 강조한 그의 생각은 그와 함께 매장되어 버렸다. 이후 수천년 동안 뇌에 대한 이해는 거의 진전이 없었다.

고대 그리스인들은 모든 생명체가 우주의 공기(대기 : pneuma)로부터 생명력을 얻는다고 믿었었다. 성장, 움직임, 사고까지 이 공기의 변화에 의한 것이라고 생각했다. 인간에 있어서 이러한 변화는 어떤 정교한 체제에 의해 일어난다고 여겼다. 음식을 섭취하여 장에서 흡수된 후 간으로 가서, 그곳에서 자연의 혼(natural spirit)이 불어 넣어진다고 생각했다. 혼은 거기에서 마음으로 옮겨지고, 마음에서 생명의 혼(vital spirit)을 얻게 된다. 마지막으로 이것이 뇌로

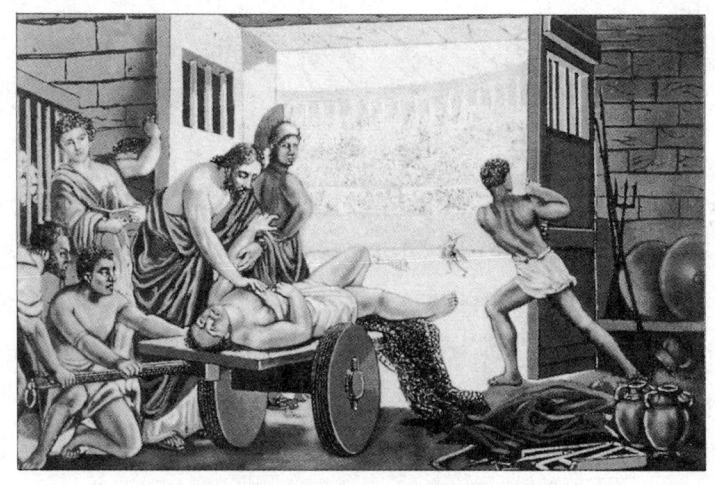

▲ 페르가몬의 원형경기장에서 부상당한 검투사들을 돌보는 갈렌

들어가서, 뇌실 내에서 동물의 혼(animal spirit)으로 바뀌게 된다고 생각했다.

동물의 혼이라는 것이 뇌 안에 존재하며, 속이 빈 신경섬유들의 거대한 연결망을 통하여 신체 전체로 퍼져간다는 생각은 16세기까지 계속되었다. 각 뇌실은 한 가지 이상의 뇌기능을 저장하고 있는 것으로 생각되었다.

14세기초부터, 이탈리아의 의학교들은 인간의 신체를 해부할 수 있도록 허가받았다. 처음에는 특별한 경우에 한해서, 소수의 유능한 해부학자에게만 허용되었다. 한 예로 볼로냐대학에서는 매년 남자 1명과 여자 1명을 해부할 수 있도록 허용되었다. 이후 사정이 차츰 자유로워졌으며, 마침내 레오나르도 다 빈치와 같이 의사가 아닌 사람들도 해부를 할 만큼 널리 보편화 되었다(레오나르도 다 빈치는 100구 이상의 시체를 해부했다고 한다).

다 빈치는 1504년 황소의 뇌를 밀랍으로 형을 떠본 후, 제1뇌실은 상상력과 상식에 관련되며 제2뇌실은 추리를, 그리고 제3뇌실은 기억을 담당한다고 주장하였다. 그러나 다른 사람들은 동의하지 않았다. 이들은 제1뇌실이 5개의 감각기관과 가까이 있으므로, 공통 감각(common sense, sensus communis)의 뇌실이어야 한다고 주장하였다.

17세기까지는 뇌구조에 대한 전체적인 윤곽을 그려볼 수 있도록, 자세한 뇌해부 자료들이 조금씩 수집되었다. 뇌는 연두부같이 부드러워서 단단하게 만들 필요가 있었다. 처음에는 뇌를 포도주통에 담가둠으로서 그렇게 할 수 있었다. 이후에는 화학물질을 이용하여, 다른 부분은 단단하게 하면서 일부분만 부드럽게 만드는 방법

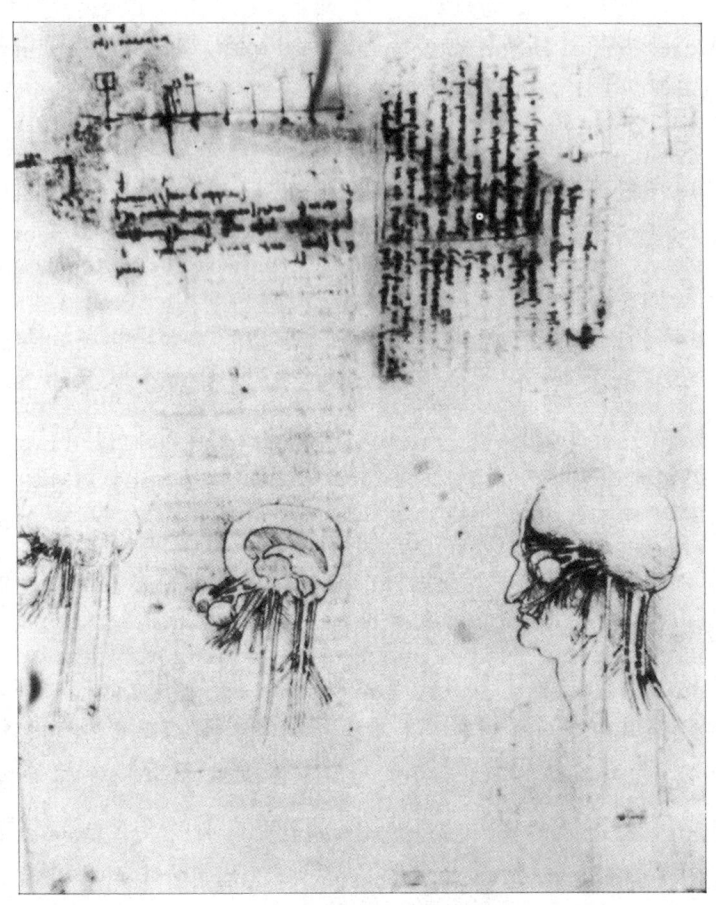

▲레오나르도 다 빈치는
인간신체에 대한 정확한 그림을 그리기 위해서는 신경의 배열이나
근육의 조직에 대해서 알아야 한다는 것을 인식했던
초기 예술가 중 한 사람이다

도 개발되었다. 이러한 방법으로 대뇌피질에서 시작하여 척수로 내려가는 섬유들을 추적해 볼 수 있었다. 또한 뇌는 동질적인 하나의 구조물로 된 것이 아니라, 그 표면위로 회백질의 층이 있음을 알게 되었다. 회백질 밑에는 거대한 백질 덩어리(신경섬유들)가 있으며, 그 안쪽 깊숙이에는 피질하 회백질 구조(기저핵)가 섬과 같이 자리하고 있다.

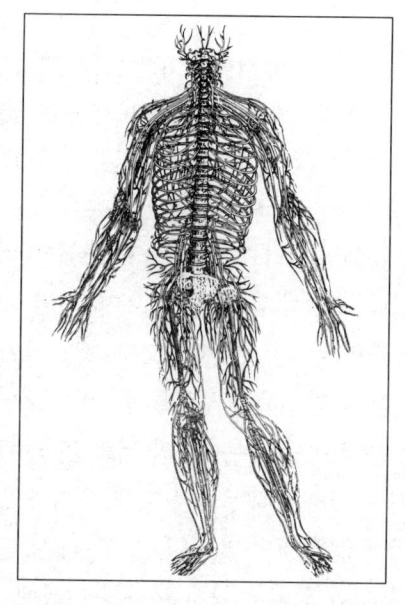

◀ 16세기 예술가인 베살리우스는
자신의 위대한 작품
'De Humani Corpus Fabrica(1543)'를
만들기 위해
위와 같은 목판화를 제작하였다.
그는 신경계에는
뇌뿐만 아니라
척수와 말초신경도
포함된다는 것을 알고 있었다

그러나 이와 같은 신보에도 불구하고, 정신활동에 있어서 뇌의 지대한 역할을 인정하지 않는 사람들도 여전히 있었다. 일부에서는 심장이 더 우월한 기관이라는 주장이 지배적이었다. 이들의 논리는 다음과 같다. 심장이 멈추면 몸이 차가와진다. 즉 심장이 열을 만드는 셈이라는 것이다. 심장에서 나오는 혈관들의 배열 또한 심장이

영혼을 담고 있는 곳이라는 주장을 뒷받침해 주는 듯이 보였다. 요컨대 생명(anima)이란 라틴어로 '영혼(soul)'을 뜻하는 말이며, 심장은 신체에 생명을 주는 것(animator)으로 여겨졌다.

1616년까지도, 혈액순환을 발견한 하비(William Harvey)조차 심장과 뇌의 어느 것이 더 '고귀한(honorable) 기관'이냐 하는 문제에 대하여 명확한 입장을 취하지 못했다. 그는 다음과 같이 적고 있다.

뇌는 모든 부위의 왕자가 되는 듯하다. 그러나 심장의 영향력은 매우 커서 심장의 중요성을 반박할 수는 없다. 왜냐하면 그럴 듯한 뇌가 없는 생물들이라도 심장은 있기 때문이다.

1664년 윌리스(Thomas Willis)는 《뇌의 해부학(Cerebri Anatome)》이라는 저서를 출판하였으며, 책의 그림은 런던의 성 바울 성당을 건축한 렌 경(Sir Christopher Wren)이 맡았었다. 윌리스와 렌은 인간뇌를 연구하는 사람들 중 가장 뛰어난 한 팀이었을 것이다. 윌리스는 뛰어난 해부솜씨와 뇌를 연구하려는 열망으로, 세세한 부분까지 정밀하게 해부하여 현재 우리가 알고 있는 뇌간에 대한 지식에 많은 공헌을 하였다. 옥스포드에서 'Sheldonian'극장의 설계에 착수하고 있던 렌은 당시 동물의 혈류에 물질을 주입시키는 방법을 개발해 내었다. 이 혁신적 방법은 인간에서 최초의 성공적 수혈을 할 수 있게 해 주었으며, 뇌에서의 혈액공급을 밝히는 유용한 방법이 되었다. 윌리스와 렌은 인디아 잉크를 섞은 보존액(대개는 포도주)을 뇌로 올라가는 혈관에 주입하였다. 그 결과 혈관의 모습이 놀랍도록 잘 드러나게 되었다. 그러나 이 방법으로 알아낸 것보다 더 중요한 것은 윌리스가 뇌에서 가장 중요하다고 여겨지던 부위를 바꾸어 놓았다는 것이다. 1664년 윌리스는 뇌구조물 자체보다 뇌실이 더 중요하다고 하는 주장을 제압시켜 버렸다.

우리가 뇌실에 대해 언급한 것도 여전히 유효하다. 그러나 이들은 바깥쪽 경계가 접히면서 생긴 공간에 불과하므로, 빈 우주공간을 헤매는 천문학자처럼 이 빈공간을 너무 많이 논할 필요는 없다.

윌리스가 액체로 찬 뇌실보다 뇌구조물을 더 강조한 것은 현대 신경과학이 발달할 수 있게 해준 중요한 계기였다. 《뇌의 해부학》에 실린 렌의 그림들은 오늘날에도 표준이 될 만큼 매우 정확하다. 그러나 렌의 그림에 대한 윌리스의 설명과 해석은 역사적으로 그만큼 칭찬받지 못했다. 두 개의 대뇌반구와 같은 뇌구조물이 윌리스에게 군대적 비유를 떠올리게 하였다.

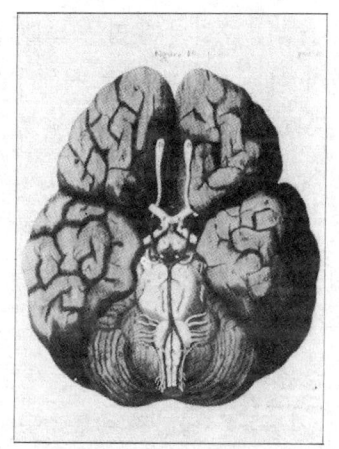
▲렌이 그린 뇌의 기저면.
그의 그림은 오늘날의 기준으로 보더라도 놀랄만큼 정확하다

뇌는 성과 같아서 많은 탑과 방어장치를 가지고 있으므로, 매우 강하고 단단하게 만들어져 있다.

또다른 비유는 지리학적인 것으로, 그는 뇌가 동맥에 의해 둘로 나뉘어져 있다고 설명하였다.

강줄기가 두 지방을 나누고 있는 것처럼 뇌도 그렇게 되어 있다.

윌리스를 비판해 보기 전에, 우선 각 시대마다 뇌에 대한 비유가 어떻게 발달되어 왔는지 알아 두는 게 좋겠다. 1930년대와 40년대에 뇌는 전화교환대에 비유되었다(그 당시 전화는 가장 첨단의 통신수단이었다). 오늘날 우리는 뇌를 컴퓨터로 설명한다. 이제 살펴볼 몇 가지 이유 때문에, 뇌는 성(城)도 아니고, 동물의 혼을 나르는 통로도 아니며, 컴퓨터도 아니다. 우리가 알고 있는 우주에서 뇌와 닮은 것은 없다. 뇌는 그냥 뇌 그 자체이다. 그러므로 단순한 비유와 유추를 이용하여 뇌에 대한 이해를 제한시켜서는 안 된다. 그 대표적 예로 뇌의 이해에 해를 끼쳤던 것으로 18세기 후반 신경과학자인 골(Franz Josef Gall)의 비유를 들 수 있다.

골은 뇌를 마음(mind)의 기계라고 믿었으며, 그래서 뇌에는 타고난 기능들을 담당하는 중추들이 많이 있다고 생각하였다. 그래서 그는 두개골의 불룩불룩한 부분들에 이러한 중추들이 많이 있다고 확신하였다. 그는 자신의 믿음을 그가 어렸을 때 본 바에 의해 기억력이 좋은 아이들이 대개 눈이 튀어나와 있었던 기억과도 연관시키려 하였다. 그는 정신적 기능을 신체적 특징으로 알아볼 수 있다는 생각에 사로잡혔다. 그래서 자신의 생각을 뒷받침하고자 병원, 학교, 교도소, 수용소 등을 찾아 다녔다. 어느 곳에서건 그는 예외적인 재능이나 장애를 가진 사람들을 발견할 수 있었다. 기형인 두개

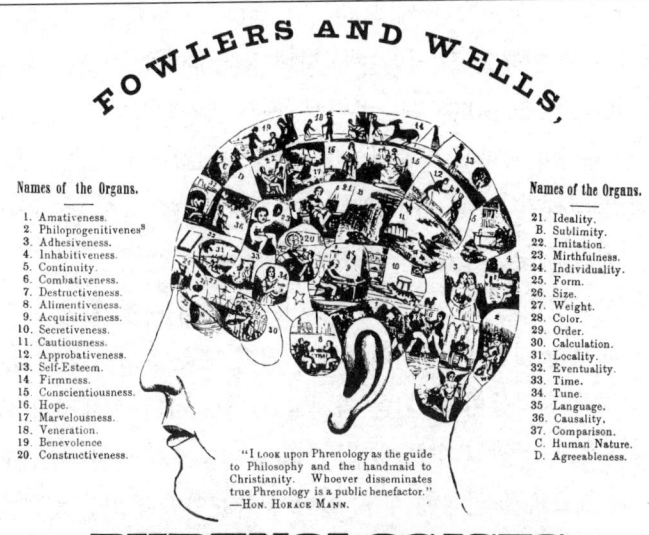

▲ 19세기, 유럽과 북미에서는
골상학이 유행하였다.
이들은 두개골을 만져보고는 연애능력 등을 알아보기도 했다

깨어 있는 기계

골을 가진 사람들이 그에게 특히 중요했다. 그는 평생동안 두개골을 보고 뇌를 이해할 수 있다는 신념에 몰두하였다. 수많은 '두개골의 융기(skull bumps)'를 관찰하면서, 골은 골상학(phrenology)이라고 하는 사이비 과학을 확신하였다. 그는 정신의 모든 기능, 지능과 도덕적인 것까지 모두 뇌에 있는 개별적인 '기관' 혹은 '중추'에 의해 통제된다고 주장하였다.

물론 오늘날의 우리는 이 모든 것이 엉터리라는 것을 안다. 두개골만 만져보는 것은 뇌를 이해하는데 거의 도움이 되지 못한다. 많은 정신지체 환자들이 큰 뇌를 가지고 있기도 하며, 천재성이 뇌의 크기나 모양과 상관될 수는 없다. 그러나 윌리스가 뇌실에 비해 뇌구조물의 중요함을 인식한 이후, 골이야말로 인간의 뇌를 바라보는

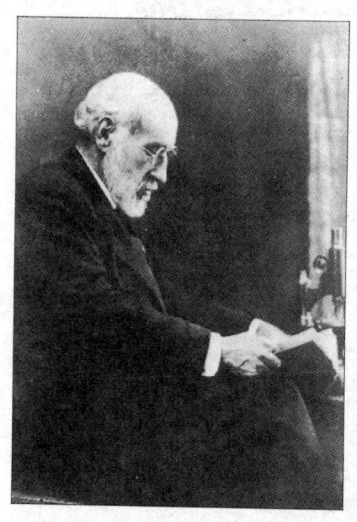
▲ 까할(Santiago Ramón y Cajal). 스페인의 신경과학자이자 예술가인 그는 뉴런의 정확한 모습을 처음으로 그려낸 사람이다

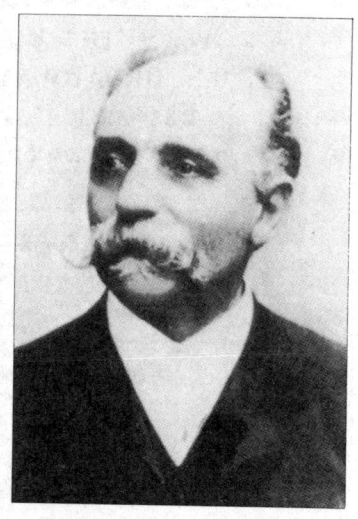
▲ 골지(Camillo Golgi). 이탈리아의 신경조직학자로 1906년 Cajal과 함께 노벨의학상을 수상했다

입장에 지대한 변화를 불러일으킨 사람이다. 그가 골상학을 신봉한 이후로, 많은 신경과학자들이 그의 생각을 취했으며, 뇌구조에 대한 현재 우리의 지식을 만들어가기 시작했다. 그러기 위해서는 우선 뇌의 기본단위인 뉴런을 연구해야만 했다.

신체를 이루는 것들 중 귀족에 해당하는 것으로, 이것은 문어의 발과 같이 외부세계로 뻗어 있는 거대한 팔들을 가지고 있어서, 항상 숨어 있는 물리적, 화학적 힘들을 감시한다.

이것은 19세기 스페인의 화가이자 신경과학자인 까할(Santiago Ramón y Cajal)이 신경세포를 묘사한 것이다. 이런 시적 표현을 할 수 있는 것은 뉴런을 특수한 은(銀)처리에 의해 선택적으로 염색할 수 있다는 사실이 발견되었기 때문이다. 이 방법으로는 뉴런 100개 중 한 개 정도밖에 관찰할 수 없었지만 뉴런 전체의 모습을 그 돌기들과 함께 알아볼 수 있었다.

초기의 신경조직학(뇌의 미시적 구조를 연구하는 학문)에서는, 신경세포들이 서로 따로따로 분리되어 있는지 아니면 뇌의 모든 세포들이 망으로 연결되어 있는지에 대해 열띤 논쟁이 있었다. 또다른 유명한 신경해부학자인 골지(Camillo Golgi)는 후자의 이론을 지지하였다. 까할은 뉴런들이 따로 분리되어 있다는 입장쪽이었다. 그는 밤새도록 현미경을 들여다본 후, 침대곁에 두었던 그림판에다 자기가 본 뉴런을 그렸다. 지금까지 보존되어 있는 그의 그림은 뉴런이 독립적 구조로서 '신체조직 중 귀족'임을 보여 주고 있다. 마침내 까할은 신경세포들 간에 간격(시냅스)이 존재함을 실증해 보임

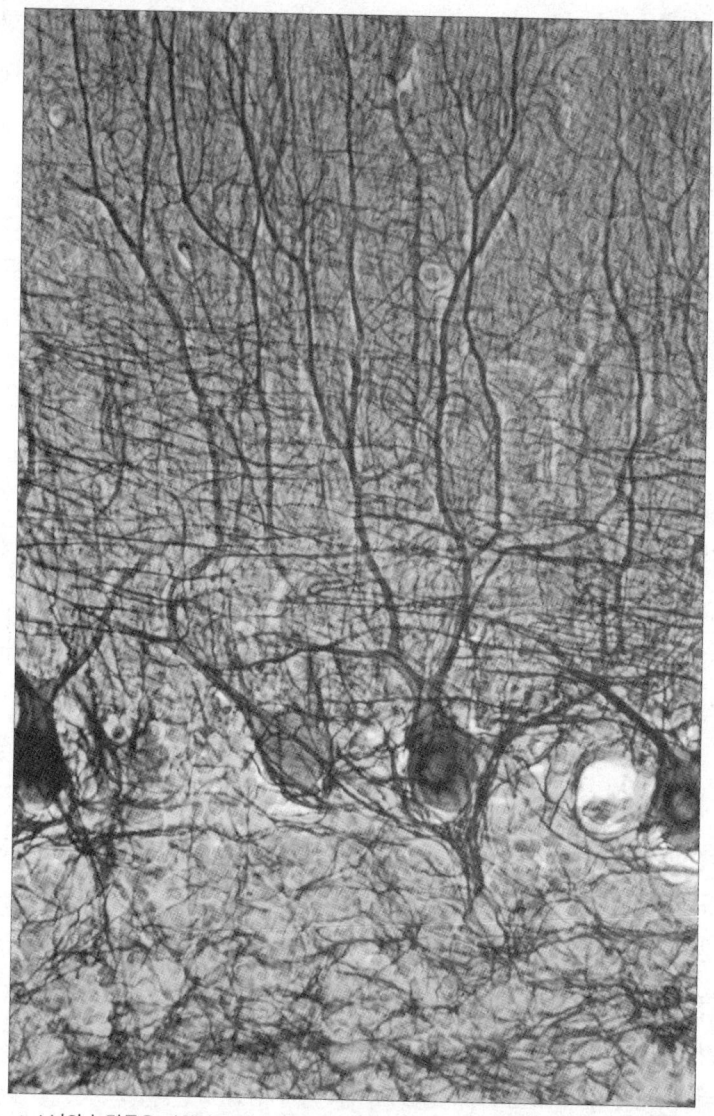

▲ 소뇌의 뉴런들을 까맣이 염색한 것이다. 세포체와 가지모양의 수상돌기들을 볼 수 있다. 인간 뇌에 있는 수상돌기들의 전체 길이는 수십만 마일을 넘는 것으로 추정된다

으로써 모든 사람이 만족할 수 있는 해답을 제공하였으며, 망이론을 영원히 축출해 버렸다.

신경세포는 핵(nucleus)을 가진 세포체와 축색이라는 긴 섬유, 그리고 다른 신경세포를 향해 뻗어 있는 많은 수상돌기(樹狀突起 : dendrite)로 이루어져 있다. 수상돌기의 기능은 그 뉴런의 표면을 늘려서 그 뉴런이 다른 세포들의 영향을 더 잘 수용할 수 있도록 하는 것이다.

신경충동은 세포체에서부터 긴 축색을 따라 전해지며, 다른 신경세포의 수상돌기나 세포체에서 종결한다. 인간의 뇌에는 최소한 100억 개의 뉴런이 있으며, 그 각각은 천 개 이상의 시냅스를 형성하고 있다. 시냅스는 신경세포들이 접촉하는 지점이다. 대뇌피질에 있는 일부 세포에서만도 약 20만 개의 연결이 형성되어 있음을 알 수 있다. 뇌 뉴런 시스템의 광대한 네트워크 내의 전체 연결 갯수는 실로 천문학적이며 우리가 알고 있는 우주 내 입자들보다도 더 많다.

그러나 신경세포들간의 해부적 연결로는 뇌가 어떻게 작동하는지에 대한 충분한 설명이 되지 못한다. 신경섬유를 따라 전달되는 메세지는 무엇일까? 뇌에서 정보가 어떻게 이동되는가? 역사적으로 두 가지 견해가 있었다. '동물 전기'라는 형태로 전기적 충격에 의해서 뉴런들이 통신한다고 믿는 부류와 화학적 전달자를 통해 연락한다고 믿는 부류가 있었다. 현재 우리가 알기로는 부분적으로는 양자 모두가 옳다. 뇌에서의 통신은 그러므로 전기화학적이라고 해야 할 것이다. 이러한 통찰은 옛날에 '성스러운 병'으로 일컬었던 간질을 관찰함으로써 얻어졌다.

간질발작의 모습을 처음본 사람은 그 장면을 쉽게 잊지 못할 것이다. 한순간 모든 것이 조용해진다. 그리고 갑자기 모든 것이 와해된다. 혼란과 공포와 전율이 계속된다. 어떤 사람들은 얼굴을 돌려버리고, 어떤 사람들은 도와 주려 하지만 어떻게 해야 할지를 모른다. 또 어떤 사람들은 꼼짝않고 쳐다보기만 할 뿐이다. 바닥에 쓰러져서는 비명을 지르면서 갑자기 무의식 상태가 되며, 경련이 일어나면서 심하게 몸이 뒤틀린다. 더 심하게 경련하다가 갑자기 시작한 것처럼 갑자기 발작이 끝난다. 전형적인 간질발작은 수초 동안 지속되며, 1분을 지나는 법은 거의 없다.

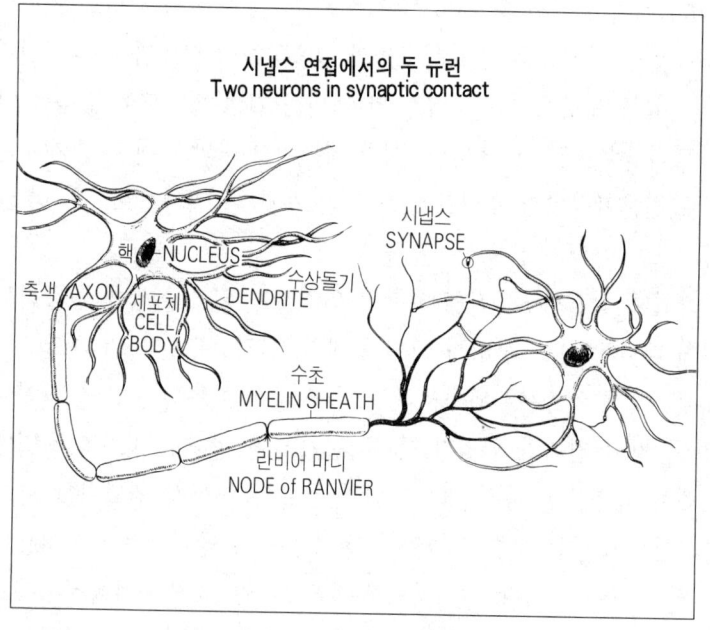

▲시냅스를 맺고 있는 두 개의 뉴런

오늘날까지 신경과학자들은 왜 어떤 사람들에게는 발작이 일어나고, 다른 사람들에게는 그렇지 않은지 확실히 알지 못한다. 간질의 원인이 뇌 깊숙히 묻혀 있으며, 뇌구조의 이상한 변화가 그 원인이라고 추측하고 있다.

간질이 영웅이 지닌 중요한 특성으로 간주되었던 재미있는 역사적 실화도 있다. 마케도니아의 알렉산더 대왕도 이 병이 있었다고 한다. 이것이 그가 카리스마적 존재가 될 수 있는데 일조를 했다. 대부분의 그리스 사람들은 간질이 신이 주는 고통이라고 생각했다. 한편 또다른 그리스 사람들은 좀더 냉소적이었다.

이 질병은 신성한 것이 아닐 것이다. 다른 질병과 마찬가지로 이 병도 자연적인 원인이 있을 것이다. 사람들은 알 수 없는 것은 신성하다고 생각해 버린다. 만약 알지 못하는 것을 모두 신성하다고 한다면, 신성한 것의 끝은 없을 것이다.

이것은 의학의 아버지인 히포크라테스의 말이다.

그 이후시대에도 간질에 대한 이상한 생각들이 있었다. 한 예로 달이 발작의 재발에 영향을 줘서 많은 간질발작이 보름때 일어난다고 믿었었다. 인간의 피는 효과적인 해독제라고 여겨졌다. 역사가 대(大) 플리니(Pliny the Elder)는 간질병자들이 죽어가는 검투사의 입에서 피를 빨아먹음으로써 자신들의 고통을 없애고자 했다고 적고 있다.

그리스 의사였던 갈렌은 뇌실 내에 차가운 체액(냉담과 우울을 일으킨다고 생각했다)이 고여 있기 때문에 간질이 생긴다고 믿었었다.

간질환자들이 바닥에 갑자기 쓰러지는 경향 때문에 그걸 본 어떤 사람이 쓰러짐(caducus)이라는 말을 떠올렸으며, 그후 간질병을 쓰러지는 병(passio caduca)이라고 부르게 되었다. 이러한 관찰들에 근거하여 한 가지 특별한 치료가 소개되었는데, 그것은 그 병을 겨우살이[4] 로써 치료하자는 것이었다. 이러한 치료법의 근거로는 그 나뭇잎의 성질에 있었는데, 가을에 겨우살이 잎들은 다른 잎들처럼 땅에 떨어져 쓰러지지 않는다는 것이었다.

그후 1000년 동안 간질에 대한 이해는 거의 이런 식으로 진전되었다. 르네상스 시기에 간질환자들은 마법사들처럼 화형에 처해졌다. 수백년 후에도 메사츄세츠주 'Salem'에서 간질환자들에게 '악인'이라는 이름이 다시 붙여졌으며, 이때에도 간질환자들은 마녀나 악마와 연결되어 있다는 근거없는 주장 때문에 화형에 처해졌다. 17세기 중엽이나 되서야 오늘날 우리가 간질에 대해 알고 있는 것에 근접한 생각이 소개되었다. 그러기 위해서 인류는 그 전에 전기와 생물학에서 전기의 역할을 알아야만 했었다.

전기를 내는 동물이 존재한다는 것은 이집트 시대부터 알고 있었다. 이집트 무덤 벽에 그려진 낚시하는 장면에는 나일 전기 메기가 나타나 있으며, 이들은 450V 이상의 쇼크를 일으킬 수 있었다고 한다. 그러나 이 전기 물고기의 힘은 수수께끼로 남아 있었다.

수필가 몽테뉴는 전기 물고기의 방전에 의해 '감전된 경험'을 최초로 언급한 사람이다.

---

4) 참나무 등에 기생하는 상록 기생관목으로 줄기, 잎은 약재로 쓰임

메기는 이러한 특성을 가지고 있어서, 그것을 만지는 사람을 기절시킬 뿐 아니라 그물을 통해서 그물을 잡고 있는 사람의 손까지도 전달되어 손을 저리게 만든다…… 이것은 놀라운 힘이다.

살아 있는 조직이 전기에 반응한다는 사실이 18세기 후반 이탈리아 해부학자 갈바니(Luigi Galvani)에 의해 처음 알려졌다. 전해오는 얘기에 의하면, 그는 일련의 실험을 통해 이를 발견하였는데, 그 중 일부는 엉뚱하게도 그의 아내 루치아가 준비한 저녁 파티에서 수행되었다. 만찬 후, '실험'은 식탁 위에 놓인 해부된 개구리를 가지고 했는데, 개구리의 머리에서부터 발코니의 철막대까지 전선이 연결되어 있었다. 개구리의 다리에서 근처 우물로 연결된 전선도

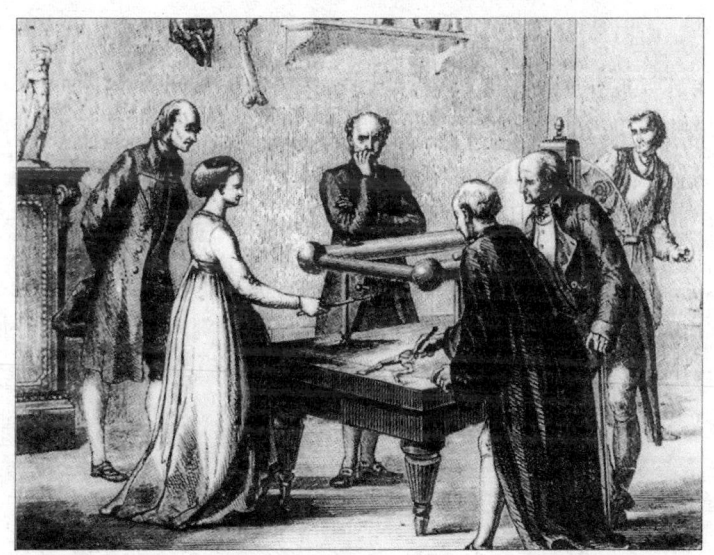

▲ 유명한 개구리 근육실험을 하고 있는 갈바니. 뇌는 뇌전도(EEG)로나 알아볼 수 있는 약한 전류를 발생시키기는 한다. 전기가 신경안에 저장되어 있다고 믿는 사람은 오늘날에는 없다

있었다. 이처럼 괴상한 전선연결은 천둥번개가 있기 바로 전에 서둘러 마련되어야 한다. 번개가 치면 개구리의 근육은 홱하며 움직였다. 이를 본 갈바니와 손님들은 경탄해마지 않았다!

또다른 실험에서 갈바니는 개구리의 다리근육을 잘라내서 절단된 다른 근육에 연결시켰다. 그러자 두번째 근육이 움직였다. 그는 번개의 전기와 같은 것이 신경조직에 담겨 있다고 결론지었다. 그는 이것을 '동물전기'라고 불렀다. 그는 신체 내 전기력의 원천이 뇌이며, 후에 퍼져 나가기 위하여 신경에 이 힘이 저장되어 있다고 주장했다. 이러한 생각은 그 당시의 사고와 어울리는 것이었다. 즉 전기란 흘러가는 미묘한 액체라는 것이다. 1820년대 전류계가 처음 만들어지고 나서야 뇌조직에 약한 전류가 흐르고 있다는 것을 확인할 수 있었다.

그 전류의 발생과 전달은 대서양에서 잡히는 오징어를 연구함으로써 1930년대 자세히 밝혀지게 되었다. 이 오징어의 헤엄치는 구조인 거대한 관통형의 기관은 인간의 가장 큰 신경섬유보다 몇 배나 굵은 거대 축색을 가지고 있다. 이 축색에 전극을 삽입하여 안정시에 뉴런의 막을 사이에 두고 안과 밖이 다르게 전기충전되어 있음이 밝혀졌다. 즉 바깥쪽이 +, 안쪽이 -로 충전되어 있다. 신경세포들 간의 모든 의사소통은 이와 같은 기본적 안정전위를 변화시킴으로써 일어난다. 예를 들면 접촉은 피부수용기에 의해서 다음과 같은 식으로 변형된다. 피부수용기의 압박은 전기 에너지를 일으키며, 이것은 수용기를 따라 전달된다. 이것이 발생기전위(generator potential)로서 이는 순전히 국소적 사건이며 멀리 갈수록 쇠퇴해진다. 발생기전위는 원래 자극의 강도에 따라 그 크기와 전달거리가 다르다. 가벼운 접촉은 약한 신호를 일으키며, 좀더 넓은 피부영역을 좀더 강하게 누르면 더 강한 발생기전위가 일어난다. 그렇게 생긴 전위가 충분히 크다면 활동전위(action potential)가 격발된다. 활동전위는 빠르게 진행되며, 신경섬유를 따라 진행되어도 그 전기적 에너지가 감소하지 않는다. 뇌에서 통신의 기본기제가 되는 이 활동전위는 전기적 충동이 빠른 속도로 멀리까지 전달될 수 있도록 한다. 국소적 발생기전위가 활동전위를 일으킬 수 있는지의 여부는 적당한 흥분수준에 도달했는지에 달려 있다.

정확히 꼭 같은 뉴런은 없다. 이들은 모양도 다르며 발화하는데 필요한 역치수준에 있어서도 다르다. 뉴런은 자신의 안정역치를 넘을 때에만 스스로 전기적으로 동작한다. 자극이 너무 약하다면 그 뉴런은 활동전위를 일으키지 못할 것이다. 뉴런의 수상돌기 중 일부는 활성화를 더욱 일으키기 어렵도록 하지만, 다른 수상돌기 접합들은 '흥분적(excitatory)'이어서 활동전위를 일으키기 쉽도록 한다. 어떤 경우에는 많은 흥분성 영향들과 억제성 영향들이 서로 균형을 이루고 있어서 그 뉴런이 그대로 안정수준에 머물러 있기도 한다.

이제까지 살펴본 뇌에서의 정보전달은 컴퓨터 내부에서의 연결들과 매우 흡사해 보인다. 여러 세포는 전선과 같이 상호연결된 섬유들의 네트워크을 통하여 서로서로 얽혀 있다. 그러나 컴퓨터와의 비유는 곧 허물어진다. 신경신호는 시냅스 간격이라고 하는 100만분의 2센티미터 정도의 작은 틈을 건너가야만 한다. 어떤 신경세포로부터의 메세지가 전기적 신호에서 화학적 신호로 바뀌는 곳이 바로 시냅스 간격이다.

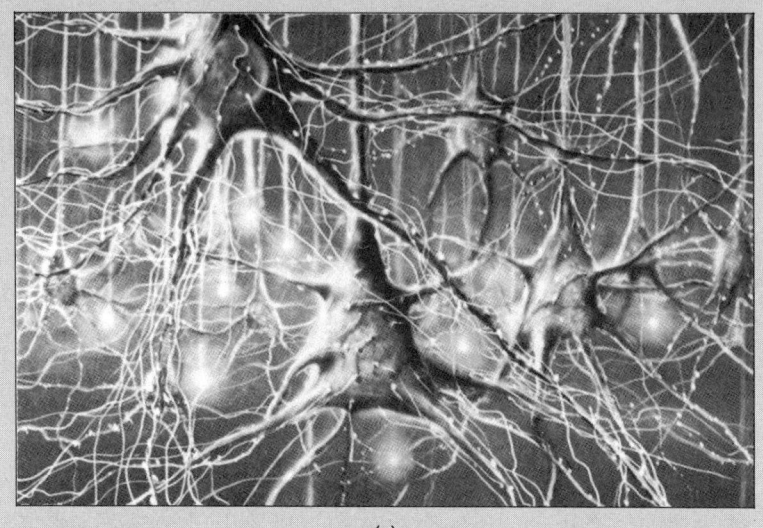
(a)

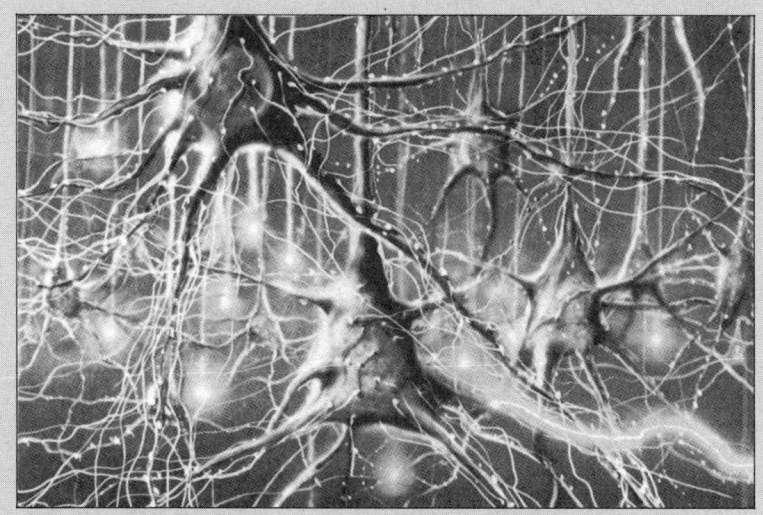
(b)

▲ 피질의 신경망 내부를 보여 주는 존 앨리슨의 그림(a)
한 뉴런으로부터의 신호가 다른 뉴런까지 전기화학적으로 전달된다(b)

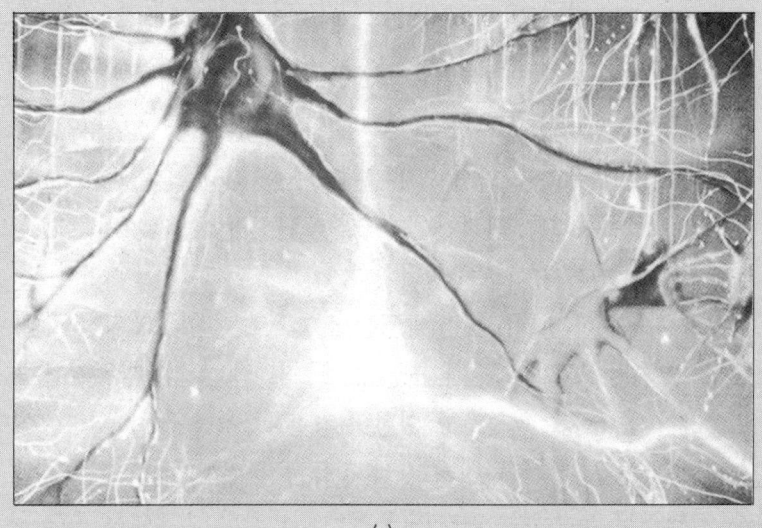

(c)

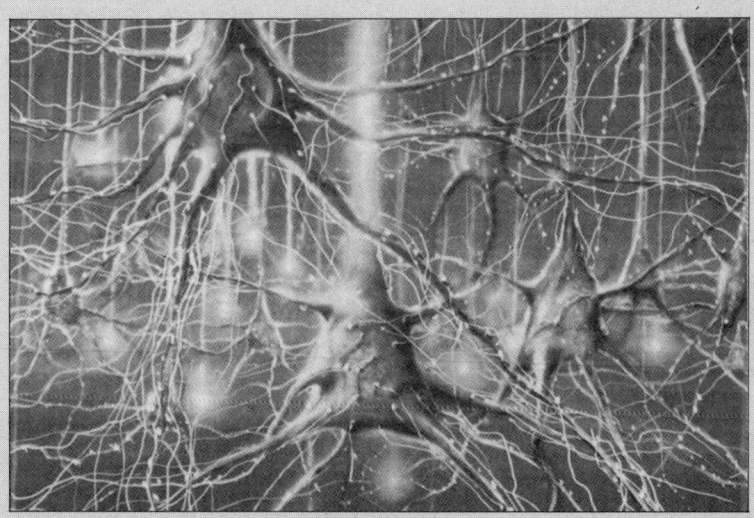

(d)

▲ 발화하는 신경세포(c)
신경망에서 한 뉴런이 다른 뉴런으로 신호를 보내고 있다(d)작은 흰 마디들은 시냅스이다

뇌에는 10조 내지 100조의 시냅스가 있으며 이들 하나하나는 전기적 충동으로 도착한 신호들을 셈하는 작은 계산기처럼 작동한다. 첫번째 뉴런을 따라 충분한 신호가 도착하면 이것이 소낭의 형태로 시냅스 전막에 저장되어 있던 화학적 신경전달물질(neurotransmitter)을 방출시킨다. 신경전달의 구조적 단위인 소낭(小囊 : vesicle)들은 작은 무더기를 이루어 방출된다.
　거의 불규칙한 방식으로 떠다니는 소낭들로 점점이 채워진 시냅스 전막(前膜 : presynaptic membrane)을 상상해 보라. 활동전위가 도달하면 소낭들은 저장하고 있던 신경전달물질들을 시냅스 간격으로 방출한다. 그러면 신경전달물질들은 두번째 세포의 세포막 즉, 시냅스 후막에 있는 해당 수용기로 건너간다. 거기에서 또다른 계산이 수행된다. 건너온 신경전달물질 무리는 시냅스 후막에 있는 특정 수용기(receptor)에 배정된다. 신경전달물질은 각각 자신의 고유한 수용기를 가지고 있어서 다른 것은 받아들이지 않는다. 아세틸콜린에는 아세틸콜린성 수용기가 있고, 노어에피네프린에는 노어에피네프린성 수용기가 있다. 이런 식으로 뇌에서의 메세지 부호가 변환되며, 하나의 신경세포에서 다른 신경세포로 이동함에 따라 전기적 신호에서 화학적 신호로, 그리고 다시 전기적 신호로 바뀌어간다.
　신경전달(neurotransmission)은 단순한 신경 '자극'보다 훨씬 복잡한 과정이다. 시냅스를 건너 다른 세포로 전해지는 모든 신호가 다 발화명령이 되는 것은 아니다. 그 신호에는 두번째 세포를 좀처럼 발화하지 못하도록 만드는 억제적 신경전달물질도 포함되어 있다. 실제로 흥분보다는 억제가 고등생물의 뇌가 보이는 특징이다. 만약에 수십억 개 정도의 일부 뉴런들이 동시에 발화(發火 : firing)한다면, 우리는 장시간 간질발작으로 고통받게 될 것이다. 간질을 다루는 방법 중 하나는 뇌에서의 억제의 양을 증가시키는 것이다.

신경전달을 복잡하게 하는 또다른 이유는 신경계에는 많은 중복 연결이 있다는 것이다. 많은 세포들이 특정 신호를 처리하기 위해 협업한다. 이들 뉴런 중 적은 일부가 없어진다해도 별 영향은 없을 것이다. 그보다 좀 많은 일부가 없어지더라도 미미한 변화만 일어날 것이다. 결국 어떤 특정한 수이상의 뉴런이 상실되어야 들어오는 정보를 처리하는 뇌의 능력에 손상을 주게 될 것이다.

뉴런들은 여러 가지 과정들에 관여하기도 한다. 예를 들어 뉴런들은 종종 스스로 발화하여 신경전달물질을 시냅스 간격으로 예상치 않게 방출한다. 이러한 우연한 사건은 뇌전체 기능에 거의 영향을 주지 않지만 뇌에는 섬세한 균형이 있음을 보여 주는 것이다. 이러한 사건의 결과는 신경충동들의 통행이 예상할 수 있는 것과 예상할 수 없는 것, 그리고 안정적인 것과 그렇지 못한 것으로 섞여버린다는 것이다. 이러한 현상은 고전 물리학에 반대하여 일어난 양자 물리학과 유사한 것이다.

정상적인 감각의 세계는 고전 물리학에서 설명하는 규칙에 잘 맞아 떨어진다. 그러나 분자 이하의 수준에서는 분자 이하 입자들의 본래의 임의성 때문에 예측성이 떨어진다. 뇌에서 전반적인 기능은 최소한 기본감각과 같은 일부 간단한 과정에 대하여는 상당히 잘 설명될 수 있다. 그러나 수백만 혹은 수십억의 뉴런들이 동시에 참여하는 과정을 밝히고자 한다면 적절하게 설명할 수 없을 것이다.

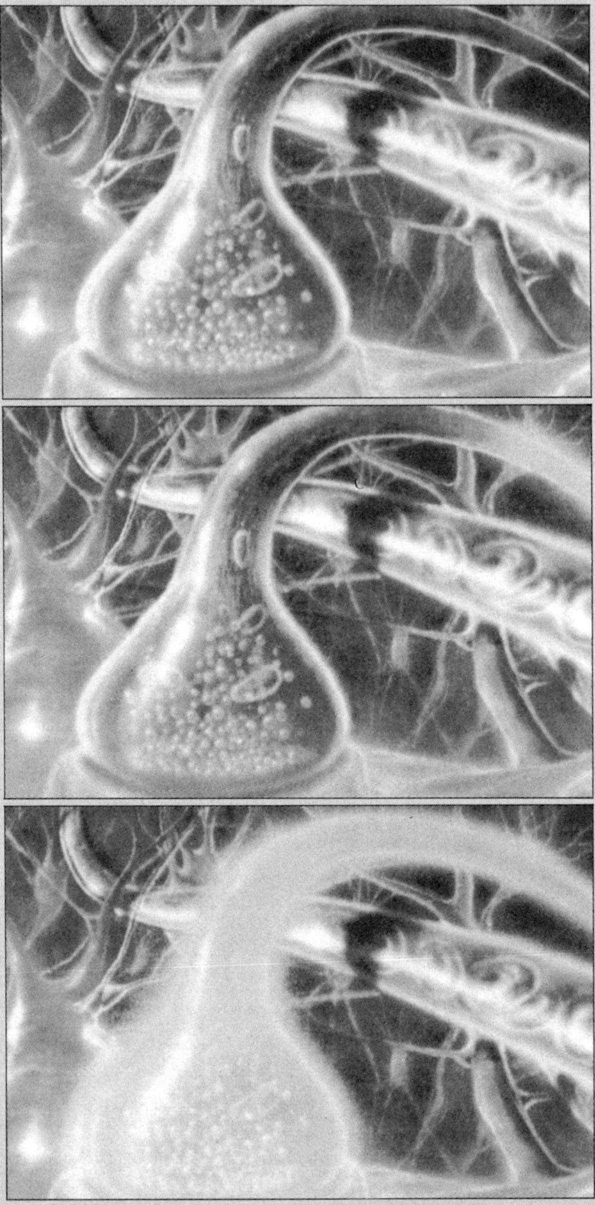

(a) (b) (c)

▲ 뉴런의 축색들이 시냅스를 형성하며 주변 세포로 뻗어가는 모습(a) 어떤 신호가(b) 축색의 끝에 이르자(c)

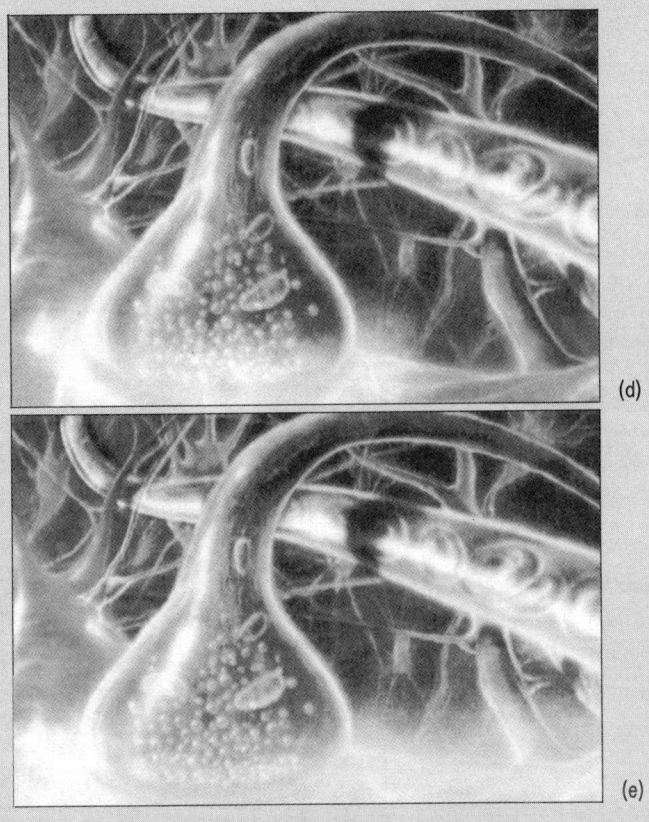

▲ 신경전달 물질이 시냅스 간격에 방출되고 있다(d)
이는 그 신경전달물질을 받아들인 뉴런을 발화시키게 된다(e).
횡단하는 관은 산소를 운반해 주는 모세혈관이다

깨어 있는 기계

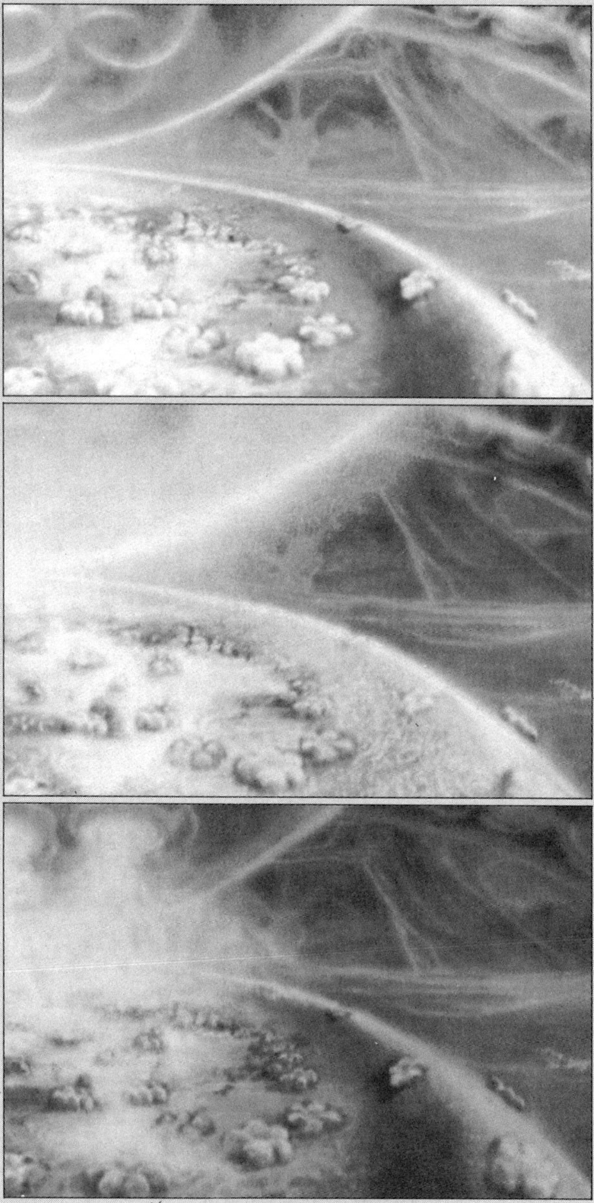

(a)
(b)
(c)

▲시냅스 간격의 그림(a) 신경섬유에서 신경전달 물질이 방출되면(b) 이들이 시냅스 간격을 채우게 되고(c)

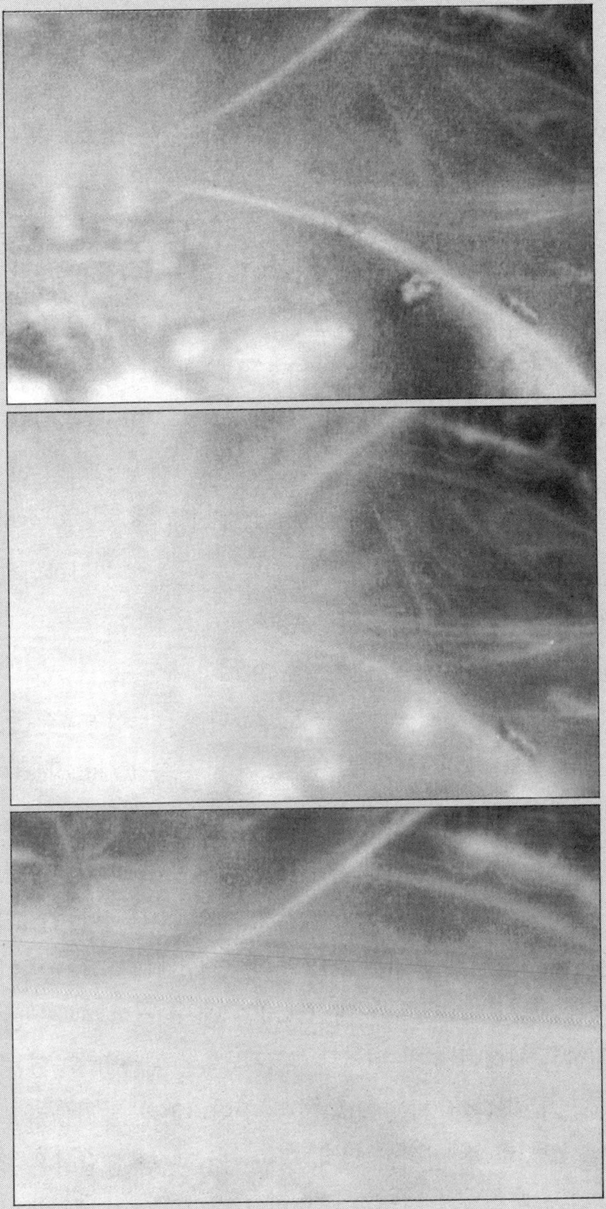

(d)

(e)

(f)

▲ 수상돌기에 있는 수용기들이 활성화 된다(d)
완전한 신호가 도착하면(e) 그 신호는 계속해서 전해져간다(f)

깨어 있는 기계

우리의 뇌구조는 우리의 복잡한 정신기능과 충실히 상응하고 있다. 우리의 행동중 일부는 매우 순간적인 반응을 필요로 한다. 예를 들면 방바닥에 떨어진 압정을 밟는 즉시 발을 움츠리는 것과 같은 행동이 그것이다. 또 어떤 행위들은 평생동안 생각해야 하는 것도 있다. 아인슈타인은 통일장 이론을 알아내기 위하여 30년 이상을 씨름하였다. 이 둘 사이에는 힘과 정확함과 임기응변성에 있어서의 여러 가지 변이가 있는 것이다. 이중에는 태권도 유단자의 겉어차기와 같은 동작도 있으며, 시계 수리공의 세밀하고 정확한 기술도 있다. 우리의 뇌는 믿을 수 없을 만큼 많은 범위의 다양한 반응들을 수행할 수 있다. 우리는 언제 시작하고 언제 멈추는지를 알아야 하며, 얼마나 많은지 얼마나 적은지 얼마나 빈번한지 얼마나 강한지 얼마나 약한지를 재볼 수 있어야 한다.

그래서 가장 큰 신경섬유는 초당 100m의 속도로, 즉 시속 360km에 가까운 속도로 신경충동을 전도시킨다. 다른 신경들은 좀더 느려서 초당 25~30m의 전도속도를 보이며 시속 100km정도(이는 고속도로 제한속도 정도)를 넘지는 않는다. 그러나 뇌에서의 전도중 가장 빠른 것도 제트 비행기나 전자의 이동보다는 느리다. 이들과 비교해 보면 뇌 그 자체는 놀랄만큼 느린 셈이다. 그러나 우리의 생각이 우리보다 너무 앞서 있지 않아야 하는데, 왜냐하면 우리의 근육이 수축할 시간도 없이 발을 내디뎌서는 안 될 것이기 때문이다. 뇌의 반응성은 시대에 따라 변하는 '평균적으로 예측할 수 있는 환경'에 맞춰진다. 따라서 뇌는 언덕에서 뛰어내려와 달려들려고 하는 호랑이를 대처할 수 있어야 하며, 또한 봉급과 함께 날아온 '유감스럽지만 당신의 수고가 더이상 필요치 않습니다'라는 해고통지에 대하여도 대처할 수 있어야 한다.
 행복, 분노, 유머, 때에 맞는 반응들—이 모든 것들은 살아가면서 일어나는 상황들이기 때문에 뇌가 그것들을 할 수 있어야 한다. 환경이 요구하는 광대한 범위의 상황들이 우리 뇌구조와 상관될 것이라는 기대는 불합리한 것이 아니다. 그러므로 전도가 빠른 섬유들, 느린 섬유들, 흥분시키는 신경화학물, 억제시키는 신경화학물, 촉진자로 작용하는 다른 신경화학물들, 그리고 아직 우리가 알지 못하는 방식으로 작용하는 화학물들도 있을 것이다.

 뇌와 같이 100억에서 1000억 개나 되는 세포들을 가지고 있는 기관이 단세포로부터 어떻게 발달될 수 있었을까? 어떤 사람들은 모든 것이 유전적으로 프로그램되어 있다고 쉽게 대답해 버린다. 이들은 프로그래머없이는 프로그램이 존재할 수 없다는 사실을 잊고 있는 것이다. 뇌의 발달에 대하여 '모든 것이 유전자에 있다'하는 식의 설명은 또다른 문제점을 야기시킨다.
 인간의 뇌에서 신경연결의 수는 10^{14} 개 정도이다. 반면에 전체 유전정보는 약 10^9 개 정도이다. 이를 보건대, 분명히 내적 환경뿐만 아니라 외적 환경으로부터의 기여도 있었을 것이다. 이러한 사실의 인식은, 곧 우리의 모든 사고에 따라다니는 성가신 이원론인 유전과 환경의 문제(nature-nurture problem)를 불러온다. 유전 대 환경; 자유의지 대 결정론 ; 데카르트 이후, 마음 대 뇌. 이처럼 어려운 문제를 다루는데 있어서, 임신되는 순간부터 다른 신체기관의 성장과 발달에 영향을 주는 과정과 동일한 과정의 영향을 받는다는 사실을 잊어서는 안 된다.

임신 약 3주가 될 때까지는 태아에게서 뇌 비슷한 것도 찾아볼 수 없다. 그후로 뇌는 중추신경계의 나머지 부분과 함께 태아를 싸고 있는 세포층에서부터 펼쳐지기 시작한다. 이 층이 신경판으로서, 난자와 정자가 만나서 생긴 원래의 한 세포에서 도약하여 125,000개나 되는 세포로 이루어져 있다. 그러나 최종적으로 100억이나 1000억이 되려면 125,000개의 세포로는 어림도 없다. 그렇다고 성급히 판단해서는 안 된다. 만리장성도 돌 한 개를 얹는 것부터 시작하지 않았는가!

신경판(neural plate)은 접혀들어가서 속이 빈 관 모양의 신경관(neural tube)이 된다. 이 구조의 끝에서 뇌의 영역 중 가장 중요한 3개의 부분이 부풀어오르기 시작한다. 그것은 바로 전뇌(대뇌반구), 중뇌, 후뇌(교와 연수)가 될 부분들이다. 신경관(중심관 central canal 이라고도 한다)은 일생동안 남아 있게 되며, 이것이 뇌의 뇌실계(ventricular system)를 이루게 된다.

바람을 불어넣으면 토끼모양이나 어린이가 좋아하는 동물모습이 되는 부풀려진 풍선을 생각해 보자. 풍선에 바람을 넣기 전에는 그 평편한 표면이 어떻게 될 것인지 예측하기 어렵다. 뇌의 형성을 이러한 풍선과 같이 생각해 보자. 물론 뇌의 경우 그 최종적인 모습은 중심관의 팽창에 달려 있는 것이 아니라 신경세포와 지지세포의 성장에 달려 있는 것이 다르긴 하지만. 풍선의 비유에서, 바깥쪽 막은 두꺼워지기 시작하며 내부공간보다 훨씬 커져서 결국에는 안의 공간이 풍선의 바깥벽에 비하여 매우 작아지게 될 것이다. 벽을 이루고 있는 뇌세포들은 계속 증식하여 위로 바깥으로 아래로 팽창

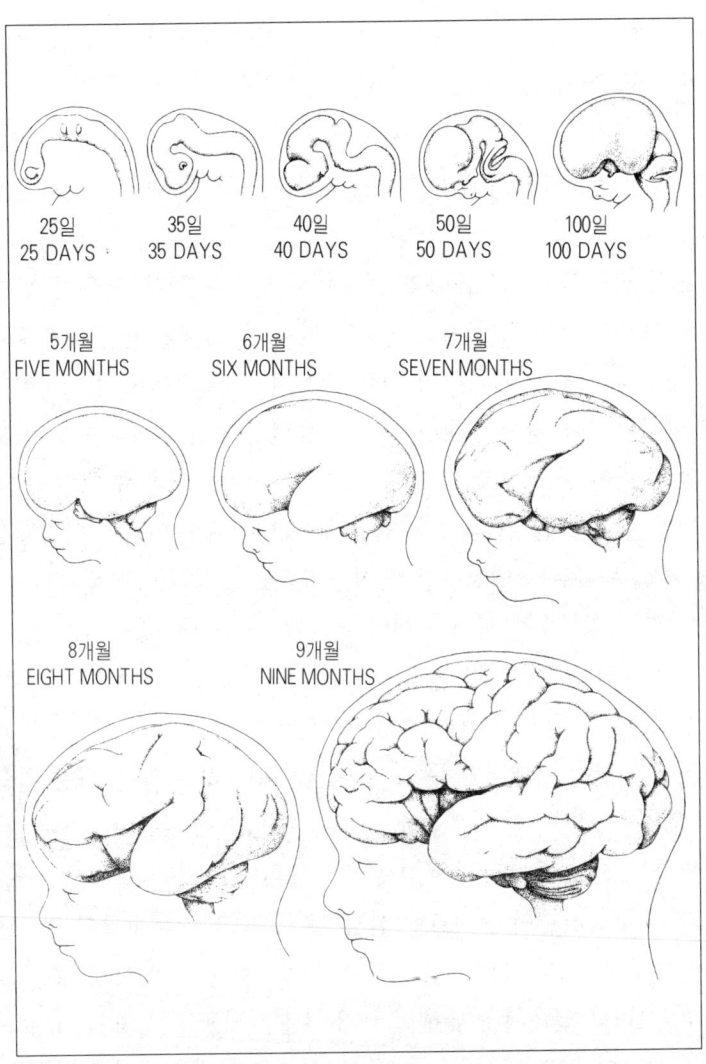

▲ 임신 25일부터 출생할 때까지의 인간 뇌의 단계적 발달.
발달초기에 신경판이 자라서 3개의 주요구조인 후뇌, 중뇌, 전뇌를 형성한다.
전뇌에서 대뇌반구가 발달하는 동안, 중뇌는 전뇌와 후뇌를 연결해 주며,
후뇌는 교와 연수를 발달시킨다

한다. 그리고 중심관은 단순히 새로운 영역의 안쪽을 형성하면서 남아 있을 것이다.

뇌의 성장과 최종적인 형태는 뇌세포 증식에 달려 있는데, 이는 태어나기 전 9개월 동안 매분 250,000개의 새로운 뉴런이 만들어진다.

초기 발달단계에서 태아의 세포들은 피부가 될지, 근육이 될지, 혹은 다른 신체 부위가 될지 정해져 있지 않다. 예를 들어 뇌세포가 될 부위의 세포를 떼어내어 다른 태아의 다른 부위에 이식시키면 그 이식된 곳에 맞게 변형된다. 일단 뉴런이 되기로 되어 있던 것도 내장 내벽이 될 세포로 바뀔 수 있다. 그러나 이러한 수술은 단 며칠만 늦어져도 안 된다. 즉 며칠만 늦게 이식해도 이식된 신경세포는 어느 부위로 옮겨지든간에 신경세포로만 성장하게 될 것이다. 이와 같은 임무수행 과정은 태아 초기의 한 층에서 방출되는 몇 가지 화학물들에 의해 일어난다.

신경생물학자인 켄델(Eric Kandel)은 인간 뇌에서의 세포성장과 발달에 대하여 경쟁적인 두 개의 이론을 언급하고 있다. 그중 한쪽은 '엄격한 구성주의자'들로서, 이들은 '시냅스 형성을 관장하는 광범위한 유전적, 발달적 프로그램'이 존재한다고 믿는다. 이들에게는 인간 뇌의 복잡함이나 정교한 신경연결들, 그리고 뇌발달의 놀라운 신속함 등이 모두 유전적 프로그램이 있다는 것을 시사해 주는 것이다. 그러나 앞에서 언급했던 이유—신경세포 연결의 수가 유전자의 수보다 많다는 사실—때문에 '엄격한 구성주의'의 입장은 인간의 뇌가 어떻게 발달하는지에 대한 많은 질문에 대하여 해답을 주지 못하고 있다.

다른 한쪽은 '허용적 구성주의자들'로서, 이들은 제한된 발달 프로그램만이 있다는 견해를 지지한다. 이 이론은 50년전, 심리학자들이 뇌발달을 자극하는데 있어서 환경의 중요성을 강조하던 입장에 관심을 모으고 있다. 이는 매우 합리적이고 민주적인 이론인 것 같지만 세계 여러 곳의 다양한 환경에도 불구하고 뇌가 똑같이 잘 발달하는 이유에 대해서는 잘 답하지 못하고 있다. 극한적인 환경(기아, 중독, 산소 결핍 등)을 제외하고는, 인도의 뉴델리에서 시체해부를 하고 있는 신경병리학자나 뉴욕 5번가에서 시체해부를 하는 사람들이나 자신의 해부용 시체에서 동일한 뇌구조를 발견할 수 있다. 환경이 그렇게 중요하다면 모든 뇌가 아주 비슷하게 만들어져 있는 이유는 무엇일까?

뇌발달에 대한 '엄격한' 구성주의자와 '허용적' 구성주의자들의 입장은 인간이 뇌란 어떻게 작동하는가에 관하여 처음 의문을 가진 이후로 수세기 동안 논쟁거리가 되었던 것 중 한 예에 불과하다. 한때는 신경과학자들이 뇌와 심장 중 어느 것이 더 중요한지에 대해서 다투기도 했었지 않은가. 그 얼마 후에는 뉴런이 하나의 세포인지 아니면 광대한 네트워크의 일부인지에 대하여 의견이 갈라지기도 했었다. 지금 되돌아보면, 이러한 지식의 논쟁들은 보기에 따라서 둘다 옳다고 할 수 있기 때문에 쉽게 해결될 수 없었던 것이 분명하다. 뇌가 '마음(mind)'의 자리라고 하더라도 어느 시간 이상 심장박동이 멈춘 경우 뇌, 심장 어느 것을 기준으로 사망을 판정해야 하느냐하는 문제는 학문적으로 중요한 것인데, 이는 특히 시체를 해부하는 병리학자들에게 관심 있는 문제였다. 뉴런들이 독립적으로 존재한다는 것이 사실이기는 하지만 이들이 매우 복잡한 방식으로 서로서로 얽혀 있다는 것 또한 사실이다.

그렇다면 왜 신경과학자들은 과거든 현재든 반대편을 공격하면서 나중에는 너무 단순한 설명이었다는 것을 알게 될, 그 이론 하나만을 고집하게 되는 것일까? 이 문제에 대한 해답은 우리가 쉽게 길을 잃고 노벨상이니, 연구비니, 의장직이니, 자만이니, 권력욕이니 하는 것들의 가시밭길로 들어서게 된다는 데에 있다. 뇌를 연구하는 사람들도 다르진 않다. 그들은 자신이 옳다는 것을 보이고 싶어하며, 선두가 되고자하며, 사람들 특히 동료들로부터 인정받고자 한다.

1906년 까할(Santiago Ramón y Cajal) 과 골지(Camillo Golgi)는 생리학과 의학부문에서 노벨상을 공동수상하였다. 골지의 수상 연설은 까할에 대한 빈정거림과 함께 까할의 개별 뉴런 이론(individual-neuron theory)에 반대한다는 장황한 것이었다. 까할과 골지, 그리고 다른 '주창자들'에게서 배워야 할 교훈이 있다면, 뇌에 관하여 논쟁이 있을 때 진리란 대개 양쪽 모두를 조화시켜서 얻어진다는 것이다.

우리가 필요한 것은 뇌발달에 대한 통합된 이론, 즉 허용적 구성주의와 엄격한 구성주의의 입장을 모두 포함하는 이론이다. 이러한 통합이 없이는 신경과학자들이 뇌가 성장하는 동안 일어나는 일들을 되도록 정확히 묘사할 수 없을 것이다.

뇌발달 단계에서 첫단계는 신경관으로부터 세포들이 증식하는 것이다. 이들은 뉴런 또는 뇌세포의 대부분을 차지하는 지지조직인 신경교(glia)들이다. 성장하면 신경교는 영양을 공급하고 뉴런들간의 적당한 거리를 유지하게 하는 역할을 한다.

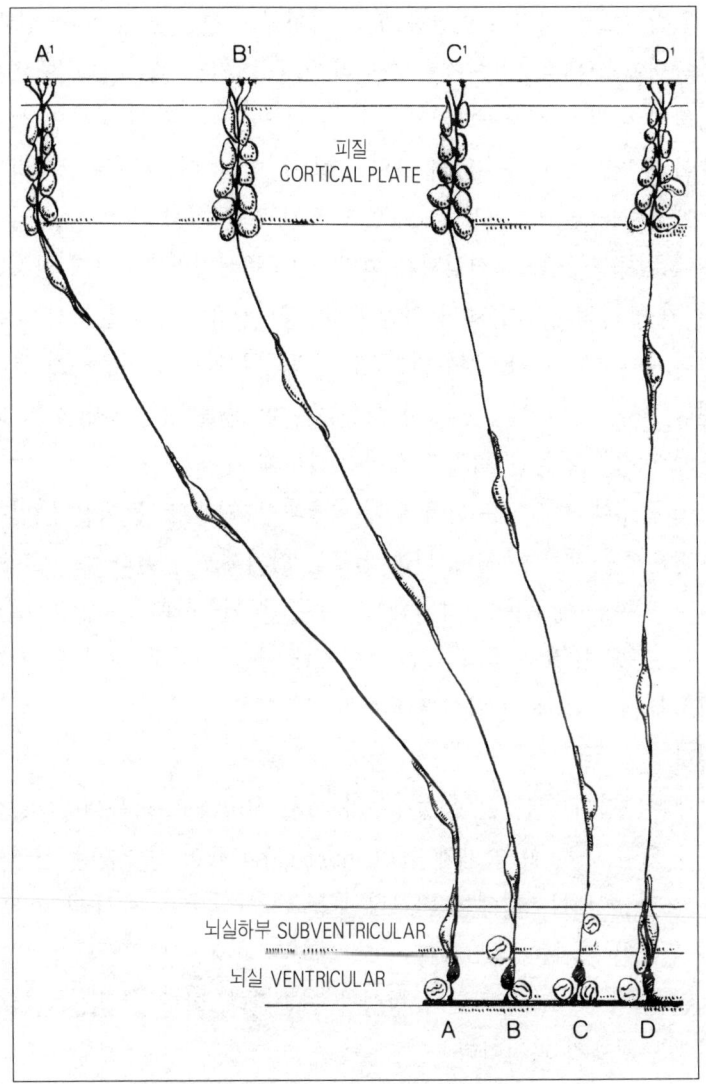

▲ 뉴런들은 뇌실 벽을 따라 원래 자리에서 최종적 위치로 옮겨간다.
제일 처음 도착한 뉴런이 한 층을 이루게 되며,
후에 도착한 뉴런들은 피질표면 더 가까이에 자리잡는다

일반적으로 뇌의 뉴런들은 원래 위치인 신경관(후에 뇌실이 된다) 안쪽벽에 그대로 있는 것이 아니라 최종 자리로 옮겨간다. 때로는 굉장히 멀리까지 이동하기도 한다. 뉴런들은 세포체의 일부인 성장추를 주변으로 뻗음으로써 그렇게 할 수 있다. 이 추들은 방해되는 장애물들을 밀어내면서 그 세포가 자기 길을 가도록 한다. 대뇌피질에 있는 세포들은 신경관을 따라 있는 증식영역에서부터 피질면의 최종 목적지까지 뻗어 있는 특수 방사섬유들에 이끌려서 이동한다. 이러한 이동은 정확히 시간이 정해져 있으며 정밀하게 통제된다. 예를 들어 처음 도착한 섬유들은 한 층을 형성하며, 한편 나중에 도착한 것들은 피질표면 더 가까이에 자리를 잡는다.

이동 후에 뉴런들은 다음 단계(발달과 성장단계)로 들어간다. 일부 뉴런은 운동세포가 되며, 다른 일부는 감각세포가 된다. 그리고 또 다른 일부—대부분을 차지하는—는 임무가 정해지지 않은 세포들로, 운동 뉴런과 감각 뉴런을 연결해 주는 역할을 하게 될 것이다. 이러한 기능적인 차이를 보이는 세포들은 성장율에서도 차이가 있다.

대뇌피질에 있는 큰 운동세포가 먼저 성숙하고, 다음에 국소 회로에 있는 뉴런들, 즉 개재 뉴런(interneuron)들이 성숙한다. 신경세포가 만들어지는 데에는 비교적 짧은 기간(인간의 뇌에서 약 100일)이 필요한 것과는 대조적으로, 그 성숙은 평생동안 계속된다. 피질 뉴런의 성숙은 피질회로의 형성과 연관된다. 이들 시냅스 연결의 형성은 경쟁적 과정이다.

예일대학의 신경과학 교수인 쉐퍼드(Gordon M. Shepherd)에 의하면,

외부세계에서 살아남기 위한 생물들의 경쟁은 내부세계에서 일어나는 뉴런들의 경쟁을 반영해 준다. 뉴런들은 외부세계에서의 경쟁에 가장 효과적일 수 있는 회로를 만들기 위해 내부에서 경쟁한다.

시냅스의 형성과 함께 뇌의 구성은 앞서 언급한 '허용적 구성주의자들'의 입장과 일치하는 식으로 변해간다. 시냅스의 수가 증가하는 것은 더 복잡해짐을 반영하는 것이며 수상돌기 가시의 수가 증가하는 것과도 연관된다. 이 과정은 환경적 자극에 의존한다. 뇌로 들어가는 환경적 자극을 박탈한다면 가시의 수와 시냅스 연결의 복잡성이 감소할 것이다. 예를 들어 어둠 속에서 동물을 기르면 그 동물의 시각영역에서 시냅스의 수가 감소한다. 박탈된 환경과 풍요로운 환경에서 자란 동물들의 뇌에서 나타나는 차이는 더욱 극적이다. 장난감이나 미로를 만들어 주는 것만으로도 대뇌피질을 두껍게 하고 시냅스 연결의 수를 늘릴 수 있다. 야생의 세계에서도 이러한 관계성을 찾아볼 수 있다.

사육된 동물들은 숲에서 자란 동물들보다 피질층이 얇다는 것은 찰스 다윈이 처음 관찰한 사실이다.

뇌발달의 환경적 영향에 대한 의존성은 놀랄 것이 못 된다. 동물과 인간에 대한 일상적인 관찰로도, 풍요롭고 자극적인 환경이 정신능력을 활발하게 만든다는 것을 알 수 있다. 각각의 시냅스란 뇌의 발달 역사에 따라, 그리고 경험과 외부환경의 풍요로움, 감각경험의 다양함과 복잡함에 따라 뉴런들이 서로 연결하고 있는 내부세계의 한 요소로 볼 수 있다. 일생에 걸쳐서—처음 몇 달 동안만이 아니라—뇌의 시냅스 조직은 외부환경에 의해 변화될 수 있다.

출생시 인간 뇌의 무게—사산된 아기의 두개골에서 뇌를 꺼내어 저울에 달아보면—는 약 350g이다. 한 달 후에는 420g이 된다. 일년 후에는 어른 뇌의 무게인 1,400g의 반정도가 된다. 7살이 될 때까지 뇌는 무게와 크기에 있어서 거의 어른과 같아지게 된다. 이때부터 뇌의 발달이란 뇌크기의 증가나 뉴런 갯수의 증가가 아니다. 더이상의 증가는 없다. 뉴런은 출생 후에는 더이상 분열하지 않는다. 뉴런들은 일생에 걸쳐 죽어가기 때문에 삶이란 어떤 면에서 점점 많아질수록 점점 줄어드는 것을 포함하기도 한다.

뇌의 발달과 성장은 여러 단계로 나누어질 수 있다. 이러한 '단계별 특징에 대한 연구'를 통해 신경과학자들은 정상적 발달 동안 일어나는 과정을 알아볼 수가 있었다. 몽고증(다운 증후군: Down's syndrome)의 경우, 수상돌기 가시들이 작고 가늘며, 그 수가 적다. 이는 수상돌기 가시의 모습이 시냅스 조직의 복잡성에 대한 지표가 될 수 있다는 단서이기도 하다.

보다 효율적인 뇌란, 뉴런간의 상호작용이 풍부하고 시냅스 연결이 증가된 것으로 특징지을 수 있다. 그렇다면 천재의 뇌를 뉴런 조직으로 구별해 낼 수 있을까? 현재로서 그 대답은 확실히 '아니오'이다. 현재의 기술로는 그러한 구별을 할 수 없다. 단순히 뇌를 검사하는 것으로써 천재와 범인(凡人)을 구분할 수 없는 이유가 몇 가지 있다. 빈센트 반 고호의 '천재성'은 알버트 아인슈타인의 '천재성'과 매우 다르다. 그림 그리는 데에는 고등수학과 물리학에서 요구되는 것과는 다른 뇌영역이 관련된다. 증명되지는 않았지만, 뇌에 구조적 차이가 존재한다면 이는 특정영역에서 피질의 상호작용이 다르다는 것과 관련될 것이다. 달리 말하면, 삼차원적 공간을 시각화하는 능력은 시각경험과 관련된 뇌영역 내에 시냅스의 복잡성이 증가된 것과 상관이 있을 것이다. '천재성'을 달리 설명한다면, 연합영역—감각기능이나 운동기능과 직접 관련되지 않는 대뇌피질의 일부—의 구성에 있어서의 변화에 촛점을 두게 될 것이다. 마지막으로, '천재성'이란 피질에서의 구조적 차이의 문제가 아니라 신경화학물질의 전달과 관계된 요인에 달려 있을 수도 있다.

바이올린 협주곡의 매력과 장엄함은 바이올린에 달려 있다기보다는 바이올린 연주자에게 달려 있다. 제대로 선택되고 잘 조율된 바이올린(일반적으로 기대되는 환경)이라면 연주자가 최종적으로 음악작품의 질을 결정한다. 우리는 인간의 뇌를 공부하면서 반복해서 형태와 기능, 구조와 작동이라는 이원론을 만나게 될 것이다. 뇌는 엄청나게 복잡한 신체구조물이다. 또한 뇌는 복잡한 상호작용이 이루어지는 곳이기도 하다. 전기적 부호들, 신경화학 메세지들, 작지만 강력한 전자기장. 이중 어느 것이 뇌의 조직화와 발달에 가장 중요한 것일까? 이런 식으로 물어볼 수도 있을 것이다.

브란덴브르그 협주곡에 가장 중요한 것은 무엇인가—바하, 스트라디바리우스 바이올린, 아니면 바이올리니스트?

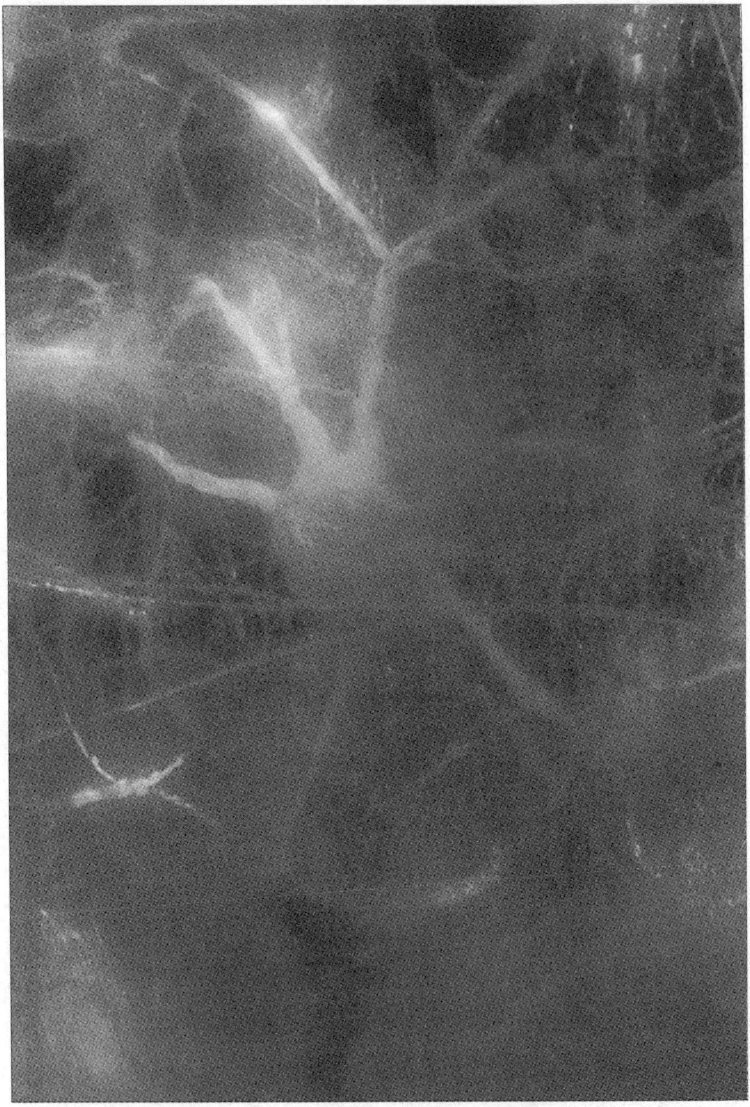

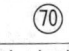

▲ 휴지기의 신경망.
이 상태는 눈을 감을 때, 시각피질에서 나타날 수 있다

2
시각과 운동

　텔레비전 회로를 카메라에서 화면까지 샅샅이 파헤쳐 본다해도, 그 회로의 어디에서도 피사체의 축소상을 발견하지 못할 것이다. 이와 마찬가지로 우리가 두개골을 열어 뇌를 검사해 봐도, 우리가 뇌의 내부에서 발견할 수 있는 것이라고는 말랑말랑한 분홍색 조직덩어리뿐이다. 이러한 두 가지 예에서 보건대 대상은 텔레비전이나 신경계로 실제로 들어오는 것이 아니라 상징적인 표상으로— 예컨대 TV 화면상의 점으로 또는 뇌속에서라면 뉴런들의 활동으로—변형되어 나타나는 것이다.
　시각과 텔레비전을 동일시하려는 시도는 둘다 다음과 같은 문제점을 가진다. 우리가 '보는' 대부분의 것은 그것이 우리 자신에 대해 지니는 의미에 따라 그 중요성이 달라진다. 예를 들어서 교차로에서 녹색에서 적색으로 갑자기 바뀌는 교통신호등은 단순히 하나의 색깔에서 다른 색깔로 바뀐 것이 아니라, 정지하라는 명령인 것이다. 초원에서 목초들의 움직임은 바람 때문만이 아니라, 우리를 습격하려는 사자가 있다는 경고일 수도 있다.

그러므로 시각에 대해 정확히 설명하려면 시지각의 상징적인 측면을 고려해야만 한다. 다시 말하자면 우리가 적색을 보고 적색으로 표상하는 것이 아니라, 운전중인 차를 즉시 정지시키라는 명령으로 표상시킬 수 있는 상징들이 우리의 머리 안에 존재해야만 한

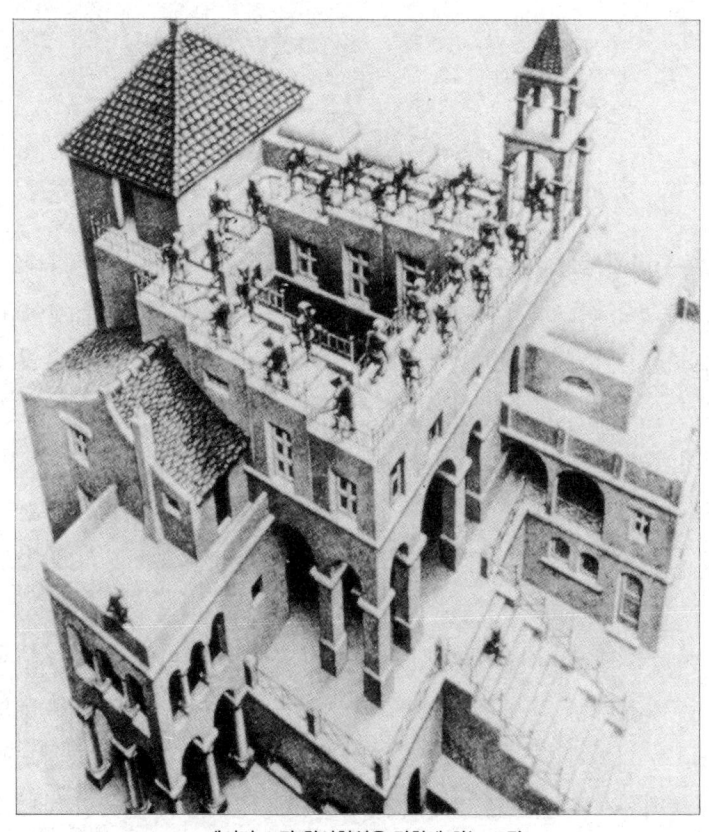

▲에셔가 그린 착시현상을 경험케 하는 그림.
이 석판화를 자세히 들여다보면 끝없는 계단을 오르내리는 승려들을 볼 수 있다

다. 시각, 더 나아가서 지각은 환경에 존재하는 대상을 뇌의 뉴런들의 활동형태로 부호화된 상징적인 표상으로 변환시키는 것이다.

좀더 생각해 보면 TV의 상과 우리의 머리속에서 형성된 시각상 사이에 상당한 차이가 있는 것을 알 수 있다. 간단하게 말해서 우리가 보는 것은 흔히 우리의 눈앞에 있는 것과는 상당히 다르다. '착각의 집'에서의 재미있는 경험은 정교하게 배치된 거울에 의해 만들어진 왜곡에서 비롯된다. 여기에서 보여 주는 착시는 우리가 단순히 명암을 근거로 형태를 탐지하지 않는다는 것을 말해 준다. 우리는 주의하지 않으면 실제로 존재하는 대상과는 상당히 다르게 대상을 식별하게 된다. 더우기 우리가 착시의 존재를 깨닫게 될 때 변화가 발생한다. 다시 말해서 갑자기 우리는 정말로 존재하는 것을 볼 수 있게 된다. 그러나 몇 가지 착시들은 우리가 그것들에 대해 알고 있을 때조차 우리를 바보로 만들 수 있는 힘이 있다. 예를 들면 아내, 장모 착시는 우리가 둘중 한 가지로 보려고 노력해도 계속 일어난다. 에셔(M.C. Escher)의 작품에 나타나는 착시는 철저한 검사에도 불구하고 일어난다. 이러한 예는 우리의 눈이 그림을 단순히 뇌로 보내는 것 이외에 더 많은 일을 한다는 사실을 나타낸다.

시각은 (암호)해독식으로 보다 정확하게 기술될 수 있다. 눈은 빛을 흡수하고, 망막에 있는 특정한 원추세포들에 의해서 각각의 색채에 대해 상이한 파장들을 구별한다. 망막뒤에서 두 눈의 시각통로 내측의 1/2 섬유는 교차되어 대측으로 가는데, 이러한 교차는 입체적인 삼차원적 시각을 가능하게 한다. 마지막으로 시자극은 뇌의 후두에 있는 선조피질(線條皮質:striate cortex)에 종지할 때까지 여러 통로를 따라 전달된다. 이러한 통로 내에서, 빛(구체적으로, 특정범위의 전자기파장)은 전기와 화학적 신호로 변환된다. 눈의 렌즈에 의해 역전된 최종 상은 뇌의 신경망 내에서 부호화되어 상하좌우가 뒤바뀐 뒤집혀진 상이다. 이러한 부호의 해독은 현대 신경생물학에서 가장 도전적이며 각광받는 연구대상들 중의 하나가 되었다.

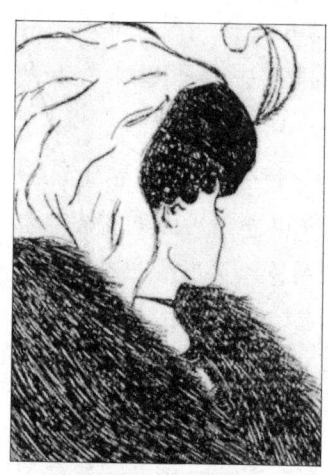

▲ 아내, 장모 착시를 보라. 털코트를 입고서 고개를 오른쪽으로 돌리고 있는 아릿다운 여자로 보이기도 하고, 고개를 약간 숙이고 있는 심술궂은 할멈으로 보이기도 하지 않는가

시각과정을 해독하는 첫번째 단계로서, 우리가 어떤 대상을 볼 때 일어나는 일 중 몇 가지를 생각해 보자. 우선 우리의 시각장치는 명암이 대비된 상에 가장 잘 동작한다. 백색 울타리를 배경으로 해서 코트의 끝으로 넘어오는 백색의 테니스공은 발견되지 못할 가능성이 많다. 이러한 일상적 관찰은 망막 내의 세포가 어떤 한 광점의 절대강도보다는 오히려 광점들간의 명암대비에 대해 반응한다는 발견으로서 이는 1950년대에 실험결과로도 얻어졌다. 이러한 발견을 토대로 해서, 발로우(Horace Barlow)는 시각피질 내 하나의 뉴런이 형태, 모양, 그리고 색채의 속성을 탐지할 수 있다는, 그 당시에는 매우 비범하고 증명할 수 없었던 이론를 제안했다.

후벨(David Hubel)과 비젤(Torsten Wiesel)은 노벨상을 받은 자

신들의 연구에서, 고양이의 대뇌피질에 있는 뉴런들이 시각입력의 기하학적 특징—직선의 모서리, 밝거나 어두운 줄무늬 등에 특정적인 반응을 한다는 사실을 증명하였다. 이러한 발견을 좀더 확장시킴으로써, 시각의 형태탐지이론은 유의미한 시각정보뿐만 아니라 추상적인 시각정보를 부호화하는 뉴런들의 위계망을 토대로 우리가 보는 방법에 대한 설명을 제공해 줄 것이다.

단세포 기록법의 발달로, 주위에 있는 사람들과 사상들에 대해 세포가 어떻게 반응하는지를 알아내는 연구는 비약적인 발전을 이루었다. 이 방법으로 단세포에 기록용 전극을 삽입하고 주위의 여러 대상에 대한 세포의 반응을 기록할 수 있게 되었다. 한때 신경과학자들은 우리가 할머니를 만날 때마다 반응을 하는 특정한 뉴런인 '할머니 세포'도 존재할 것이라고 농담을 하곤 하였다.

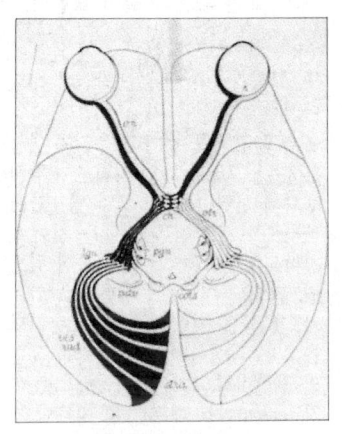

▲ 양안시, 즉 입체시각은 이 그림에서 보듯이 시신경이 뇌 안에서 교차함으로써 일어난다

그러나 우리가 일생동안 만나는 무수히 많은 대상들과 사람들에 해당되는 특정한 세포들이 있을 것이라는 시각이론에는 문제가 있다. 우리의 할머니가 새로운 머리치장을 했을 때에 할머니는 이전과 정확하게 똑같이 보이지는 않는다. 구체적으로 저 멀리서 할머니가 거리를 걷고 있는 모습을 본다고 가정하자. 우리가 뒤에서 할머니를 확인하는 데 얼마나 걸릴까? 그러한 환경하에서 재인(再

시각경험 : 일요일 오후

시각은 인간의 뇌에서 어떻게 처리되는가? 두 가지 이론이 우리가 보는 방법의 기전에 대한 가치 있는 통찰을 제공한다. 첫번째로 후벨과 비젤의 이론은 우리가 보는 모든 상들이 수많은 막대, 모서리, 그리고 직선들로 이루어진다고 가정한다. 비젤은 다음과 같이 말한다.

우리는 언제나 직선을 보지 않음에도, 선조피질의 세포는 직선에 대해 이러한 선호성을 가지고 있다는 것은 정말 놀라운 것이다. 우리는 대상을 본다. 그러나 만일 여러분이 잠시 생각해 보면, 대상 자체가 명-암의 윤곽으로 구성됨을 깨달을 것이며, 시각피질이 하는 것은 '윤곽이 있으면, 그 윤곽이 어느 방향으로 있는가?'를 묻는 것이다. 따라서 탐지되는 것은 직선이 아니라 윤곽과 윤곽의 방향이다. 그리고 이러한 것들이 장면을 바라볼 때 필요한 정보일 것이다.

두번째 이론은 '버클리대학'에서 드 발로아(Russel De Valois)가 이끄는 과학자들의 연구이다. 방사성 글루코스를 사용해서 드 발로아는 시각처리 동안 가장 활동적인 세포를 보여 주었다. 드 발로아에 따르면 직선, 막대기, 그리고 모서리에 반응하는 대신에 어떤 세포는 매우 상이한 종류의 자극에 대해 반응한다.

수영장의 잔물결, 폭포 또는 구름이나 인간의 얼굴과 같이 보다 복잡한 형태에 대해 생각해 보았는가? 이들 매우 복잡한 형태를 모서리와 모서리의 위치를 확인한 후 막대기 그림(stick figure)과 같은 것으로 세분해서 본다는 것은 매우 어려운 일이다. 이와는 반대로, 여러분은 복잡한 형태를 공간상의 변화, 즉 여러 공간 주파수로서 세분할 수 있다.

드 발로아의 발견이 후벨과 비젤의 이론과 상반되지 않는다는 점에 주의하라. 그렇지만 드 발로아의 연구가 더 진전된 것이다. 모서리가 핵심적인 특징이 아닌 경우에서는, 물에 대한 햇살의 미묘한 효과나 결의 스펙트럼적 소용돌이에서처럼, 어떤 신경세포들은 빛의 주파수나 결 또는 색조에서의 차이에 민감하다.

이와 똑같은 효과가 아래의 유화를 볼 때 일어나는데, 이 유화는 수많은 점들의 집합(점묘화)으로 되어 있지만 연속적인 그림으로 보인다.

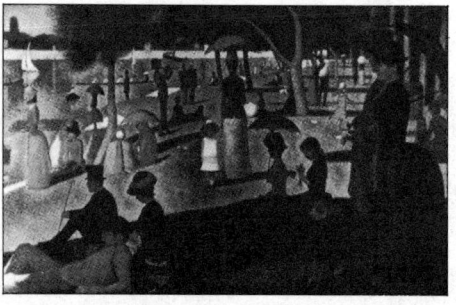

認 : recognition)은 '할머니 세포'의 활성화에 의존하지 않고, 우리가 '할머니'의 핵심을 추출할 수 있게 서로간에 상호작용하는 유연한 신경형태에 의존할 가능성이 더 많다.

예술가들은 여러 해 동안 다음과 같은 방식으로 생각해 왔다. 예를 들면 영국의 예술가인 그린(Anthony Green)은 시각을 이러한 방식으로 생각한다.

사람들은 기억하는 모든 대상의 가장 대표적인 형태를 기억하는 것이다. 다리를 기억할 땐 기다란 것으로, 포크는 몇 갈래로 갈라진 모양으로 기억한다. 그리고 이러한 것이 우리가 가지고 있는 재주라고 나는 생각한다. 우리는 내가 그 대상의 특성이라 부르는 것으로 그것들을 정리보관한다. 그 예로 포크를 생각해 보자. 만일 포크가 고무로 만들어진 것처럼 보인다면, 그것은 포크를 잘 나타낸 그림이라 할 수 없다. 포크는 단단한 것이며, 광택이 나는데, 이러한 것들이 포크에 포크의 특성을 부여한다. 포크에는 세 개 내지는 네 개의 갈퀴가 있는데, 이러한 것이 포크의 전형적인 모양이다. 이러한 원리는 귀, 코, 입, 구렛나루, 문, 그리고 여러분이 기억하고자 원하는 모든 것에 적용된다.

지난 20년 동안, 신경생물학자들은 '포크를 포크로 인식할 수 있게 하는 특징'과 '다리를 다리로 인식할 수 있게 하는 특징'에 대해 생각해 왔다. '대상-재인문제'로 알려진 이러한 연구는 진행중인 신경활동 중에서 소위 할머니를 나타내는 신경활동만을 추출할 수 있다면, 아마도 이러한 지식을 기계에다 옮겨서 실현시킬 수 있을 것이라는 가정에서 시작된 것이다. 이 최종결과는 맹인을 위한 보조장치가 될 수 있고, 언급하긴 싫지만, 근접해 있는 군인과 탱크가 '아군'인지 아니면 '적군'인지를 정확하게 인식하는 개량된 무기로서 탱크에 장착될 수 있다.

'대상—재인문제'의 해결을 추구하는 최근의 연구들은 우리가 어떻게 보는가에 대해 위와는 다른 보다 현실적인 연구를 토대로 한다. 예를 들면 나의 할머니를 크로키하는 만화가를 상상해 보자. 그 스케치가 얼마나 많이 왜곡되어야 내가 할머니를 알아볼 수 없겠는가? 의심할 여지없이, 이는 내가 할머니와 얼마나 생활을 많이 하였는가와 내가 할머니의 사진을 얼마나 자주 보았는가에 의존한다. 그러나 이러한 변인들과는 상관없이, 뇌는 나의 할머니 얼굴에 대한 구조적인 묘사를 부호화할 수 있어야만 한다. 그리고 이러한 묘사는 더욱 단순한 구조적 묘사인, 일반적인 얼굴위에 덧붙여져야 한다.

얼굴을 더이상 재인할 수 없을 때까지 얼마나 많은 왜곡이 가해질 수 있는가에 대한 의문에는 실용적인 의미도 없지 않아 있다. 심한 외상을 입은 환자를 치료하는 성형외과 의사는 이러한 문제를 매일 접한다. 성형외과 의사는 환자의 얼굴을 알고 있는 사람들이 환자를 알아보지 못할 정도로 환자의 얼굴이 바뀌지 않도록 조심해야 한다. 시간, 떨어진 거리, 노화 등과 같은 변화에도 불구하고 개인을 재인할 수 있게 하는 코의 크기, 턱의 형태, 입술의 모양 등과 같은 구성이 존재하는 것 같다. 달리 표현해서, 우리는 'Gestalt' 심리학의 원리와 매우 유사한 이론에 이르렀다. 전체지각은 전체를 이루는 부분들의 합 이상이다. 다시 말해서 시지각에서 부분들은 개별적인 실재가 아니라, 부분들은 형태(gestalt)를 형성하기 위해 상호작용한다.

　예를 들면 내가 당신의 장모 사진을 가지고 머리에 한 쌍의 뿔을 그린다면 악마를 만든 셈인데, 이는 나에게 있어서는 당신의 장모와는 전혀 다른 형태가 되는 것이다. 그러나 당신은 늘 장모의 얼굴을 보아왔으므로 뿔이 달렸어도 장모에게 별로 달라진 게 없을 것이다. 이처럼 각 개인들의 사적인 경험을 토대로 해 형태가 개인에 따라서 유의미하게 달라질 수 있는 것이다. 이런 특질적 형태를 제쳐두고서라도, 대부분의 사람들은 의자, 책상, 또는 축구 경기장과 같은 것들의 형태에 부합하는 부분들의 특정한 구성이 있다고 인정한다. 의자의 몇 가지 부분들이 수정되더라도 우리가 사다리가 아니라 의자라고 알아볼 수 있게 하는 필수적인 몇 개의 속성이 있다.

　문자 L 같이 간단한 것을 예로 들어보자. 글자 하나로만 본다면 L은 가장 단순한 글자이다. 그야말로 L은 L일 뿐인 것이다. 그러나 아래를 잠깐 훑어보면, 문자 L을 거의 무한하게 변화시킬 수 있음을 알 수 있다. 이는 뇌속에 문자 L을 재인하는 특별한 세포가 거주한다는 견해에 반박하는 강한 논증이 된다. L이 제시될 때에만 활성화 되는 광수용기 세포들의 집합을 배열하기란 불가능한 일이다. 문자 L에 대해서는 간단히 생각해봐도 너무나 많은 변형들이 존재한다. 그러므로 시각을 이해하기 위해서는 인간보다 단순한 시스템(생물체), 즉 상징과 논리를 덜 포함하고 있는 시스템을 연구해야 한다. 이에 대한 주요한 후보로 창게를 들 수 있는데, 이 동물은 수백 만년 동안이나 진화하지 않고 남아 있는 동물이다.

　초기의 창게 연구들은 록펠러대학에서 수행되었고 현재 카플란

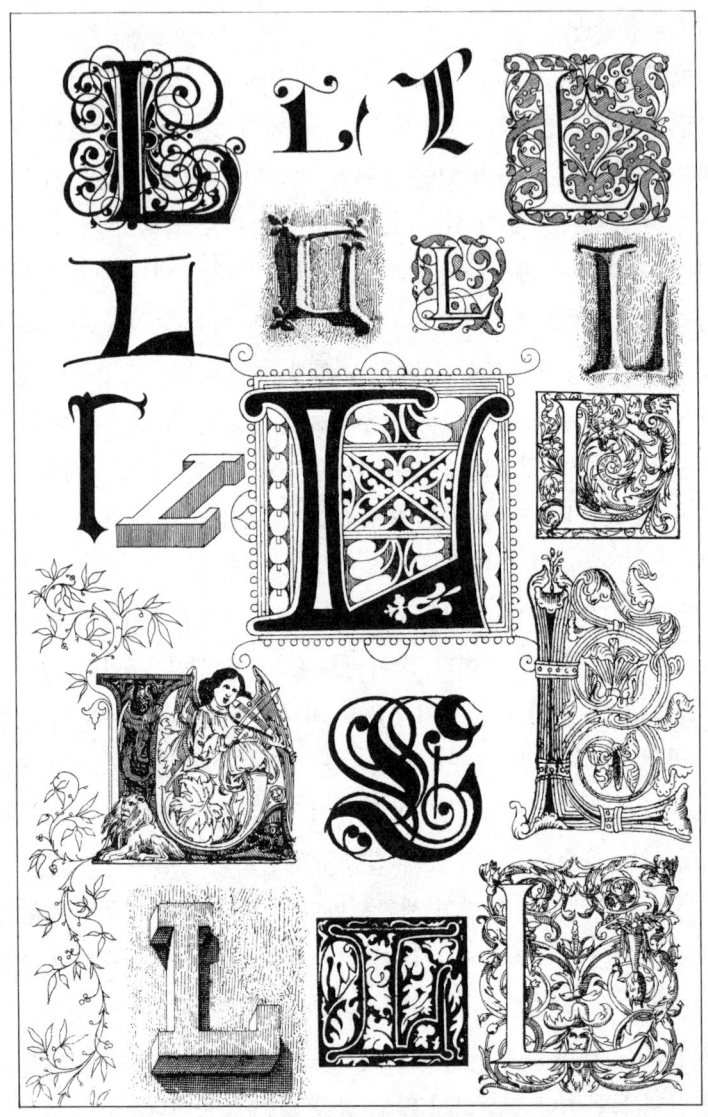

▲ 문자 L의 다양한 형태. 이같이 다양한 디자인의 L을 인지하는 우리의 능력으로 보건대, L을 지각하는데 특정한 L-인식세포나 L-인식세포 집합이 존재할 가능성은 거의 없다

(Dr. Ehud Kaplan)을 중심으로 계속되고 있다. 비록 창게가 여러 쌍의 눈을 가지고 있지만 그중 한 쌍, 즉 측면을 따라 배열된 두 개의 눈에 관심이 집중되었다. 조심스럽게 해부해 보면, 눈에서 뇌까지 가는 거미줄같이 가느다란 창게의 시신경 전부를 추적해 볼 수 있다. 본 저서를 촬영하는 동안 실시한 실험에서는 시신경를 전극으로 둘러쌈으로서 그 시신경으로부터 전달되는 전기적인 신호를 탐지할 수 있었고, 전극을 통해 탐지된 신호는 증폭되어 스피커로 보내져 인식할 수 있게 되었다.

강한 한줄기의 빛을 겹눈의 한 부분에 집광시켰을 때, 시신경의 발화율은 즉시 증가하였다. 이러한 발견은 빛 충동을 전기적 충동으로 변환시킴으로써 눈이 작동한다는 사실을 명쾌하게 증명하였다. 그러나 천정에 있는 조명을 켜서 보다 많은 빛을 보냈을 때, 발화율이 감소하였다. 이 이상한 결과는 창게의 눈이 밝은 빛에서보다는 어두운 빛에 대해서 잘 반응한다는 것을 의미하는 것일까? 보다 정교한 실험으로 정말로 그러하다는 것이 밝혀졌다.

만일 그림자가 눈을 따라 점차 이동한다면, 그림자의 모서리가 눈을 교차하는 순간에만 연쇄적인 전기적 충동들이 기록될 것이다. 밝은 빛은 신경의 발화율을 감소시킨다. 눈은 명 또는 암에 반응하는 것이 아니라 그 경계부분에 대해 강하게 반응한다는 것이 증명되었다.

야생세계에서 명과 암의 경계선은 어떤 대상의 외곽선, 즉 확실한 형태를 알려 주는 것이다. 초원에 웅크리고 있는 사자는 어두운 배경하의 밝은 형태로서만 드러날 수 있다. 위장을 성공적으로 하느냐 못 하느냐는 또렷한 윤곽이 식별되지 않게 배경과 섞이는 정도에 따라 달라진다.

인간의 시각도 이와 유사한 형태로 작용한다고 생각된다. 우리가 사진을 볼 때, 우리의 눈은 사진 속에 있는 형체의 모서리에 반응한다. 따라서 사진 속의 할머니를 재인하는 것은 '할머니 세포'의 활성화에 의한 것이 아니라 '할머니'에 해당하는 명암의 형태로 배열된 모서리의 재인에 의존한다.

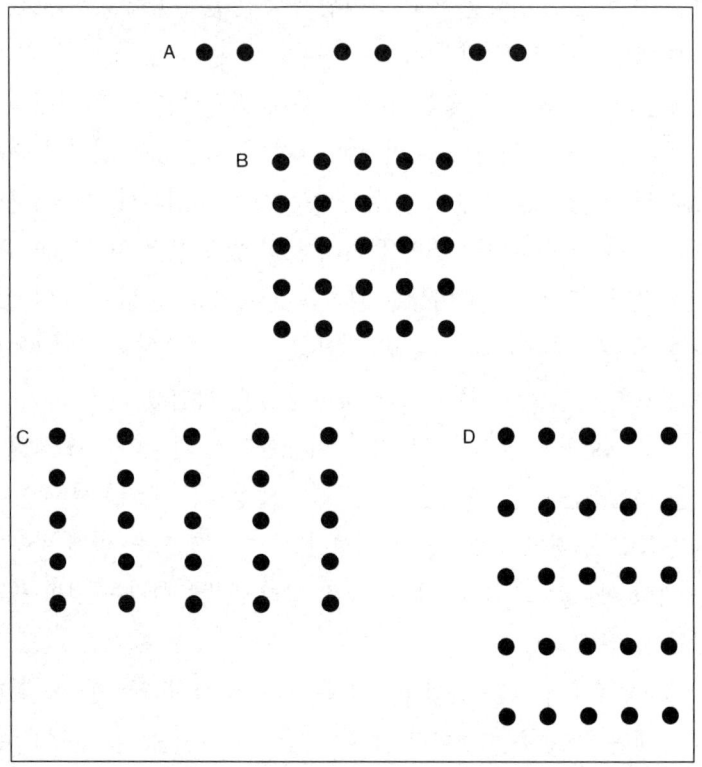

▲ 이 그림에서 점들은 모든 똑같은 크기지만 우리는 이들 점을 다르게 '본다'. 집단 A는 세 개의 쌍으로, 집단 B는 행이나 열로, 집단 C는 행의 집합으로, 집단 D는 열의 집합으로 본다

단순한 유기체나 복잡한 유기체에 상관없이 시각능력을 지닌 모든 피조물들에서 보편적인 어떤 과정이 있는 것 같다. 눈은 명암의 모서리에 반응한다. 전기적 신호는 시신경을 통해 눈에서 뇌를 향해 들어간다. 그러한 여행중에 신호는 최종적으로 시각피질에 이르기 전에 중간 정거장인 외측 슬상체(外側膝狀體 : lateral geniculate body) 또는 상구(上丘 : superior colliculus)를 경유한다. 두 개의 대뇌반구를 가진 유기체에서, 각 반구는 상의 1/2을 받는다. 그 두 반쪽상이 어떠한 방식으로 합쳐져서 우리는 얼굴 같은 것을 '보게 되는' 것이다. 그렇다면 우리의 시각 시스템의 최종 산물인, 그 얼굴이 뇌에서 어떻게 부호화되는 것일까?

부호화는 일련의 법칙을 따라서 뇌에서 일어난다. 예를 들면 시자극은 근접성에 따라 집단화 된다. 이책의 82쪽에 제시된 그림에서 일렬의 점들은 6개의 점들이 아니라 세 쌍의 점으로 경험된다. 만일 일련의 점들을 위에서 아래까지 함께 압축하면, 행을 볼 수 있다. 만일 일련의 점들을 나란히 압축한다면, 열로 배열된 점들이 나타난다. 이들 어떤 경우에서도 점의 갯수는 동일하지만, 점들의 배열은 이처럼 상이하게 나타난다. 부지불식 중에 일어나는 이러한 일련의 지각법칙들에 따라서 집단화 과정이 일어난다. 우리가 점들을 볼 때, 눈과 뇌는 점들의 배열로부터 명칭을 붙일 수 있는, 예를 들면 행, 열, 등으로 부를 수 있는 형태를 추출한다. 그러나 이러한 지각이 언어에 의존하지 않는다는 점을 강조해 두어야겠다. 예를 들어서 어린 아이는 행 또는 열 같은 형태에 대한 경험이 없어서 그것을 언어적으로 구별할 수 없음에도 불구하고 동일한 방식으로 점들의 군집을 지각한다.

어떤 면에서 본다면 우리의 지각을 지배하는 이들 법칙들은 철학자 칸트(Immanuel Kant)의 사상과 맞아 떨어지는 것이다. 그는 시간과 공간은 어떤 특정지각 이전에 존재하는 자각의 일반적인 형태라고 믿었다. 그는 후에 시간과 공간의 범주에다 수와 양의 범주를 보탰다. 칸트에 따르면 이 모든 것이 마음이 지각에 기여하는 바이며, 우리식의 표현으로 하자면 뇌가 지각에 기여하는 것이다. 보다 생물학적인 용어로 표현하면, 우리의 뇌는 세계를 특정한 방식으로 지각할 수 있게 '생득적으로 배선되어 있다'.

MIT에서 과학자들은 최근에 정상적인 시각에 대한 컴퓨터 시뮬레이션을 연구해 왔다. 그들 연구를 뒷받침하는 원리는 인간의 시각 시스템에 의해 군집화 되는 것과 유사한 방식으로 컴퓨터가 환경의 특정한 특징들을 추출해 내고 부호화할 수 있게 컴퓨터를 가르칠 수 있다는 것이다. 이를 위해 이들 과학자들은 여러 가지 방법으로 연구를 수행하고 있는데 색채, 운동, 그리고 삼차원적인 입체 시각 등이 그것이다. 이런 연구를 위한 영감은 1981년에 백혈병으로 사망한 컴퓨터 과학자인 마아(David Marr)에게서 나왔다. 그러나 마아의 연구는 마아의 열정과 흥분에 고무된 제자들인 MIT 학생들 덕택에 오늘날에도 계속 이어지고 있다.

이 연구의 초기단계에서조차 컴퓨터는 우리의 뇌가 하는 방식과 매우 유사한 방식으로 '군집하는 것'을 훈련받을 수 있음이 분명해진다. 예를 들면 우리가 점들의 행이나 열을 볼 때에, 우리의 뇌는 그점들을 재인할 뿐만 아니라 특징들이 통합된 군집인 구조를 발견한다. 컴퓨터 용어로 우리는 원래의 시각적 자료들을 우리의 뇌에 있는 어떤 신경망을 통해 상징적 표상으로 변환시킨다. 컴퓨터는 이미 어떤 물체가 운동하는 것에 대해서 반응할 수 있는데 이렇게 되기 위해서는 배경에서 전경을 완전하게 분리시켜야만 한다. 특정한 방식으로 움직이는 점들의 열은 단순히 이차원적인 표면상의 점들이 아니라 삼차원적 대상으로 지각된다.

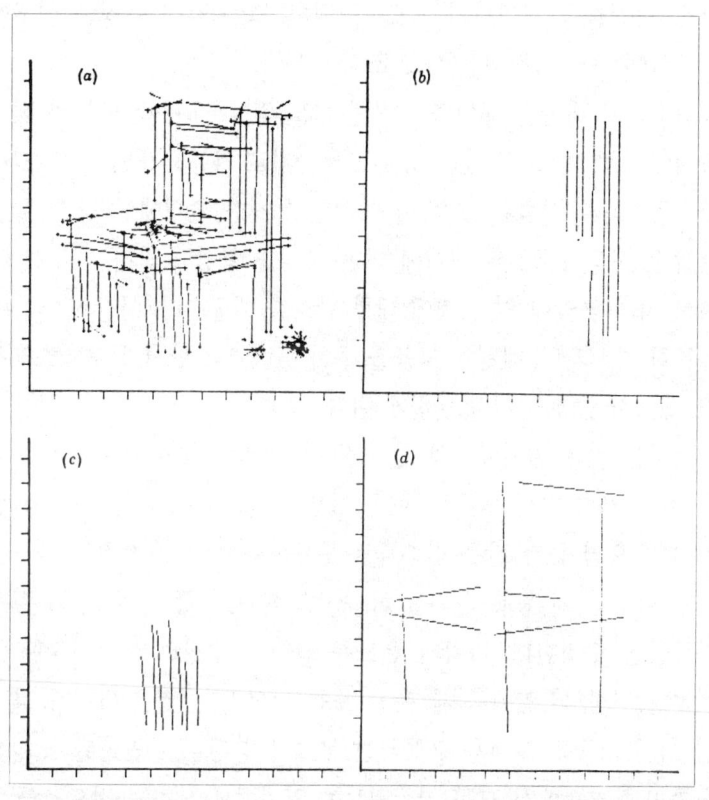

그림 7은 컴퓨터가 의자의 윤곽을 추출할 수 있는 방식을 보여준다. 이 그림은 마아의 초기 연구문헌에서 발췌한 것인데, 유사한 방향성을 가진 요소들은 함께 군집함을 볼 수 있다. 따라서 각 군집

들은 하나의 유닛으로 집단화 되고 컴퓨터 내에서 적합한 상징적 표상으로 변환된다. 이 그림을 구성하는 요소들은 디지탈 정보로 변환되어서 저장되고, 후에 불러낼 수 있다. 우리의 눈과 뇌가 점들을 열이나 행으로 함께 집단화 하는 방식과 유사하게 컴퓨터는 '지각적' 특징들을 재인하게 프로그램되며, 그 지각적 특징은 이후에 더 상위수준의 상징적 묘사로 조직화 된다.

컴퓨터가 대상을 재인하지 못할 수도 있을까? 우리의 눈과 뇌가 착시에 의해 속을 수 있는 것과 마찬가지로 컴퓨터가 속을 수 있을까? 컴퓨터와 사람은 모두 다 어떠한 특정한 환경에 가장 '적합한 책략'을 사용함으로써 세계에 대한 지식을 형성해 간다. 배경은 흔히 우리의 눈앞에 있는 것에 대한 단서를 제공한다. 이장의 처음에 언급한 착시처럼, 배경이 도움을 주지 못하거나 단서가 모호스러우면, 생소한 종류의 지각을 하게 된다.

본다는 것은 일기예보와 같다. 우선 상당한 양의 자료들을 수집해 여러 가지 다른 범주들, 예를 들면 온도, 습도, 기압, 풍향과 풍속, 대기오염 등과 같은 범주들로 분류한다. 이와 유사한 방식으로 눈은 여러 가지 종류의 자료들, 즉 빛, 색채, 운동, 깊이 등과 같은 자료들을 수집한다. 바람과 온도를 그대로 수집하거나 저장할 수 없는 것처럼, 뇌 안에 색채, 운동, 또는 빛이 있는 것은 아니다. 대신에 이 특성들은 그것을 표상하는 부호나 상징들로 변환된다. 상위수준의 부호화에서 모든 기상정보는 일기예보라 하는 것으로 구체화되는데, 그 일기예보란 모든 자료의 합성물인 것이다. 그리고 우리는 그런 것을 비 또는 맑음이라고 하는 상징적인 표시로 접하게 되는 것이다.

각 감각 시스템은 그 감각 시스템이 특별히 예민하게 반응하는 소수의 물리적 자극군이 있다. 눈은 약 400에서 700nm 파장 사이의 협소한 범위 내 전자기적 에너지에 반응한다. 실제로 명료한 시각은 500~560nm에 한정된다. 우리는 이 범위를 벗어나는 것은 무엇도 볼 수 없으며, 따라서 많은 실재 중에서 우리의 시각 시스템이 가진 물리적 한계에 부합하는 '실재'만을 볼 수 있을 뿐이다. 따라서 우리는 우리가 어떻게 '볼 수 있는가'에 대해 한계를 지니고 있다. 즉 방사되는 에너지(전자기파)의 협소한 영역에 대해서만 민감한 반응을 보이며 뿐만 아니라 명암대비, 근접성 등에 의거해서 시각적 상을 군집화시키는 경향도 가지고 있다. 이러한 관찰을 통해 그것을 질감, 움직임 등 아마도 '보는 것'을 가능하게 만드는 미지의 다른 것들과도 결합시킬 것이다.

여러분이 어떤 사람이나 사상을 상기할 때, 여러분 마음의 눈에 떠올리는 정신적인 '그림'은 여러분이 원하는 어떠한 각도로도 회전시키거나 돌릴 수 있다. 이에 더해서 시각상은 엄격히 말해서 비시각적으로 뇌에 흡수된다. 예를 들면 어떤 대상을 보고 나면, 우리는 그 대상에 대한 느낌이라든지 무게(이는 비시각적인 것임)에 대해 명확한 인상을 형성하게 된다. 재담가는 모양만 보고서 무게를 짐작하는 우리의 뇌가 지닌 경향을 근거로 해서 많은 우스갯거리를 만들 수 있다. 스티로폼(styrofoam)으로 만들어진 바위는 수백 파운드의 무게가 나가는 것처럼 보이는데, 이것을 손쉽게 들어올려 다른 사람에게 던져 관객들을 놀라게 하지 않는가!

생후 몇 주가 지난 유아는 접근하는 대상으로부터 자신을 방어하기 위해 팔이나 손을 올릴 수 있다. 방어해 본 경험이 없이 유아들은 어떻게 그렇게 할 수 있을까? 신경과학자들도 자세하게 이해하지는 못한 상태이지만 현재로서는 크기, 그리고 감촉의 통합이 출생때부터 가능하다고 생각한다. 이것은 놀라운 가능성을 시사하는 것이다. 눈을 통하지 않은 시각입력을 시각통로 상위에 있는 어떤 곳에서 포착한다는 것이 가능한가, 즉 시각경험을 할 수 있겠는가? 이러한 질문들이 처음에는 바보스럽게 들릴지도 모르겠다. 시각은 시각인 것이다. 사람이 눈을 사용하지 않고 시각을 어떻게 경험할 수 있을까? 눈이 아닌 다른 수용기들에 의해 시각이 매개될 수 있다는 가능성은 시각과 청각과 촉각의 기본적인 통합을 예시해 주는 몇몇 실험에 의해 상당히 실제적으로 증명되었다.

10원짜리, 50원짜리, 100원짜리 동전 여러 개를 모아서, 여러분의 주머니에 넣고 그 동전 중 하나를 집어 손으로만 만져서 어떤 동전

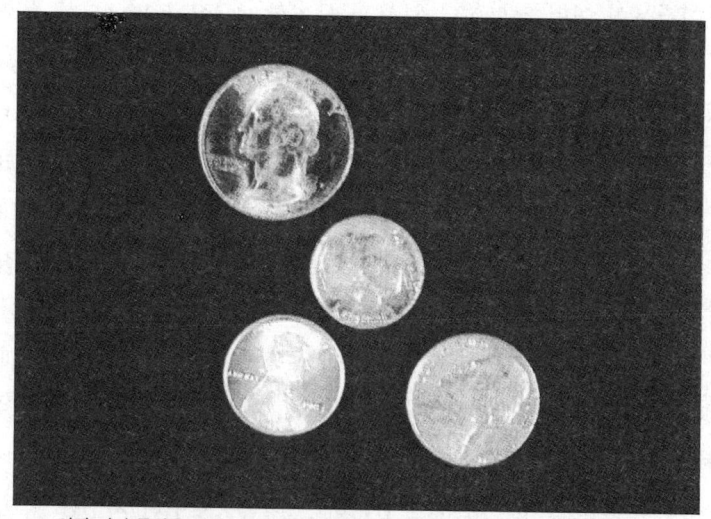

▲ 여러 가지 동전을 사용한 간단한 실험은 다양한 감각들이 일상적인 대상들에 대한 우리의 '시각적' 인상을 형성하기 위해 어떻게 결합하는가를 보여 준다

인지 알아 맞추어 보자. 확실하게 알아 맞추었다고 생각되면 동전을 꺼내서 확인해 보자. 여러분은 알아 맞추기가 쉽다는 것을 알 것이다.

이제 이 실험을 약간 다르게 해보자. 동전들을 책상위에 올려놓고 눈을 감은 다음에 집게손가락의 끝으로 동전들의 표면을 만져봐라. 동전들을 집어서는 안 되고 표면만 만져야 한다. 그러면 여러분은 50원짜리와 100원짜리, 그리고 10원짜리 동전을 구분할 수 없을 것이다. 내 말만 믿지 말고 손수 해 봐라. 이러한 불일치를 어떻게 설명할 수 있을까?

이들 두 가지 예에서 우리는 '만지다'라는 단어를 상이하게 사용하고 있다. 두번째 예에서는 우리는 단순히 접촉에 의지한 것이다. 첫번째 예에서 우리의 주머니 속에 있는 동전을 손으로 만진 것은 그것을 주무른 것인데, 즉 우리는 동전을 뒤집고, 손가락 사이에서 굴린 것이다. 이는 촉감(haptic touch)이라고 알려진 과정이다. 손으로 주무를 때는 대상의 압력, 운동, 저항, 그리고 위치 등으로 이루어진 지각적 일체감을 얻는다. 우리의 뇌는 그 대상에 대해서 일종의 삼차원적인 재창조를 하게 되고, 따라서 우리는 그 대상을 정확하게 확인할 수 있게 된다. 접촉 그 자체만으로는 정보를 거의 얻을 수 없는 것이다.

손으로 주물러서 동전을 알아 맞추고 정확하게 알아 맞추었는지 눈으로 확인해 보는 위의 예는 감각정보의 양태전이(樣態轉移: cross-modal transfer)의 예가 된다. 시각 이외의 감각양태들을 가지고서 정확한 '시각'을 형성할 수도 있는 것이다. 그러나 최종적인 분석에서 대상이 실제로 얼마나 큰지는 시각이 결정한다. 혀끝으로 느껴지는 충치 구멍은 우리에게 그 구멍이 커다란 분화구같다는 인상을 줄지도 모른다. 우리가 손가락 끝으로 그 구멍을 더듬어볼 때, 우리는 보통 그 구멍이 있는지조차도 모른다. 치과에서 우리가 치과용 반사경에 비친 구멍을 볼 때, 그 구멍이 '실제로' 얼마나 큰지에 대해 올바른 느낌을 가지게 된다.

그러나 손으로 주무르는 것과 시각의 관계는 양태전이 중 가장 흥미 있는 예가 된다. 노련한 '카드 사기꾼'은 특정 카드를 다른 카드보다 약간 튀어나오게 표시해 놓고는 손가락 끝으로 전체 카드를 훑어보고는 그 카드가 어디에 있는지 알 수 있다. 이 다음에 여러분이 동전 던지기로 어떤 것을 결정하고자 할 때에는 상대편이 그의 엄지와 집게손가락 사이로 동전을 잡지 못하게 해야 한다. 몇 분간만 연습하면 대부분의 사람들은 뒷면과 앞면을 거의 순간적으로 알아맞출 수 있다.

감각에 의한 확인을 위해서 다른 기관을 사용하는 이런 능력은 마술가, 복화술사, 그리고 전문 도박사에 한정된 것이 아니다. 맹인이 촉각을 사용해 책을 읽을 수 있게 도와 주는 맹인용 점자해독기(optacon)는 정교한 공간적 식별을 할 수 있는 손가락 끝의 능력을 이용한다. 맹인이 독서할 때 자신들의 손가락 끝을 사용하는 것은 특히 인상적이다. 손가락의 끝부분이 아닌 다른 부위를 사용할 때엔 이 능력은 극적으로 감소한다. 손의 예민성의 변화는 수용기들의 밀도 차이에서 기인한 것이다. 수용기들의 밀도는 손가락의 끝에서 가장 높으며 손목에 가까이 갈수록 그 밀도는 비례적으로 감소한다. 일반적으로, 감각적 식별은 손가락의 끝부분에서 제일 예민한데 이 손가락의 끝부분에 수용기들이 가장 많이 있으며, 이런 사실이 혀와 손가락 끝이 손등, 발바닥, 발뒤꿈치보다 훨씬 예민한 이유인 것이다.

우리가 뒷장에서 논의하겠지만, 뇌의 피질지도(cortical map)는 신체의 특정영역을 담당하는 피질의 퍼센트를 나타내게 그려져 있다. 손 특히 손가락의 끝과 혀는 그 크기로만 볼 때 기대할 수 있는 것보다 훨씬 넓은 피질표상을 지닌다. 예를 들면 손은 팔뚝이나 등보다 훨씬 커다란 피질영역을 차지한다. 우리가 손에 든 물건은 쉽게 파악할 수 있지만 동일한 물건을 등에 놓거나 팔에 놓을 때에는 그 물건이 무엇인지 잘 모르는 이유는 이 때문이다.

보지 않고 동전을 쥐고 손가락 사이에 그 동전을 굴려서 확인할 때에, 우리의 피부수용기들이 활성화되어서, 시각상을 형성할 수 있게 된다. 접촉할 때와 손으로 주무를 때 관련 수용기들이 지각에서의 일체감을 제공하기 위해서 어떻게 해서든지 뇌에서 시각수용기와 결합되어야만 한다는 것이 명백하다.

여러분이 방을 지나가는 어떤 사람을 보면서 지나가는 소리를 함께 들을 때에 어떤 일이 일어나는지를 생각해 보자. 그 사람에 대한 시각상은 여러분의 망막을 가로지르게 되는데, 이때 망막상에서는 크기, 모양과 방위상에 상당한 변화가 있게 된다. 또한 청각적 상도 변한다. 그 사람이 저 멀리 갈 때는 발걸음 소리의 강도는 점점 희미해지며, 만일 그 사람이 왼쪽 방향이나 오른쪽 방향으로 움직이면, 발걸음 소리도 오른쪽 귀에서 왼쪽 귀 또는 반대로 바뀌게 된다. 우리가 보고 들은 것은 이미지와 소리간의 불협화음이 아니다. 통합된 지각으로 한 사람을 지각한 것인데, 방을 가로질러가는 재인(再認)이 가능한 특정인을 지각한 것이다. 변화하는 감각입력에도 불구하고 이처럼 확고한 지각을 우리는 어떻게 설명할 수 있을까? 이것은 인간 뇌가 지닌 풀리지 않은 신비들 중 하나이다. 그러나 감각입력을 통합하는 요인들이 존재한다는 것은 의심할 여지가 없으며, 이들 요인들은 시각 대용장치에 이용되어 출생시부터 맹인이었던 철학자 과르니에로(Gerard Guarniero) 같은 사람들을 위해 사용될 수 있었다.

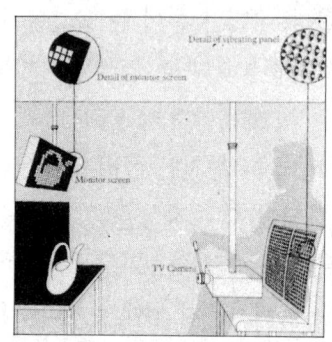

▲ 맹인인 철학자 과르니에로가 '보기 위해서' 사용하는 장치

과르니에로 교수가 사용한 시각 대용장치는 TV카메라를 이용한 것으로 교수는 TV카메라를 손으로 쥐고 보고자 하는 대상에 카메라를 들이댄다. 그러면 대상으로부터 반사되어오는 빛이 카메라에 들어와서, 교수의 등 전체에 배열되어 있는 끝이 무딘 핀들로 전달된다. 빛이 들어왔을 때, 즉 명암의 대비가 있을 때 핀이 진동하게 된다. 피부가—이 핀의 진동으로—따끔거림을 느끼게 되지만, 교수는 카메라를 조작하고 있다는 사실 때문에 핀의 진동을 시각상으로 지각하게 된다. 어떻게 보면 뇌가 속고 있는 것이 되는데, 왜냐하면 카메라에 의해 전달된 신경충동을 시지각으로 변환시키기 때문이다. 그리하여 카메라로부터의 입력이 피부를 자극하는데 사용된다 하더라도, 그 결과는 촉감보다는 시각상으로 해석되는 것이다.

과르니에로 교수는 다음과 같이 말했다.

내가 이 장치를 처음 사용하기 시작했을 때에는 마치 텔레비젼 카메라가 잡아내는 상이 내 피부에 있는 것처럼 느껴졌다. 그러나 점차로 ―그 시스템을 가지고 보는― 대상이 내 피부의 어딘가에 있다는 것으로 느껴지지는 않게 되었다. 그 이전에는 나는 항상 대상을 촉감으로밖에는 느낄 수 없었으나 이 시스템을 통해 난 갑자기 새로운 감각을 획득하게 되었으며, 멀리 떨어진 대상을 지각할 수도 있게 되었다.

과르니에로 교수의 감각 대치경험은 여러 가지 복잡한 철학적인 의문들을 불러 일으켰다. 만일 '시지각'이 피부의 촉자극을 통해 수정될 수 있다면, 이는 뇌의 한 영역에 있는 뉴런이 적당한 환경만 주어지면 다른 과제를 수행하기 위해서도 동원될 수 있다는 것을 의미하는가? 아리스토텔레스는 다음과 같이 주장했다.

크기, 형태, 거침과 부드러움, 날카로움과 뭉툭함 등의 지각에 있어서 모든 감각들에 공통되는 기능이 존재할 것이다. 설령 모든 감각들이 아니더라도 최소한 시각과 촉각에는 공통기능이 존재한다.

아리스토텔레스는 뇌의 중요성을 깨닫지 못했고, 따라서 그는 자신의 이론의 기초를 자신의 감각적 관찰에 두었던 것이다. 예를 들면 그는 형태와 수같은 것은 여러 가지 감각에 의해서 지각될 수 있다고 생각하였다. 우리가 두 개의 대상을 볼 수도 있고 또한 그 두 개의 대상을 촉각으로 느낄 수도 있으며, 두 개 음을 들을 수도 있다. 수, 지속기간, 그리고 강도와 같은 것을 여러 가지 감각들이 공히 분별할 수 있는 것은 라틴어 sensus communis(공통적 감각)가 존재하기 때문이라고 주장했다.

지각을 상호연결된 많은 신경세포들의 활동 패턴으로 이루어진 과정으로 간주함으로써 아리스토텔레스의 공통적 감각을 신경생물학적 용어로 설명할 수 있다. 어떠한 단일 지각적 특성이나 성질이라도 전문화된 뉴런들의 소집합의 반응만으로 설명할 수 없다. 그 대신에 뉴런들은 복잡한 망 내에서 상호간에 분주하게 상호통신하며, 이러한 전체적 상호소통 덕분에 우리는 스쳐가는 소리와 시각형태의 혼합물 같은 것으로 자극을 받아들이는 것이 아니라 그것이 방을 지나가는 사람이라는 통합된 지각을 얻게 되는 것이다. 더 나아가서 복합감각적 정보의 이러한 통합은 감각 시스템들 자체 내에서 시작될 가능성이 많다. 예를 들면 고양이에서 일차적인 시각 수용기인 상구에 존재하는 세포들은 청각자극에 대해서도 반응한다. 일정한 음, 변하는 음과 단순한 소음에서도 이들 세포들은 활성화된다. 사실 빛에 최대반응을 보여 주는 상구의 심부층에 있는 세포들의 80%는 소리와 촉각에도 반응한다. 이렇게 이중적인 의무를 수행하는 세포들은 시각피질에서도 발견할 수 있다. 청각통로에서 중요한 간이역인 고양이의 하구의 전기자극은 눈과 외이(外耳)의 귓바퀴 운동을 또한 일으킨다.

방금 위에서 제시한 각 예들에서 세포들은 평균적으로, 시각피질의 시각과 청각피질의 청각처럼 그들의 주 감각양식에 대해 훨씬 더 민감하지만, 만일 촉각과 같은 여타 자극들이 충분히 강하다면 그 세포들은 그러한 자극에 방전할 것이다. 이러한 발견은 신경세포들의 상당한 부위가 모양, 크기, 운동, 운동정지뿐만 아니라 갯수 등과 같은 공통 감각특성들의 매개자임을 나타낸다.

예를 들어서 대뇌피질에 있는 피부와 시각담당 뉴런은 모두 다

직선과 모서리, 그리고 특정한 방향성에 대해 가장 예민하다. 피부에 접촉시킨 어떤 물체는 물체의 모서리가 피부에 자국을 낼 때에 가장 쉽게 탐지된다. 이것은 특정한 방향을 가진 직선이 가장 쉽게 지각되는 시각피질의 '특징 탐지기'와 대단히 유사하다. 그러면 과연 특정한 방향으로의 모서리 예민성이 시각과 촉각에서도 공통특성이 될 수 있는가?

대비(對比 : contrast)와 같은 것을 고려해 보자. 모든 감각들은 그들이 배경과 강하게 대비될 때에 가장 정확하게 지각된다. 한 줄기의 광선은 어두운 방에서는 순간적으로 탐지되지만, 한낮의 햇살 아래에서는 알아볼 수가 없다. 산림에서 나무가 넘어지는 소리는 조용한 날에는 수킬로 떨어진 곳에서도 들을 수 있지만 폭풍우치는 동안에는 전혀 들을 수 없다.

강도(强度 : intensity)는 여러 감각들이 모두 다 가지고 있는 또다른 공통성질이다. 국민학생들에게 색을 소리에 대응시키라고 하면, 보라색과 남색은 낮은 음과 연관시키며 녹색과 노란색은 높은 음과 연관시킨다. 철학자인 로크(John Locke)는 '주홍색이 무엇인지 안다고 어느 날 허풍을 떨고 있는 맹인에게 그의 친구가 주홍색이 무엇이냐고 물었을 때에, 그 색은 트럼펫 소리와 같은 것이다라고 대답했다'고 기술하였다. 과연 주홍색이 트럼펫 소리와 어떤 유의미한 방식으로 닮았을까? 시이인 스윈번(Algernon Swinburne)은 다음과 같은 말로써 이를 인정했다.

트럼펫의 선율은 불처럼 소리의 어둠을 뚫고 빛난다.

다른 시인들과 작곡가들 또한 빛과 소리 사이의 기본적인 일체성을 확신했다. 18세기와 19세기에 복합양식의 콘서트가 정기적으로 열렸는데, 이러한 콘서트에서는 빛과 때로는 냄새와 결합시킨 음악을 연주했다. 1725년에 카스텔(Louis-Bertrand Castel)은 각각의 키를 누르면 음색에 따라서 색광이 만들어지는 세계 최초의 오르간을 발명했다. 복합감각적 음악의 전성기는 아마도 피아노, 합창과 색광을 발하는 오르간을 위해 작곡한 스크리아빈(Alexander Scriabin)의 '프로메테우스(Prometheus)'일 것이다. 이들은 상이한 뉴런들이 적당한 상황하에서 하나 이상의 감각입력에 대해 반응할 수 있다는 주장이 수백년 전에 어떻게 예기되었는지에 대해서 설명해 주기 때문에 이들의 진기한 역사를 언급한 것이다.

생후 며칠이 지난 유아라도 어떤 물체를 만질 때는 놀라운 선택성을 보여 준다. 만일 유아가 두 개의 공, 즉 손으로 잡을 수 있을 만큼 작은 공과 너무 커서 쉽게 잡을 수 없는 공을 보면, 유아는 언제나 작은 공으로 손을 뻗는다. 크기와 관련된 시각정보는 접촉이 있기 전부터 벌써 촉감과 관련되어 있는 것으로 보인다. 생후 몇 시간밖에 안 된 유아는 소리가 나온 곳을 향해서 고개를 돌리는데, 이는 소리에서 장면으로의 감각정보의 변환이 경험 이전에 이미 발생함을 명쾌하게 증명해 준다. 그러나 만일 시각, 청각과 촉각이 상반된 정보를 보고한다면 어떻게 될까? 상이한 감각들이 서로간에 갈등을 일으키는 상황에서 뇌는 이러한 갈등을 어떻게 해결하는 것일까?

이런 의문을 밝히려는 실험이 시도되었다. 미대생은 대상을 면밀히 관찰하는 특별한 훈련을 받으므로 수잔나(Susannah Fiennes)라는 미대생을 피험자로 선정하였다. 수잔나의 눈에 상하좌우가 거꾸로 보이는 한벌의 역전 렌즈를 끼우면 수잔나에게 어떠한 영향이 미칠 것인가? 실제로 수잔나가 착용한 렌즈는 시각정보가 뇌로 중계되기 전에 모든 광경을 역전시키는 까닭에, 역전 렌즈는 처음부터 모든 것을 뒤집혀 보이게 할 것이다. 이것이 수잔나의 세계에 대한 시지각에 어떠한 효과를 미치게 될까?

처음에 수잔나의 세계는 거꾸로였다. 그녀는 주전자에 든 우유를 컵에 따를 수 없었다.

나는 두 손을 아무리해도 조화시킬 수 없었다…… 모든 것이 완전히 반대였다. 매우 이상했다.

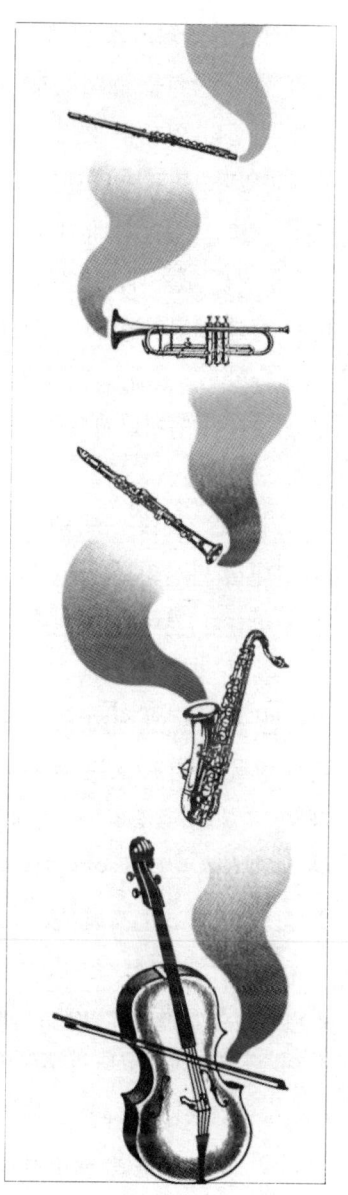

소리와 빛은 자연스럽게 연합되는 것 같다. ▶
예를 들면 '붉게 타는 듯한(redhot)' 트럼펫 연주는 '블루스(the blues)'를 연주하는 섹스폰과는 다른 감정을 유발한다

그러나 수잔나가 그렇게 낯설게 바뀐 세계를 돌아다니며, 자신의 손과 발의 위치를 주의깊게 재학습함에 따라, 삼일째되는 날에 그녀는 자신의 이름을 쓰려고 시도해 보았다. 그러나 그러한 노력은 실패하였다. 그로부터 렌즈를 착용하고 4일을 더 생활한 후(그동안 그녀는 걷기, 자전거 타기, 가사의 허드렛일 등을 했다), 그녀는 다시 이름 쓰기를 시도했는데, 이번에는 성공하였다. 일주일이 지난 후에 그녀는 자신의 뒤바뀐 시각정보를 자신의 운동형태와 일치시키는 것을 학습할 수 있게 되었다. 자기주변 세계를 탐색함으로해서 그녀는 시지각이 엄청나게 변화되었음에도 감각과 운동을 재조직할 수 있게 되었다.

그러므로 시각은 운동과 결혼한다고 할 수 있겠다. 수잔나는 문자 그대로 자신의 상이한 감각으로부터 온 정보를 협조시키는 법을 재학습한 것이다. 시각은 대단한 것이기 때문에 그녀는 처음에 세계를 거꾸로 '보았고', 그런 결과로서 나타나는 혼동, 혼미, 그리고 경미한 공포 등에 의해 즉시 몸이 굳어져 버렸다. 그러나 유모차 안에서 공을 가지고 노는 유아처럼 그녀는 곧 자기가 만진 것을 자기가 본 것에 협조시킬 수 있게 되었다. 잠시 후 세계는 그녀를 위해 다시 '정상적으로 돌아오기' 시작하였다. 어떤 다른 법칙들에 의하여 시각과 운동이 재편성됐다고 생각할 수 있다.

수잔나의 뇌에서 일어났던 정확한 세부사건은 추측만이 가능할 뿐이다. 그러나 과르니에로 교수에게는 핀이 진동하는 것이 '시감각'이 된 것처럼, 그녀의 시각입력은 마침내 세계에 대한 전체적인 해석을 통합시켰다. 수잔나와 과르니에로 교수 두 예에서 모두 뇌는 조리 있는 현실을 세우기 위하여 상이한 감각을 활용할 수 있다는 것을 보여 준다. 이는 다양한 감각으로부터의 입력을 결합시키고, 시각적 왜곡을 촉각과 손조작에 의해서 교정함에 의해서 이루어진다. 따라서 시각은 환경에 대한 우리의 전체적인 탐색중 일부일 뿐이다. 우리가 볼 수 있을 뿐만 아니라, 우리주변의 세계에 반응해서 움직일 수 있는 존재이다. 따라서 이들 두 가지 분리된 과정, 즉 시각과 운동은 상호연관된 전체를 형성한다. 시각에 대해 주의를 집중함으로써 운동에 내재되어 있는 기전을 더 탐색해 보자.

본질적으로 모든 운동은 신비스럽다. 예를 들어서 걷기를 분석해 보면 걷기에는 우리가 한 지점에서 다른 지점으로 이동하겠다고 마음먹은 즉시 실행되는 운동 프로그램이 있다는 사실이 곧바로 분명해진다. 비록 우리가 처음에는 우리의 '의지'에 의해 걸음을 시작하지만 우리는 걷는 활동이 이루어지는 실제적인 측면을 거의 의식하지 않는다. 춤을 추거나 테니스를 칠 때, 다리를 움직이는 방식에 대해서 일부러 의식적으로 생각해 보면 위의 사실을 직관적으로 알 수가 있다. 우리가 보통은 자동적으로 수행되

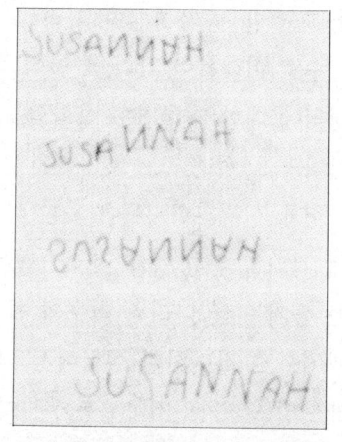

▲역전안경을 착용한 이틀 후, 수잔나는 처음에는 눈을 감지 않고는 이름을 쓸 수 없었다(위쪽 두 개). 그녀의 세번째 시도에서는 역전안경을 낀 상태에서 정상적으로 보이도록 썼다(역전되게 썼다). 4일 후, 마지막 시도에서는 역전안경을 낀 상태에서도 실제로 정확하게 이름을 썼다.

는 어떤 운동을 의식적으로 통제하려고 시도하면, 거의 대부분은 그 운동이 서툴게 되어버린다. 이런 몇 가지 사실로 보건대 자동화된 활동을 담당하는 중추 프로그램이 신경계 내의 어디엔가에 실재한다는 힌트를 얻을 수 있다.

50년전, 소련의 과학자들은 뇌간의 한 영역인 중뇌의 보행영역(mesencephalic locomotor region : MLR)을 고립시켰는데, 고양이의 이 영역은 자극을 가하면 실제적으로 걷는 운동을 일으키는 부위이다. 이 처치는 고양이의 뇌간(腦幹 : brain stem)과 뇌의 상위부분을 외과적으로 절단하는 것이므로 섬뜩한 것이다. MLR영역에 대한 자극을 증가시킴에 따라 고양이들은 걷기에서 구보를 거쳐서 질주로 이행하여 갔다. 고양이들의 이러한 운동변화는 중뇌의 보행영역에 대한 자극변수 이외의 다른 요인에 달려 있는 것 같지는 않았다.

현재 신경과학자들은 MLR이 보행명령 시스템이긴 하지만 MLR에 걷기를 위한 중추 프로그램이 들어 있지는 않다고 믿는다. 이러한 증거는 네 다리와 척수의 연결만 남기고 다른 모든 신경계는 외과적으로 절단시킨 실험에서 나왔다. 이 실험에서 그 고양이를 트레드밀(달리기용 실내 운동기구)의 속도에 맞추어 걷게 할 수 있었다. 이런 능력은 생후 몇 주만에 척수를 고립시키는 시술을 받은 고양이에게서도 나타났다. 이 실험들을 토대로 해서, 신경과학자들은 걷기를 담당하는 중추 프로그램이 척수 내에 존재한다고 확신하게 되었다. 그러나 이는 어디까지나 일부에 불과할 뿐이다.

실제 세계에서의 걷기는 트레드밀에서의 걷기와 분명히 다르다. 실제 세계에는 지형의 변화가 있는 것이다. 언덕을 오르는 걷기는 동일한 언덕을 내려오는 걷기와는 상이한 근육운동을 필요로 한다. 불어오는 바람을 맞아가며 걸을 때는 우리는 전진하려고 생각하기 전에 몸의 균형부터 잡아야 한다. 카페에 앉아서 무심코 봐도 개인마다 독특한 지문이나 뇌파가 있듯이 개인마다 독특한 걷는 스타일도 있다는 것을 알게 된다. 인간 상호작용의 과정에서 신체운동의 기본단위를 연구하는 운동학 학도들은 우리가 걷는 방식에서 우리가 기분이 좋은지 우울한지 심리적인 상태에 대한 중요한 실마리를 찾을 수 있다고 주장한다. 우리의 언어 또한 이러한 주장을 지지한다. 즉 우리는 행복할 때에 '기뻐 날뛴다'라고 말하고, 우울할 때에는 '터덜터덜 걷는다'라고 묘사하지 않는가. 정신과 의사인 라이츠(Wilhelm Reich)는 환자가 움직이는 방식의 관찰을 근거로 하여 자신의 '성격분석' 방법을 구축하기도 하였다. 이런 연유로 척수를 고립시킨 시술 후에 트레드밀 위를 걷게 한 고양이에 대한 연구는 우리 자신들의 걷기에 대해 많은 것을 말해 줄 것같지 않으며, 달리 말하면 발레를 할 때의 멋진 협응운동에 대해 말해 주는 것은 아무것도 없다고 하겠다.

물론 인간에게서 자동적인 걷기가 존재하지 않는다고 말하는 것은 아니다. 스톡홀름에 있는 '카롤린스카(Karolinska) 연구소'의 그릴너(Sten Grillner)교수와 그의 동료들은 신생아 연구를 통해서 걸을 수 있는 능력이 출생시부터 존재하므로, 그것은 학습된다기보다는 선천적임을 보여 준다.

출생 전에 기본적인 걷기 형태가 우리의 신경계에 각인되고, 처음으로 도움없이 걸을 수 있을 때에 그 형태를 사용하는 법을 학습하게 된다. 유아와는 달리 세살이나 네살짜리 여자애는 자신의 다리로 자신의 전체중을 지지할 수 있게 되어서(즉 두발로 설 수 있으므로) 팔 흔들기와 같은 다른 운동들을 동시에 수행할 수 있다. 그러나 그 아이의 뇌는 여전히 운동의 선천적인 형태에 부분적으로 의존할 것이다. 그 아이의 걷기에는 예를 들면 발가락들이 뒷꿈치보다 앞서서 땅에 닿는 것 같은 여러 가지 '아기때의' 특징들이 계속해서 나타난다.

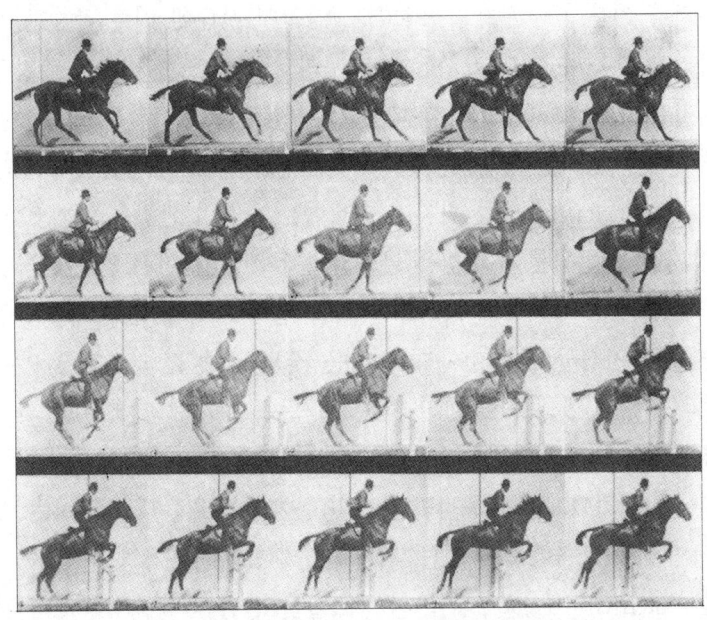

▲ 말의 운동을 보여 주는 뮈브리지의 유명한 사진집 중의 하나

선천적인 운동형태를 따라서 이미 설정되어 있는 동작이 나타나는것은 동물세계에서도 관찰할 수 있다. 1세기 전에, 뮈브리지(Eadweard Muybridge)가 처음으로 말의 걷는 모양을 사진으로 찍었다. 그는 말의 다리 동작과 그 순서를 처음으로 보여 주었다. 뮈

브리지의 사진 이전에는, 말을 회전목마처럼 앞다리와 뒷다리가 쭉 뻗어 있는 모습으로 그렸다. 실제로는 뮈브리지의 사진이 증명한 것처럼 말은 그의 다리를 상이한 리듬으로 움직인다. 걸어가고 있는 말의 다리들은 시계추의 원리에 따라서 움직인다(인간의 경우도 마찬가지로 각 다리를 들어올리고 나면 다음 걸음으로 옮기려고 의도적으로 다리를 뻗는 것이 아니라 그냥 들어올린 다리를 다시 내려놓을 뿐이다).

어떤 운동은 그 운동을 완성시키기 위해 신경연결의 단순한 순차동작만 있으면 된다. 고전적인 '슬개건 반사(knee jerk)'는 무릎에 있는 수용기들과 척수 사이의 폐쇄회로(closed loop)의 작동이다. 의사가 환자의 무릎을 진단용 해머로 치면, 무릎은 자동적으로 뻗어진다. 이는 불붙은 성냥이 건초더미에 닿으면 불나는 것처럼 자동적으로 발생하기 때문에 반사의 예가 된다. 뉴런 연결의 수가 증가하게 되면, 반사는 덜 자동적이게 된다. 예를 들면 따분한 영화를 보다가 그만두고 나오려고 결심을 한 경우를 생각해 보자. 이러한 활동에 얼마나 많은 신경연결들이 포함되는 것일까?

최근에 신경과학자들은 슬개건 반사와 같은 단일반사 동작으로부터 의식적인 결정을 필요로 하는 매우 복잡한 운동으로 그들의 관심을 돌렸다. NIH 신경생리학자인 에벗스(Edward Evarts)의 다음과 같은 실험을 고려해 보자.

우선 뇌의 신경활동을 기록하기 위해 원숭이의 두개골에 구멍을 뚫고 기록용 뚜껑을 부착시킨다. 그 다음에 미세전극을 원숭이의 운동피질 내에 있는 단일 뉴런에 삽입한다. 원숭이를 의자에 앉아 있도록 구금한 후, 핸들을 중립단에 위치시켜 놓고 과제를 훈련시킨다. 과일쥬스를 보상으로 주어서 원숭이가 적색이나 녹색빛에 반응하도록 훈련시킨다. 적색은 핸들을 '당겨라'는 것을 의미하고, 녹색은 핸들을 '밀어라'는 것을 신호한다. 원숭이가 핸들을 실제로 밀거나 당기는 운동수행보다 더 중요한 것은 단일 뉴런의 전기적 활동이다. 세포는 '당김' 지시에 대한 반응으로 방전이 증가하지만 '밀음'에 대해서는 방전이 감소한다. 더욱이 뉴런 활동의 이러한 변화는 실제로 운동(밀거나 당기는)을 수행하기 전에 발생한다. 다시 말해서 원숭이가 핸들을 움직이려는 어떤 낌새가 있기도 전에 뉴런의 발화율은 변화한다는 것이다. 이런 면에서 보면 그 운동 뉴런의 활동은 전적으로 내적인 것이다. 즉 핸들을 움직이기 전에 발화하며, 마찬가지로 핸들의 움직임을 일으키는 동인인 원숭이의 근육수축에 앞서서 일어난다. 이러한 일이 어떻게 가능한 것일까?

에벗스는 자신의 연구결과를 '중추적으로 프로그램된' 동작형태의 증거라고 한다. 적색 또는 녹색 빛은 뇌가 '중추적으로 프로그램된 동작이 특정방향으로 수행되도록 준비상태를 설정하게 하는' 자극역할을 했다. 그러나 단일 뉴런은 이 회로의 한 성분에 불과했다. '내적 반응'과 핸들을 밀고 당기는 원숭이의 실제운동 사이에 있는 다른 성분들은 무엇이며, 어떤 일이 발생했는가? 이러한 질문에 대답할 수 있는 충분한 안목을 가지기 위해서, 우리는 뇌가 어떻게 운동을 통제하는가에 대한 몇 가지 초기연구들을 살펴보아야 할 필요가 있다. 인간의 뇌에 대해 정말로 중요한 정보들이 알려진 것은 그 역사가 그리 길지는 않다.

1864년의 프로이센과 덴마크의 전쟁이 발발한 동안 독일인 의사인 프릿취(Theodor Fritsch)는 머리부상을 치료하는 도중 한쪽 대뇌반구를 건드리면 반대쪽 신체에서 연축(근육에 순간적인 자극이 가해

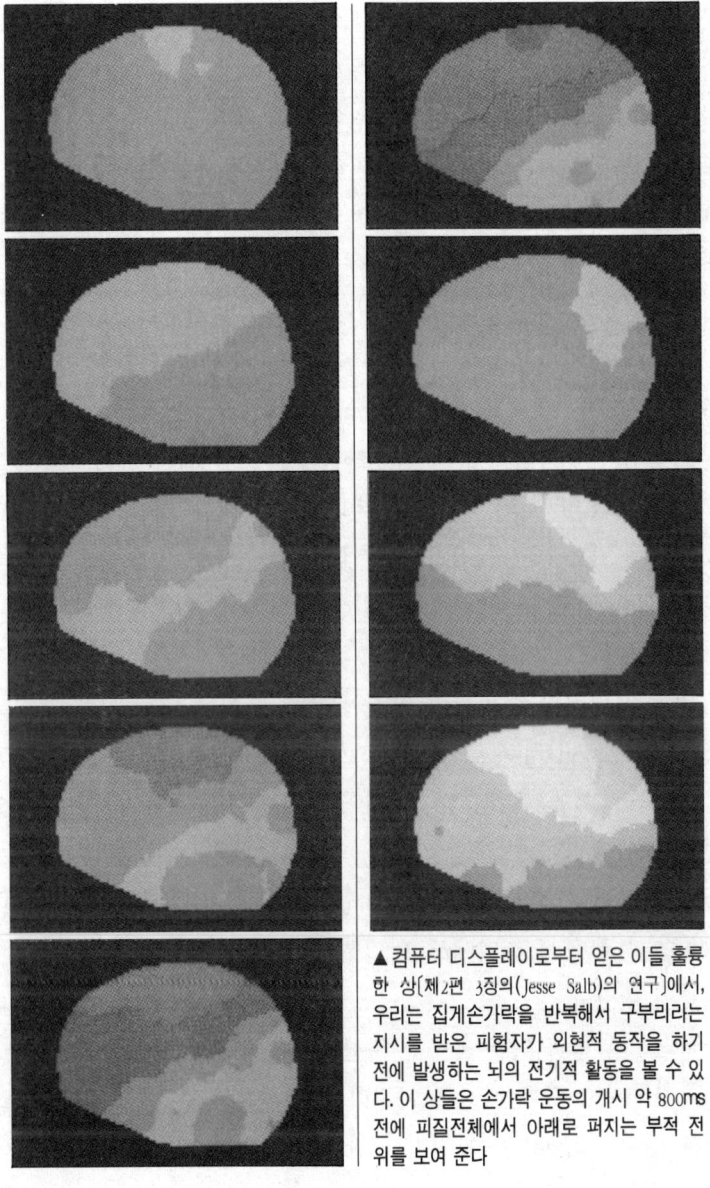

▲ 컴퓨터 디스플레이로부터 얻은 이들 훌륭한 상(제2편 3장의 (Jesse Salb)의 연구)에서, 우리는 집게손가락을 반복해서 구부리라는 지시를 받은 피험자가 외현적 동작을 하기 전에 발생하는 뇌의 전기적 활동을 볼 수 있다. 이 상들은 손가락 운동의 개시 약 800ms 전에 피질전체에서 아래로 퍼지는 부적 전위를 보여 준다

시각과 운동

져 수축이 최대치에 이른 다음 이완되어 다시 원상태로 되돌아올 때까지의 과정으로 단순한 근운동의 단위)이 일어나는 것을 관찰하였다. 그는 이러한 발견을 베를린에 있는 개업의인 힛찌히(Eduard Hitzig)와 의논했으며, 두 사람은 프릿취의 관찰을 실험적으로 검사하기로 결심했다. 그러나 그들은 둘다 마땅한 실험실을 구할 수 없었던 까닭에, 힛찌히 부인의 화장대에서 실험을 하였다. 조잡한 실험절차에도 불구하고, 실험결과는 프릿취의 원래의 관찰과 일치하였다. 개의 피질표면에 전기자극을 가하니 대측 신체의 근육이 수축을 일으켰던 것이다.

프릿취와 힛찌히는 자신들의 관찰을 토대로 해서 신체의 부분들이 뇌의 대측 영역에 의해 통제된다고 주장했다. 희랍의 의사인 히포크라테스(Hippocrates)도 군인의 머리 한쪽에 칼로 상처를 입은 경우 대측 신체에 마비를 일으킴을 발견하고 이와 동일한 주장을 했었다.

비록 프릿취와 힛찌히의 발견이 현재 우리의 대뇌 국재화(cerebral localization)라 부르는 것(뇌의 상이한 부분들은 각기 특정한 활동을 담당한다는 것)에 대한 최초의 과학적 증명이었지만, 이 두 사람은 자신들의 발견이 뜻하는 완전한 의미를 깨닫지는 못했다. 그들과 동시대 사람인 잭슨(John Hughlings Jackson)은 자신의 우연한 관찰들을 통해서 오늘날에도 여전히 통용되고 있는 뇌기능 이론을 만들어 내었다.

잭슨은 남들과 다른 독특한 사람으로 전무후무하게 어떠한 신경과학자들과도 다른 배경을 가졌다. 농부의 아들인 잭슨은 주로 독학을 했다. 그러나 그는 진지한 관찰력을 지닌 예리한 관찰자였으며, 운수가 사납게도 그의 아내는 오늘날 잭슨의 이름을 따서 명명한 잭슨 간질(Jacksonian Epilepsy)이라는 간질병으로 고생하고 있었다.

잭슨 간질병은 신체의 한정된 부분에서만 발작이 일어나는 것이 특징이다. 특징적으로 발작은 손에서 시작해서 손목, 팔꿈치, 어깨, 그리고 최종적으로 얼굴로 상승한다. 그러고 나서 발작은 동측(同側)의 다리로 가서 끝난다.

자기 아내의 발작, 특히 신체의 한 부분에서 다른 부분까지 항상 특정방식으로 '진행하는' 간질의 경향을 관찰하여 잭슨은 뇌조직화에 관한 중요한 이론을 도출하게 되었다. 그는 대뇌피질이 신체 각 부분들에 대해 운동력을 제공하는 특정한 구역으로 조직화되어 있다고 주장하였다. 그는 최초로 뇌가 자신의 고유한 내적인 지형(地形)을 가지고 있다고 주장하였다. 자기 아내가 간질발작을 하는 동안, 간질방전이 대뇌피질 상의 손영역에서 손목영역으로, 그후에는 어깨영역 등으로 옮겨갈 것이라고 그는 주장했다. 이러한 패턴이 전혀 변화가 없었으므로, 뇌의 조직화는 매우 규칙적이어서, 손목-손과 같은 몇 가지 영역들은 매우 근접해 있는 반면에 손목-발과 같은 영역들은 떨어져 있을 것이라고 주장했다.

잭슨이 처음 주장한 바, 운동을 일으키는 '운동피질(motor cortex)'이 있다는 생각은 그 당시로서는 혁명적인 생각이었다. 뇌졸중이나 종양을 앓은 환자들의 뇌에 대한 부검을 토대로 해서, 신경과학자들은 대뇌반구란 '생각'을 일으키는 장소라고 확신하였었다. 그러나 이제 그러한 모든 것들이 도전받게 되었다.

대뇌반구가 동작을 일으키는 것이라는 주장에 대해 완강히 반대하는 의견이 있는데, 그 이유는 아마도 피질의 회선(回旋 : convolution)이 '동작'을 일으키는 것이 아니라 '생각'을 일으키는 것이라고 간주하기 때문이다.

라고 잭슨은 기술하였다.

잭슨의 견해로는 뇌의 활동은 자동적 활동과 수의적 활동으로 엄격하게 나누어지는 것이 아니었다. 예를 들어서 자기 아내가 발작하는 동안 그녀는 의식을 잃지 않았지만 손은 억제할 수 없이 흔들렸다. 그녀가 '의지적으로' 발작을 멈추려 하였지만, 그렇게 할 수 없는 것이었다. 이러한 예에서 간질발작은 손을 담당하는 운동통제 중추를 비활성화시켰다. 그 결과로 손이 '자동적이며' 불수의적이고, 그리고 꼴사납게 운동하게 될 것이다. 그러나 발작이 지나간 후에, 손은 점차적으로 기능을 회복했으며, 잠시 후에는 제기능을 모두 수행할 수 있게 되었다.

60년 후에, 잭슨의 생각은 신경외과적 수술을 받고 있던 환자들의 피질을 전기자극한 캐나다의 신경외과의인 펜필드(Wilder Penfield)에 의해서 확증되었다. 그는 잭슨이 주장했던 것처럼, 뇌가 기능적인 면을 따라서 조직화되었음을 발견했다. 이것은 아내의 간질발작에 뚜렷한 패턴이 있다던 잭슨의 관찰에 대한 멋진 확증이었다.

펜필드의 수술실 '실험'으로 작은 사람(motor homunculus : 대뇌운동피질의 담당영역 모형)을 만들 수 있게 되었는데, 이것은 신체의 부분들이 실제의 크기가 아니라 숙련된 동작을 담당하는 정도에 따라 크기를 달리하여 그려진 그림이다.

　잭슨이 대뇌 국재화의 원리를 밝혔을 뿐으로 거기에서 더 나아가지 않았다 하더라도, 오늘날 인간의 뇌 이해의 장에 있어서 위대한 혁신자 중의 한 사람으로 여겨졌을 것이다. 그러나 그는 거기서 더 나아갔는데, 그것은 의사로서는 희귀한 관심분야인 철학으로 나아간 것이다. 그의 의학경력 초기에 잭슨은 영국의 철학자인 스펜서(Herbert Spencer)의 영향을 받았다. 잭슨은 이러한 경험으로부터 진화론에 대한 신념을 확고하게 구축하여 후에 그는 그러한 신념을 뇌에 대한 자신의 이론에 통합시켰다. 예를 들어서 그는 뇌가 위계적인 도식에 따라서 조직화된다고 생각하여, 하위중추가 점차 발달하여 보다 복잡한 상위구조로 융화된다고 보았다. 그는 이러한 사상을 기술하는 적당한 비유를 찾다가 스펜서의 또 하나의 사상

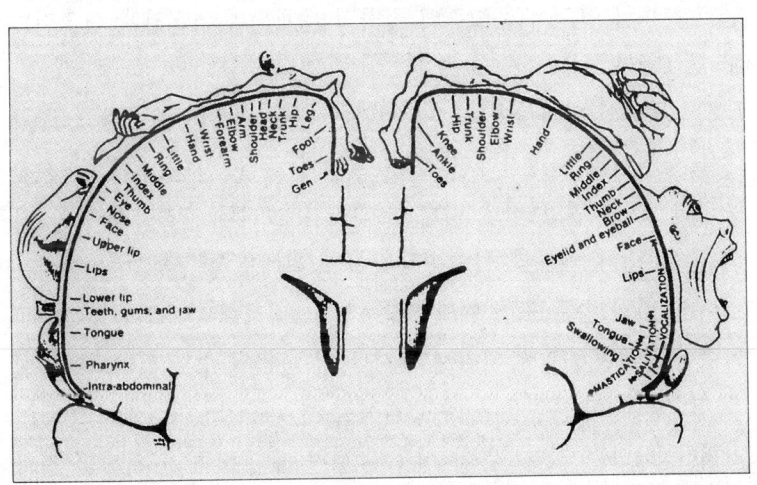

▲ 이 '작은 사람'은 우리의 뇌가 신체부분들의 민감성과 복잡성을 따라서 조직화된다는 것을 보여주고 있다. 예를 들면 손과 손가락은 엉덩이 또는 다리보다 더 넓은 뇌영역에 걸쳐 표상된다

인 사회 시스템을 우연히 발견하게 되었다.

잭슨은 뇌를 반란자, 무정부주의자 등과 같은 반대세력들을 억압함으로써 지속해 나가는 정부에 비유하였다. 만일 그 정부가 무너진다면, 이들 '하위'의 통제형태들이 지휘를 떠맡게 될 것이다. 이러한 유추를 해보면, 고위중추는 하위중추에 대해서 억제력을 가하는 것이 되는데, 만일 고위중추에 사고가 발생하였을 때 어떤 일이 일어나는 지를 보면 그 영향력이 분명해질 것이다. 잭슨의 생각이 획기적인 것은 흥분보다는 억제가 건강한 뇌의 품질증명이라는 주장에 있다. 과연 뇌의 전체 뉴런들 중 적은 수만이 특정한 운동에서 '발화함이 밝혀졌다'. 나머지 뉴런들 대다수는 다른 뉴런들에 의해 능동적으로 억제된다.

어쩌면 철학에 대해 지속적인 관심을 가졌던 잭슨이 신경과학자들로 하여금 골치아픈 일련의 철학적 문제들과 씨름하게 했을런지도 모르겠다.

서구철학의 밑바탕에는 자유의지에 대한 믿음이 존재한다. 내가 손을 움직이려 결정한다면, 나는 그렇게 한다. 만일 내가 내 손을 움직이기 싫으면, 또한 그렇게 할 것이다. 그러나 간질발작 동안, 나의 손은 내가 억누르려는 필사적인 노력에도 불구하고 움직이는 것이다. 나의 손은 또한 발작후에는 나의 바램에 반응하지 않고, 무기력하고 무용하게 축처져서 잠시 동안 마비될 수도 있다. 내가 펜을 집어들고 이 문장을 쓰려고 결심할 때, 나의 뇌 어디에서 충동이 기시(起始)하는 것일까? 이 질문에 대한 해답을 찾기 위해 신경과학자들은 수많은 연구를 해왔고 한편으로는 수없이 막다른 골목에 접어들기도 하였다.

내가 몇 페이지 전에 기술했던 에벗스의 실험을 되돌아보기로 하자. 외부적으로 나타나는 원숭이의 어떤 운동에 앞서서 원숭이의 뇌에 있는 하나의 운동 뉴런이 방전한다는 것이 관찰되었다. 이것은 전적으로 '내적'인 운동활동의 예였다. 중추적 운동 프로그램이 있다는 에벗스의 생각은 원숭이가 그 핸들을 밀거나 당기는 결정을 하는 근원이 무엇인가에 대한 질문에는 여지를 남겨 놓고 있다.

협응적 활동의 기초가 되는 뇌기전에 대한 통찰을 얻기 위해서, 에벗스는 대뇌피질뿐만 아니라 기저핵(basal ganglia)과 소뇌(cerebellum)까지 단세포 기록법으로 연구하였다. 기저핵은 대뇌피질 바로 아래에 있는 구조물과 뇌의 실체 내에 깊숙히 있는 일련의 구조들로 이루어진다. 이들 ganglia(뉴런들의 대집합을 의미하는 19세기 용어임)는 자체의 신경망 내에서 상호연결(被殼: Putamen, 尾狀核: Caudate nucleus, 淡蒼球:Globus pallidus, 視床下核: Subthalamic nuclei, 視床: Thalamus)될 뿐만 아니라 대뇌피질과 뇌간의 영역과도 양방향적 연결을 형성한다. 섬유들은 또한 소뇌로도 투사하는데 소뇌는 다시 기저핵의 여러 부분을 활성화시킨다.

아래 그림에서 피질—기저핵—소뇌연결의 풍부함과 복잡성에 대해 어느 정도 감을 잡을 수 있다. 그러나 우리는 여전히 이러한 상호연결 시스템의 어디에서 운동활동이 기시하는 가와 같은 질문에 대답할 수 없다. 그 후보지로 피질이 선택될 것은 뻔한 일이다. 어쨋든간에 피질은 자극될 때에 운동을 발생시키는 운동세포들의 시발처이기 때문이다. 이에 더해서 에벗스의 최초실험에서 핸들을 밀려는 원숭이의 '결정'에 앞서서 발화한 피질세포들이 관찰되었지 않는가(나는 원숭이의 뇌에서 일어나는 과정과 연관된 불확실성을 나타내기 위해서 결정이라는 단어에 강조를 했다. 분명히 레버를 당기거나 미는 것은 예를 들어서 법대에 입학하려는 것과 같은 '결정'과는 아주 다른 것이다).

이미 증명된 것처럼, 레버를 밀거나 당기려는 '결정'은 피질, 기저핵, 그리고 소뇌 모두를 포함하는 영역에서의 방전을 수반한다. 더우기 이들 방전은 겉으로 드러나는 어떤 운동이 나타나기 전에 시작된다. 간단히 말해서 운동 프로그램을 기시시켜서 부가적인 뇌 영역으로 확산시키는 어떠한 '집행 센터'가 존재하는 것 같지는 않다. 그 대신에 신경충동은 피질, 피질하 기저핵, 그리고 소뇌연결들과 같은 뇌의 여러 영역전체에 걸쳐 광범위하게 분산되어 있다. 이것은 뇌 조직화에 관한 우리의 단순한 개념을 문자 그대로 뿌리째 날려버리는 주목할 만한 개념이다.

에벗스의 연구는 우리로 하여금 고위기능(결정, 의지에 의한 행동 등)이 운동피질과 같은 하나의 장소에 전적으로 위치한다는 개념을 떨쳐버릴 수 있게 해주었다. 그 대신에 피질은 그런 센터들과 신경계 전체에 걸쳐서 상호작용을 하는데, 그런 센터들 중 많은 것들은 선사시대 이래로 많은 생물체들의 뇌 안에서도 찾아볼 수 있다. '따라서 계통발생적으로 볼 때 뇌의 새로운 부분인 포유류의 운동피질은 뇌의 오래된 부분들이 가지고 있는 반사활동의 법칙과 동일한 법칙의 지배를 받는다'고 에벗스는 말한다.

분산 시스템(distributed system)이 무엇인지 그 예로서, 이글을 쓰는 나의 활동을 생각해 보자. 나는 오른손잡이인 까닭에 오른손에 펜을 쥐고 있다. 이때는 내 오른손, 팔뚝, 그리고 어깨근육의 집합이 활성화된다. 이 근육들은 내 앞에 있는 원고를 볼 수 있게 특정한 각도로 돌아가야 하는 내 목의 근육과도 상관이 있다. 그러나 어제

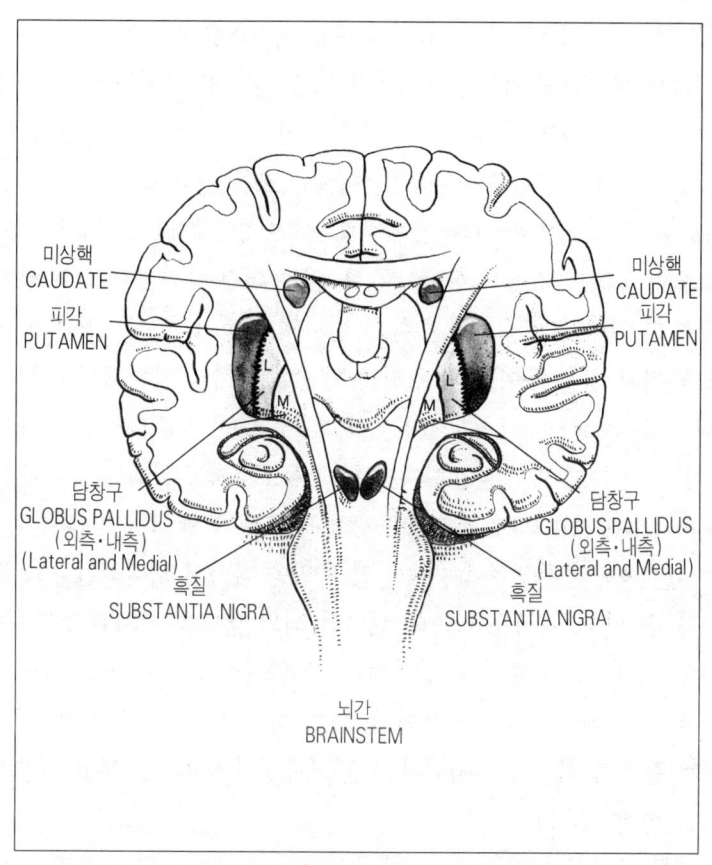

▲ 기저핵의 주요부분들을 보여 주는 뇌의 내부 그림

내가 태권도를 하다가 손을 다쳤다고 가정하자. 나는 여러 가지 대안적인 필기 프로그램을 이용할 수 있다. 만일 내가 그리 급하지 않다면, 단순히 왼손으로 바꿀 수 있다. 만일 왼손쓰기가 잘 안 된다면, 타자기를 가져와서 왼손으로 문자를 칠 수도 있다. 나는 또한 나중의 필사를 위해서 속기사나 녹음기에 구술할 수 있다. 글을 '쓰는' 이들 각각의 방법들은 완전히 다른 뇌영역을 사용한다. 이들 여러 다른 방법들의 기본적인 요소는 물론, 이글을 쓰려는 나의 의향이다. 달리 말하면 나의 목적은 무수히 많은 다양한 뇌의 활동에 대해서 기본적인 주제를 제공한다. 이글을 쓰는 것과 같은 행동은 정형화된 근육운동(물론 펜을 잡는 방법 중에서 정말 효율적인 방법은 몇 안 될 것이다)과 딱 집어서 이야기할 수 없는 어떤 수의적인 요소 양자에 의해 일어난다. 수의적 활동과 반사적 활동의 혼합은 인간의 뇌에 권위와 힘을 부여한다. 우리는 단순한 반사적 생명체도 아니며 (나는 오늘 이글을 전혀 쓰고 싶지 않다고 결정짓고는 태권도나 하러갈 수도 있다) 그렇다고 해서 행동이 완전히 자유스럽지도 않다(만일 내가 글을 쓰려고 한다면 그렇게 할 수 있는 방식이란 또한 몇 안 되는 것이다).

뇌는 목표와 목적하에 기능적인 측면을 따라서 조직화된다고 생각할 수 있다. 이글을 읽는데 관련된 뇌의 영역을 국재화시키려는 시도는 자신의 그림자를 잡으려고 노력하는 것과 같다. 목적이란 바로 분산 시스템의 생산물인데, 이는 대뇌피질과 같은 뇌의 새로운 부분들이 피질하 기저핵과 같은 계통발생적으로 오래된 뇌영역과 결합된 것이다.

예를 들어서 뇌의 오래된 '하위'영역의 중요성은 환자의 팔과 어깨가 계속 비틀어지는 것 같은 일련의 무작위 운동을 일으키는 헌팅턴씨 병(Huntington's Chorea)같은 것에서 볼 수 있다. 어떤 상황에서는 이들 운동들의 각 요소들은 적절한 것일 것이다. 그러나 헌팅턴씨 병에 걸린 환자는 그런 운동을 '하려고 한 것'이 아니라 자신의 근육에 대한 무기력한 피해자가 된다. 이러한 헌팅턴씨 병에 관련돼 침해받은 뇌영역 중의 하나는 기저핵의 일부인 미상핵이다.

CAT scanner(Computerized Axial Tomography)

종래의 X선은 여러 가지 한계가 있다. X선은 삼차원적인 상을 제공하지 않을 뿐만 아니라 동일한 밀도를 갖는 두 구조를 서로 구별하지 못한다. 이러한 한계점들을 개선시키기 위해서 'Computational Axial Tomography Scanner', 즉 CAT Scan이 개발되었다. 이 기술적 발전은 컴퓨터에 의한 재구성으로 뇌를 들여다 볼 수 있게 한다. 이렇게 하기 위해서, 환자의 뇌는 특별한 도넛 모양의 스캐너의 '구멍' 속에 놓는다. 머리 위에서, X선관이 원형통로를 따라서 회전한다. 회전하는 스캐너는 특정 각도마다 X선을 발사하여 머리에 투과시킨다. 뇌조직은 자체의 여러 성분의 밀도에 따라서 방사선을 흡수한다(백질은 회백질과 다르다 ; 정상적인 뇌조직은 병든 뇌조직과는 다른 밀도를 갖는다). X선이 뇌를 통과했을 때, 빔(beam)을 전기적 신호로 변환시키는 예민한 수정 탐지기에 의해 포착된다. 그리고 나서 컴퓨터는 X선관에 의해 발사된 원래의 방사선의 양에서 탐지기에 포착된 양을 빼는 정교한 계산을 실행한다. 이 차이는 뇌에 의해 흡수된 방사능을 표시한다. 원래의 X선 빔의 각도를 변화시켜서, 다른 각도에서 '본' 뇌조직의 부가적인 층을 얻을 수 있다.

비록 CAT주사가 뇌조직을 가시화하는 면에서의 엄청난 발전을 대표하는 것이긴 하지만, 그것이 뇌의 기능과 연관된 정보를 제공하지는 않는다. CAT주사는 역동적이라기보다는 정적인 상이다. 시간에 따라서 변하는 살아 있는 뇌를 연구하기 위해서는 뇌의 구조보다는 뇌의 활동을 측정하는 PET주사를 사용하는 것이 필요하다.

이 CAT화면은 뇌척수액(흰 화살표)으로 둘러싸인 불규칙한 경계(검은 화살표)를 가진 커다란 종양을 보여 준다 ; 이 종양은 환자의 신체 왼쪽을 마비시켰다. 이 상은 두개골의 위에서 아래로 바라볼 때의 뇌를 보여 준다

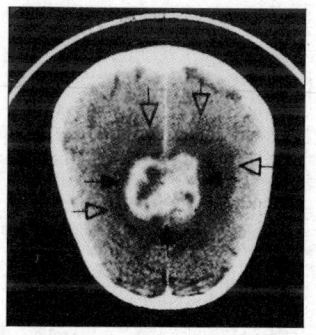

편무도병(偏舞蹈病 : hemiballismus)은 또다른 신경학적 질병으로 불수의적인 운동이 특징이다. 편무도병 환자는 갑자기 외관상으로 투수가 야구공을 던지는 것과 같은 동작을 한다. 그러나 투수가 잘 던지려고 애쓰는 것과는 달리, 편무도병 환자는 그러한 동작을 억제하기 위해 안간힘을 쓴다.

헌팅턴씨 병과 편무도병에서 보이는 불수의적 형태의 운동은 의지의 통제를 벗어난다. 이들 병에 걸린 사람들은 그들의 통제력을 벗어난 일련의 당혹스러운 활동 때문에 시달리게 된다.

보기에 따라서 이들 질환자는 자신들의 삶을 앗아가버린, 공포영화에나 나오는 괴물 같은 그들 자신의 운동 프로그램의 구경꾼이 된 것이다.

의지적 운동에 뇌의 '하위'영역이 중요하다는 진일보된 증거는 파리에 살고 있는 25살된 프랑스인에 의해 1982년에 알려지게 되었다. 일산화탄소에 중독되었던 그 사람은 의식을 회복했지만 자활능력을 완전히 잃어버린 비극적인 손상을 입었다. 가만히 내버려 두면, 그 사람은 움직이지도 말하지도 않고 온종일 침대에 누워 있다. 그러나 누군가가 그에게 말을 걸거나 그저 그를 건들기만 해도, 그는 갑자기 정상적인 신체적, 지적, 그리고 정서적인 활동을 할 수 있다.

이 환자와의 대화에서 무활동기 동안 그의 마음에는 그가 활동으로 옮길 수 없는 사고와 충동들이 넘쳐 흐른다는 것이 밝혀졌다. 이러한 사고와 충동들에 사로잡힌 채로 그는 문자 그대로 몇 시간이라도 움직이지 못하고 앉아 있었는데, 이때 그의 마음에는 일련의 반복되는 생각들이 꼬리를 물고 일어났다. 이런 것은 누군가가 그에게 말을 걸거나 신체적으로 자극을 가해야만 중지되었다.

이 환자에게 CAT검사를 해 보니, 보통 의지적인 운동과는 관련이 없는 기저핵의 영역인 담창구가 손상된 것으로 나타났다. 이 예에서는 담창구의 파괴로 말미암아 이 불행한 사람은 자신의 삶에 지극히 중요한 통제력을 빼앗겼다. 즉 그는 문자 그대로 자발적으로 활동하거나 생각을 표현할 수 없게 되었다. 이 비극적인 환자의 가장 흥미 있는 점은 기저핵의 도움이 없이 특정한 운동을 수행하려는 바램만으로는 도대체 아무것도 실행할 수 없다는 사실이다.

1976년 독일의 신경생리학자인 콘후버(H.H. Kornhuber)는 정상적인 지원자들의 두피상의 여러 지점으로부터 EEG신호를 기록하였다. 피험자들이 일련의 과제를 수행하는 동안 이들의 뇌전도(electroencephalogram:EEG)가 기록되었다. 콘후버의 실험에서 가장 흥미로운 시간은, 피험자들이 단순히 그들의 집게손가락을 구부리라고 요청받았을 때였다. 어떠한 제약이나 특정한 자극은 존재하지 않았다. 그 대신에 그들은 하고 싶을 때는 언제든지 손가락을 구부렸다. 운동 순간에 대한 정밀한 지표를 얻기 위해서 손가락의 운동 자체가 전기적으로 기록되었다. 또한 뇌 안에서 손가락운동과 관련 없이 발생하는 자발적인 배경 '잡음'을 제거하기 위해 컴퓨터를 사용해서 이들을 평균화시켰는데, 이렇게 하면 손가락을 움직이는 활동에 특별히 관련된 뇌전위들을 뽑아낼 수 있다. 이 실험에서 가장 중요한 질문은 다음과 같다. 즉 손가락운동에 앞서서 뇌 안에서 손가락운동에 관련된 뇌전위를 탐지할 수 있을까? 만일 그런 신호를 탐지한다면, 그 신호는 대뇌반구의 어디에서 방사되는 것일까?

콘후버는 손가락을 위로 올리기 1.5초 전에 뇌활성화에서 변화가 발생한다는 것을 발견하였다. 이에 더해서 이러한 준비전위(readiness potential)는 보통 손가락운동과 관련되는 피질영역에 한정되지 않았다. 그 대신에 대뇌 양반구의 많은 표면에서 이러한 준비전위를 기록할 수 있었다.

콘후버의 실험은 운동이 시작되는 순간에 앞서서 이미 상당한 양의 뇌처리가 발생한다는 증거를 제공한다. 어떤 자극에 대한 단순반응이 대개 약 0.1초 걸리는 반면에, 우리는 의식적으로 활동을 시작하기 1.5초 전에, 운동은 준비전위의 형태로 시작한다.

콘후버의 실험에서 여러 가지 홍미 있는 주장들이 나온다. 첫번째로 우리의 뇌가 마음의 명령을 따라 운동을 산출한다는 과거의 사상을 개정할 수 있다. 짧지만 매우 중요한 순간 동안 뇌는 '운동 프로그램'을 형성하고 수행하기 시작한다. 뇌의 꽤 많은 영역들이 운동이전에 동작하고 있다—사실상 뇌의 많은 영역들은 그 운동을 시작하고자 하는 의지의 의식적인 행위에 앞서서 동작한다. 만일 누구든지 마음이 어떤 방식으로던 뇌와 분리되어 있으며 마음과 뇌의 관계가 부대지휘관과 부하의 관계와 유사하다고 주장한다면, 위의 결과와는 모순된 것이다. 한편 만일 '우리란 바로 우리 뇌다'라고 하는 것을 인정하던지 또는 뇌 연구자인 하스(Eric Harth)의 다음과 같은 말을 인정한다면 이러한 개념적인 문제는 사라진다.

> 자신의 행동을 결정하는 힘은 한 실체(마음)가 다른 실체(몸)에 행사하는 힘이 아니라 뇌가 그 자체에 대해서 갖는 영향력이다.

콘후버의 실험의 두번째 의미는 특정한 운동이 뇌의 한 영역에서만 기시하지 않는다는 에벗스의 입장을 확증한다는 것이다.

운동행위나 지각을 적절히 분석해 보면 언제나 그런 것들에는 뇌의 여러 부분들에 있는 매우 많은 뉴런들이 관여한다는 것이 발견된다. 이런 이유로, 하나의 과정으로서의 의식에는 여러 장소들의 매우 많은 세포들이 필수적으로 관련되는 것 같다.

라고 노벨상 수상자인 신경생리학자 그래니트(Ragnar Granit)는 말한다.

대뇌피질은 의심할 여지없이 운동과 관련된 의식적인 경험의 정교화에 중요한 영역이지만, 대뇌반구 아래의 심부 뇌영역들에 의존하는 내적으로 생성된 운동 프로그램이 없이는 움직이려는 원래의 충동을 행위로 옮길 수 없다. 내가 펜을 집을려고 의식적으로 의도할 수 있지만, 그러한 행위를 행하는 기전은 나의 의식외부에 머무는 것이다. '운동 프로그램'과는 의식적으로 접촉할 수 없는 이같은 불가항력은 자유의지에 대해 철학적으로 흥미 있는 의미를 가진다. 이 예에서 나는 내 이름을 쓸 때에 동원되는 근육수축의 특정한 구성을 '의도'할 수 없다. 나는 내 이름을 쓰는 것만 결정할 수 있고 그러한 행위는 자체의 불가사의한 방식을 따라서 펼쳐진다. 우리는 이제 이들 방식들이 대뇌피질에서 피질의 감각영역으로, 그리고 시상으로 내려가서는, 피질하 중추, 특히 기저핵로부터의 기여도 함께 한, 되먹임(Feedback)을 포함한다는 것을 안다.

이러한 처리가 의식을 일으킬 수는 거의 없을 것이다. 사실이지 우리의 의지를 특정한 운동으로 변환시키는 기전에서 볼 때, 우리 자신에 대해서 거의 모른다. 그럼에도 불구하고 우리는 우리가 행위할 때에 정말로 우리 자신이 된다. 따라서 현대의 뇌연구는 특정 철학적, 그리고 심리학적 수수께끼를 해결하는 방식을 알려 주는 것이 아니라 오히려 철학과 심리학이 잘못된 종류의 질문을 추구해 왔다는 것을 증명하고 있는 것이다.

백조의 뇌에 백조가 비상할 때 보이는 아름다움과 정교함을 담당하는 중추가 없는 것처럼 인간의 뇌에는 의지적 운동을 담당하는 중추가 없는 것이다. 뇌의 연구를 통해서 우리 자신을 이해할 수 있을 것이라는 믿음은 최종적으로 운동으로 표현되는 의도라는 것이 신경조직화의 패턴 내에서 어떻게 부호화되는가를 밝히는 방향으로 연구를 진행시킬 때에만 성취될 수 있는 것이다. 이러한 조직화는 뇌의 여러 부위와 수준에 걸쳐서 이루어진다. 그것들이 연관되는 방식, 그것들이 상호작용하는 정도, 그리고 결과적으로 운동이 일어나는 방식 등은 풀리지 않은 수수께끼로 남아 있다. 그러나 그러한 수수께끼를 해결하는 첫번째 단계는 불수의적 운동과 수의적 운동간의 경계가 우리가 믿고 있는 것처럼 그렇게 명확하게 구분되지 않는다는 것을 깨닫는 것이다.

우리의 가장 의식적인 활동들, 예를 들어 테니스 게임과 같은 것에서조차도 많은 불수의적인 요소들이 있다는 것을 이해하는 것이 중요하다. 전체적으로 볼 때, 우리는 의식의 관여가 없이도 많은 운동을 잘 수행할 수 있다고 믿을 만한 이유가 있다.

일본의 무술인인 데시마루(Taisen Deshimaru)는 공격법에 대해 다음과 같이 말한다.

공격법을 선택하는 것이란 없다. 공격은 무의식적으로, 자동적으로, 자연스럽게 일어난다. 만일 생각이 있으면 생각하는 시간이 걸리게 되고, 이는 곧 약점을 의미하기 때문에……, 생각이 있을 수 없다. 만일 당신이 '나는 이 공격법이나 다른 공격법을 사용해야겠다'고 생각하는 시간을 가진다면, 생각하는 동안 공격을 받을 것이다.

자동적인 것에 대해 이렇게 의탁하는 일은 테니스, 발레, 축구, 그리고 권투에서도 발견된다. 사실 어떤 운동경기에서 보이는 절묘한 장면은 따지고 보면 운동선수들이 긴박한 순간에 적절하게 반응할 수 있게 충분히 훈련받았는가 하는 문제로 좁혀진다. 어떤 선수가 '얼어붙었다'라고 말할 때, 그것은 극히 짧은 순간 동안 망설이고 주저하는 그 선수의 버릇에 대해 말하는 것인데, 바로 그 순간으로 말미암아 승리의 기회를 잃어버리게 된다. 정상급 선수는 정신적 특성이 중요하다고들 현재 생각하고 있지만 슈퍼스타와 초보자의 차이점이 무의식적으로 수행되는 불수의적 운동에 있다는데 촛점을 맞추는 해설자는 거의 없다.

현대의 뇌연구는 운동선수에게서 '운동 프로그램'이 중요하다는 견해를 지지하는 증거를 제시하는데, 그런 견해는 사실상 1890년대부터 있었다. 더들리(A.T. Dudley)는 그 당시에 〈Harvard Monthly〉에 기고한 글인 'The Mental Qualities of an Athlete'에서 다음과 같이 말하였다.

뛰어난 선수의 현저한 특징은 다음과 같다. 뛰어난 선수는 훈련과 연습에서 대담하며, 결정적인 경기에서는 자신의 충동을 전적으로 믿으며, 모든 움직임을 생각하지 않는다…… 일류선수는 생각하려고 하는 것이 아니라 충동을 따라 행동하며, 끊임없이 자신을 부각시키며, 압력이 심할수록 경기를 더 잘한다.

우리가 이제까지 시각과 운동에 대해서 논의해 온 것을 함께 모아서, 스타플레이어의 뇌에서 일어나는 일들을 생각해 보자. 다이빙 세계 챔피온인 루가니스(Greg Louganis)의 솜씨를 보자.

루가니스의 멋진 다이빙은 시각, 운동, 그리고 감각단서들을 절묘하게 시간에 맞추어서 근육운동들과 결합시킨 정밀한 실행에 달려 있다. 운동순서에서 약간의 변화만 있어도 치명상을 입어 어쩌면 죽을지도 모르는 실패로 끝날 수 있다. 이처럼 복잡한 기술을 구사하는 데서, 다이빙 선수는 각 팔이나 다리를 움직이는 때와 방법에 대해 생각할 시간이 없다. 눈, 손, 그리고 다리운동으로의 신속한 전이가 의식적으로 이루어질 수도 없다. 많은 훈련을 해서 순식간에 필요한 동작들이 통합되는 '자동 프로그램'을 만들어야 한다. 이런 뛰어난 솜씨를 완성시키기 위해서는 뛰어난 기관이 있어야 하는데 그것은 바로 소뇌이다.

소뇌가 인간 뇌의 일부이지만, 소뇌는 소뇌만이 갖는 뇌세포들의 뚜렷한 배열을 이루고 있으며, 또다른 독특한 특징들도 지닌다. 소뇌는 신체의 완전한 운동과 감각표상을 지닌다. 이 섬세한 구조는 손상을 받아도 근육의 약화나 또는 자각할 수 있는 감각적인 변화가 생기지 않는다. 그 대신에 소뇌가 손상된 사람은 똑바로 걷는 것과 같은 단순한 운동을 할 수 있는 능력을 잃어버린다. 사실 그러한 환자는 알코올성 음료를 마시지 않았음에도 불구하고 술취한 것

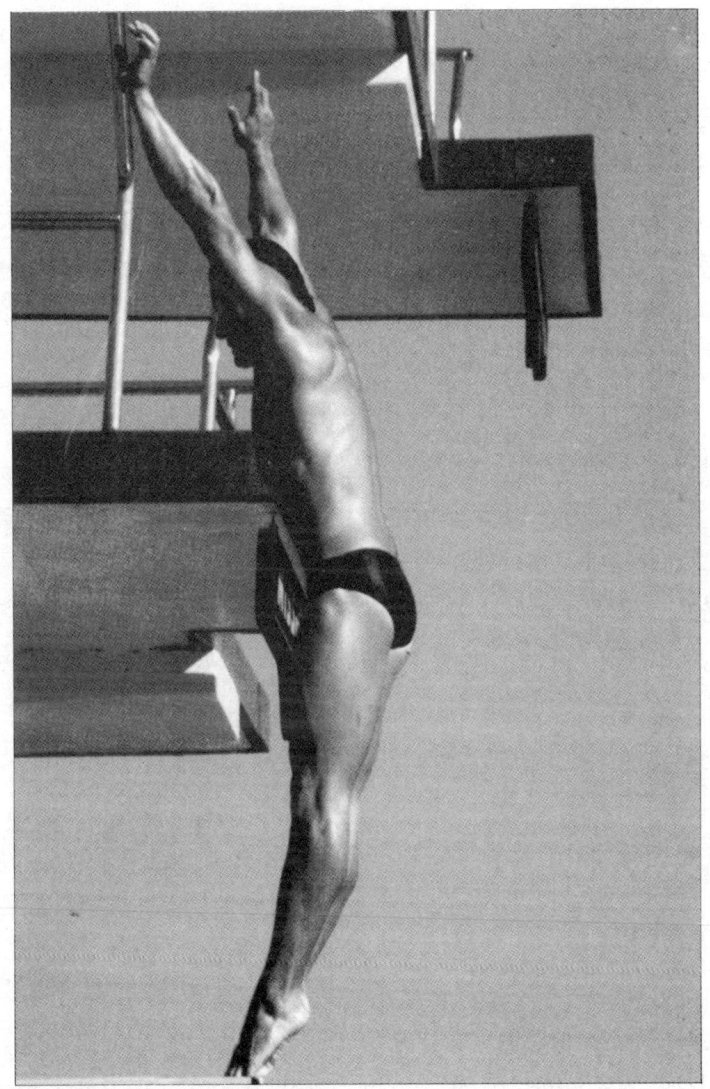

▲ 루가니스가 하이보드에서 세계 제일의 다이빙을 시작한다 (125, 126페이지에 계속됨)

같이 보인다. 만일 소뇌의 질병이 넓게 확산된다면, 환자는 부축없이는 앉을 수조차 없게 된다. 눈과 손 운동협조가 상실되어서 코를 긁으려고 코끝에 손을 갖다대는 단순한 몸동작이 엉뚱하게 얼굴을 찌르게 될 수 있다.

말하자면 소뇌는 근육의 긴장상태, 자세잡기, 그리고 눈과 손운동의 협조를 책임진다. 이를 위해서 소뇌는 신체의 모든 부분들로부터 감각정보를 받는다. 이러한 정보는 소뇌의 전측과 후측에서 합성되어서 신체지도가 된다.

소뇌의 전엽은 여러 해에 걸친 알코올 섭취의 누적된 영향에 의해서 손상될 수 있다. 이 영역은 다리와 몸통의 안정성과 관련되는 까닭에, 전형적인 알코올 중독자는 비틀거리게 되며, 의자에 똑바로 앉을 수도 없다. 만일 손상이 보다 외측에 생겼다면, 환자가 수족으로 무언가 하려고 할 때마다 신체 한쪽의 손과 팔은 엉뚱한 방향으로 뻗쳐져서는 심하게 흔들릴 것이다. 소뇌의 팔영역에 조그만 손상을 입으면 미묘한 변화가 일어난다. 오른쪽 소뇌반구에 문제가 생긴 한 환자는 자신의 문제를 다음과 같이 묘사했다.

> 내 왼쪽 손의 운동은 의식하지 않아도 되지만, 내 오른팔의 각 운동은 일일히 생각해야만 한다. 즉 나는 일단 멈추어서 다음 동작을 생각해야만 한다.

사소한 일이긴 하나 만일 모든 활동을 수행하기 전에, 그 활동이 의식의 검열을 받아야 한다면, 이는 매우 지겨운 일일 것이다. 그러나 우리는 숙련된 운동의 자동적 수행에 필요한 세세한 것을 '프로그램'하는 역할을 담당하는 소뇌 덕택에, 이처럼 지루한 일을 겪지 않는다. 만일 소뇌가 없다면, 그레그는 결코 사닥다리를 타고 올라가지 못했을 것이며 더군다나 서서 완전한 자세를 취하고, 다이빙 신호를 기다리는 것 등은 엄두도 못 냈을 것이다.

루가니스가 다이빙 신호를 기다릴 때, 그의 소뇌는 대뇌피질로부터의 정보와 함께 신체전체의 감각 채널들로부터 정보를 받고 있다. 과학자들은 운동, 특히 다이빙과 같이 복잡한 운동을 하려는 의향은 대뇌피질에 있는 운동연합영역의 활성화를 일으킨다고 믿는다. 대뇌피질의 운동연합영역으로부터의 신경충동은 먼저 직접적으로 외측 소뇌로 보내지는데, 여기에 '프로그램'이 기록되어 있다.

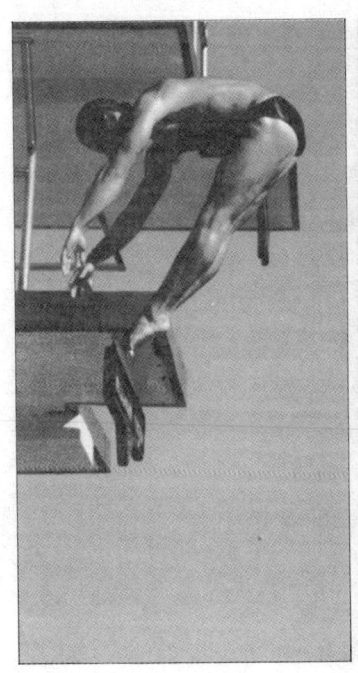 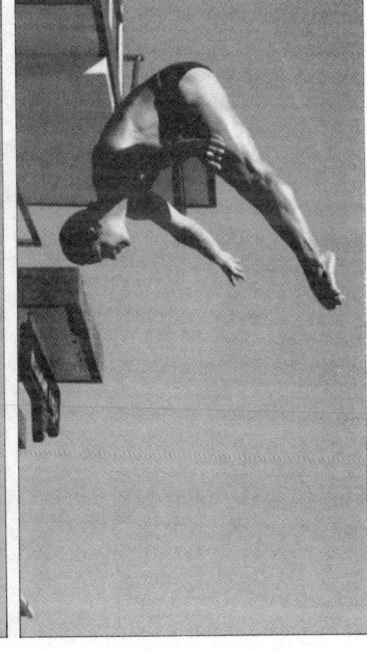

그 다음에 프로그램은 일종의 매개체인 시상을 통해서 대뇌반구, 이 경우에는 운동피질로 되돌려진다. 운동피질이 부하들에 대해 명령을 내리는 조직체의 고위간부에 해당한다면 그 명령의 세세한 실행은 부하의 몫이 된다. 이러한 유추에서 본다면, '부하'의 역할은 매순간마다 운동형태를 지시하는 운동피질의 명령에 관한 정보를 계속 받는, 소뇌의 보다 내측 부분이 맡는다. 루가니스의 경우에는 흔히 다이빙보드의 팽팽함, '탄력성' 그리고 그 상황에 대한 '분위기'에 따라 그런 조정이 되어야 한다.

그러나 우리 중 하이다이빙 경험이 많은 사람은 거의 없으므로, 소뇌통제에 대한 보다 일반적인 예인 테니스 게임으로 잠시 화제

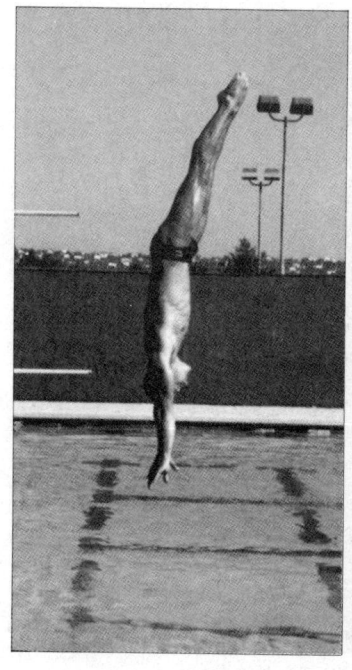 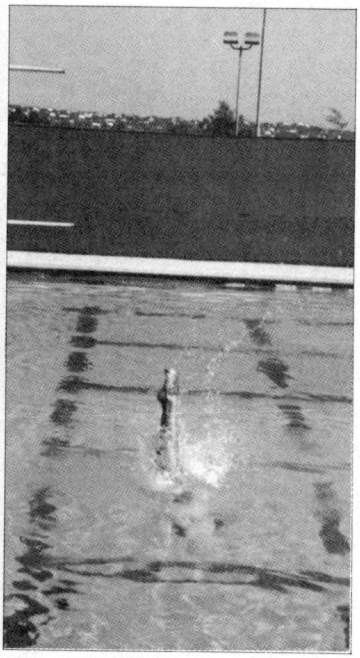

를 바꾸어 보자. 한 인터뷰에서 일본의 소뇌 전문가인 이토(Masao Ito)는 격렬한 테니스 시합 동안 뇌 안에서, 특히 소뇌에서 일어나는 몇 가지 사건을 이야기해 주었다.

소뇌는 여러 모로 테니스 선수들을 도와 준다. 우선 선수가 멀리서 날아오는 공을 볼 때, 자기 코너에 볼이 떨어질 시간과 위치를 순식간에 알아내야만 한다. 이러한 예측은 대뇌피질에 의해 일어날 것이다. 그러나 볼이 날아올 위치를 향해서 라켓을 신속하게 휘두르는 것은 소뇌에 의해 일어남이 틀림없다. 달리고, 점프하고, 스윙하는 것은 서로 간에 잘 협조되어야만 하는데, 이러한 전체기능이 소뇌의 작업이다. 원하는 방향으로 볼을 치려면 매우 숙련된 손가락 움직임이 있어야 한다. 이러한 기술도 역시 연습을 하는 동안 소뇌에 의해 획득되는 것이 분명하다. 즉 소뇌의 학습능력에 의해서 일어나는 것이다. 이러한 모든 방식으로, 소뇌는 테니스 게임에 훌륭하게 기여한다. 그리고 그런 다양한 역할들은 소뇌의 다양한 영역에 의해 수행될 것인데, 각각의 영역에는 나름대로의 기능적 단위가 사실상 있는 것이다.

잭슨이 지적한 것처럼, 인간의 소뇌와 대뇌피질은 원치 않는 방전을 억압해서, 보다 적절한 형태의 신경발화를 상승시키는 작용을 한다. 이들 뉴런 발화의 형태는 소뇌를 통해서 프로그램되는데, 이토에 따르면 이는 마치 하늘을 나는 동안 비행기 조종사를 도와 주는 컴퓨터와 같은 기능이다.

이토는 다음과 같이 이야기했다.

비행기 조종사는 컴퓨터의 도움을 받아서 로켓엔진을 제어함으로써 제트기를 조종한다. 우리의 운동에서 대뇌피질은 비행기 조종사와 같이 우리의 생물학적 컴퓨터인 소뇌의 도움을 받아서 수많은 근육을 제어한다. 만일 당신이 인간과 로봇을 비교한다면, 로봇의 동작이 인간의 동작보다 훨씬 조잡함을 알 수가 있다. 이는 로봇이 단 하나의 컴퓨터만을 가지고 있음에 비해서, 인간은 소뇌에 30,000개나 되는 컴퓨터를 가지고 있기 때문이다.

소뇌에 의해 수행되는 활동의 예를 들어 보기 위해 다음과 같이 간단한 검사를 해보자. 얼굴에서 약 15cm 앞에 집게손가락을 똑바로 세워두고난 다음, 손을 가능한 한 빠르게 좌우로 움직여 보라. 그러면 그 손가락은 아마도 그 빠른 움직임으로 인해 흐릿하게 보일 것이다. 이제 반대로 그 손가락은 고정시켜 놓고 머리를 빠르게 좌우로 돌려보라. 훨씬 덜 흐릿하게 보이지 않는가? 이 경우 손가락이 흐릿하게 보이지 않도록 해주는 것은 전정안구반사(vestibuloocular reflex : VOR) 덕분인데, 이는 내이에 있는 전정중추(vestibular center)에서 시작하며, 머리를 돌릴 때에 고정된 대상을 주시할 수 있도록 해주는 것이다.

예를 들어서 U자형 커브로 접어든 자동차경주의 운전자의 머리는 오른쪽이나 왼쪽으로 쏠릴 것이다. 시각적 흐릿함이 생겨서 사고를 당하지 않으려면 이런 것이 순간적으로 교정되어야만 한다. 눈의 신속한 재응시는 소뇌의 작은 영역에 의해 조정된다. 이 영역은 눈을 원래의 위치로 되돌려서, 시야에 상이 고정되게 한다.

실험동물에서 이토와 다른 연구자들은 전정─안구반사를 담당하는 소뇌의 작은 영역의 위치를 알아냈다. 만일 그 중추가 손상되면, 동물들은 빠른 머리 움직임을 정확하게 보상을 하는 능력을 상실한다. 그렇게 되면 우리가 손을 눈앞에서 빠르게 움직일 때 우리의 손가락이 흐리게 보이는 것과 같은 방식으로 머리를 돌릴 때 사물들이 흐리게 보이게 된다.

 사물에 대해 안정된 상을 유지하는 일이 얼마나 중요한가는 각 개인에 따라 다르다. 자동차경주자는 이것에 생존이 달려 있겠지만, 다른 직업에서는 VOR이 그렇게 중요하지 않을 수 있다. 예를 들어서 이글을 읽기 위해서는 눈이 열을 따라서 주사(走査:scanning)할 수 있어야 한다. 하나의 열을 다 읽고 나면 신속히 왼쪽으로 이동하고 또 한줄 아래로 이동한다. 난독증을 가진 사람들은 이렇게 하는데 큰 어려움을 느낀다. 그런데 그들은 두 개의 눈을 동시에 사용하는 경우보다 한쪽 눈만으로 볼 때 글을 더 쉽게 읽을 수 있다. 이런 이유로 이런 독특한 난독증은 환자들에게 교대로 한쪽 눈을 가리도록 함으로써 경감시킬 수 있다.

 새들이 걸어다니는 것을 영화로 찍어서 슬로모션으로 분석해 보면, 새들이 걷는 동안 몸은 분주히 움직이지만 머리는 거의 완전하게 움직이지 않는다는 사실이 밝혀졌다. 추측하건대 그래야만 새가 돌아다니면서도 움직임에 대해 최대의 예민성을 유지할 수 있는 것이다. 이러한 섬세한 조율은 전정중추와의 연결이 있기 때문에 가능한 것이다.

 새가 나뭇가지 위를 걷거나 루가니스가 하이보드(high board)로부터 점프하거나, 균형을 유지하는 데는 갖가지 유형의 감각정보들이 필요하다. 그러한 신호는 관절, 피부, 그리고 근육 등에 있는 특별한 감지기들로부터 축색을 따라 중계된다. 시각은 또한 공간에서의 정위감각을 위해 중요하다. 만일 여러분이 이를 의심한다면, 두 눈을 감고 한발로 얼마나 오래 서 있을 수 있는지 시험해 보라! 하지만 전체적으로 각각의 분리된 요소들은 환경의 여러 가지 변화를 뇌에 계속 통고해 주기에 충분하지 않다.

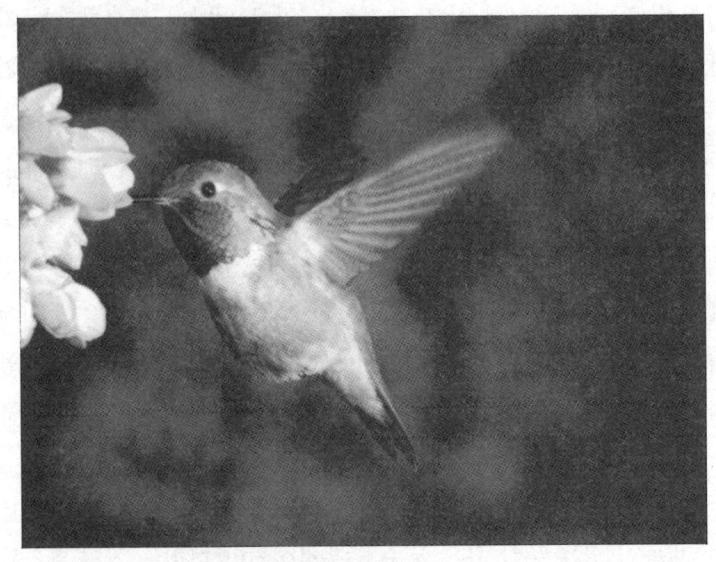

그러므로 수천만 년의 진화를 거쳐서, 특정한 기관들이 발달해 왔다. 중력 탐지기인 이석(耳石 또는 청석)은 모든 척추동물의 하위 뇌간 근처에 존재한다. 이 기관에는 회전을 탐지하는 반규관(半規管)이라 부르는 하나 이상의 관이 붙어 있다. 이들 기관은 함께 정위감각(定位感覺)과 연관된 정보를 뇌간으로 전달하는 전정기관(vestibular organ)을 형성한다. 진화의 과정 동안, 전정기관에서 따로 팽창되어 나온 것이 청각기관이다.

전정척수계(vestibulospinal system)는 목과 몸통, 사지의 근으로

투사하는 신경섬유들로 이루어진다. 이들 반사들은 안정계(stabilizer)로서 작용한다. 정상적인 활동 동안, 전정척수 반사는 머리를 원래의 위치로 계속해서 복귀시키는 교정운동을 담당한다. 전정핵, 뇌간, 동안근(VOR를 통한 전정안구반사)과 소뇌(전정소뇌로)사이에 또한 연결이 이루어진다.

여러 해 동안, 신경과학자들은 만일 여러 전정 채널들이 완전한 무중력의 상태를 겪게 되면 어떤 일이 일어날 것인가에 대해 생각해 왔다. 그러한 환경에서는 방향을 알려 주는 정상적인 단서들과 인력(引力)이 존재하지 않는다. 그러한 환경에서 사람들은 어떠한 경험을 하게 될까?

유원지에 가게 되면 바이킹이나 청룡열차를 타는 사람들의 나이가 평균 몇 살이 되는지 살펴 보라. 나이를 먹게 되면 우리 대부분은 공간상에서 우리 신체의 위치가 갑작스럽게 변화하는 것을 잘 참지 못한다. 이는 곡예사와 고공줄타기 전문가들이 평균적으로 상당히 젊다는 사실의 부분적 이유가 된다. 어린이들은 또한 많은 어른들, 특히 나이가 많은 어른들이 대단히 싫어하는 운동인 그 자리에서 빙빙돌기, 큰 원을 그리며 회전하기, 그리고 흔들림 등을 즐긴다. 이러한 점들을 근거로 신경과학자들은 우주여행의 영향에 대해 신중하게 고려해 보았다.

우주비행사들에게 멀미증이 나타날 수 있는가? 이 질문은 순수하게 학문적이라기보다 실제적인 문제에 대한 것이다. 만일 우주비행사들이 우주여행 중에 정위반응의 심한 변화를 견딜 수 없다면, 전체 우주 탐사계획은 위태롭게 될 것이다(멀미로 고생하는 동안 일을 할 수 있겠는가 또, 일을 하더라도 보통때의 1/10정도 이상의 능률을 올릴 수 있겠는가?).

다행스럽게도 전정계는 적응력이 뛰어나서 우주비행사는 새로운 환경에 적응하는데 별 어려움을 겪지 않았다. 다음은 1973 'Skylab Ⅱ'를 탔던 의사이자 우주비행사 커어윈(Joseph Kerwin)이 쓴 무중력 경험에 대한 진술이다.

나에게 직립의 전정감각이 전혀 없었다고 말하고 싶다. 내가 우연히 지구를 바라보게 되지 않는 한 지구가 어디에 있는지 알 수 없었다. 나는 우주선의 두 방 중에서 어떤 것이 위층이고 어떤 것이 아래층인지도 알 수 없었다…… 위라고 생각하면 위이다. 며칠 동안만 익숙해지면 당신은 마음대로 놀 수가 있다…… 당신을 둘러싼 우주에 대해 불가사의한 권능감이 있다. 눈만 감으면 모든 것이 사라졌다. 따라서 신체는 혹성 그 자체가 되었고, 외계가 어디에 있는지를 정말로 알지 못했다.

무중력 환경에서 우주비행사의 신속한 적응력은 인간 뇌의 가소성에 대한 증거가 된다. 우주여행은 전적으로 새로운 경험이었다. 스트레스에도 불구하고, 전정계는 적응했고, 더욱 중요한 것은 중력권으로 다시 돌아왔을 때는 정위감각이 다시 생겼다는 사실이다.

지구로 귀환한 우주비행사를 검사해 보면, 눈을 뜬 채로 문지방에 중심을 잡고 서 있는 것 같은 쉬운 일을 하는 데도 어려움이 있음을 알 수 있었다. 눈을 감으면 그런 일은 더 어려웠다. 그러나 며칠 후에는 정상으로 회복되었다. 이러한 결과는 자세잡기의 기전이 오랜 무중력 상태에 의해 영향을 받지만 정상적인 중력장에 있으면 거의 정상으로 회복한다는 것을 나타낸다. 이 현상은 여러분이

며칠간 배를 타고 내린 직후 땅위를 걸을 때 일어나는 것과 유사하다. 처음 몇 시간 동안 여러분은 '마른 땅'이 울렁거림을 경험한다. 그러나 몇 시간 내지 몇 일이 지나고 나면, 전정계는 적응하게 되고, 다시 발밑의 대지는 안정되어 있다는 것을 느끼게 된다.

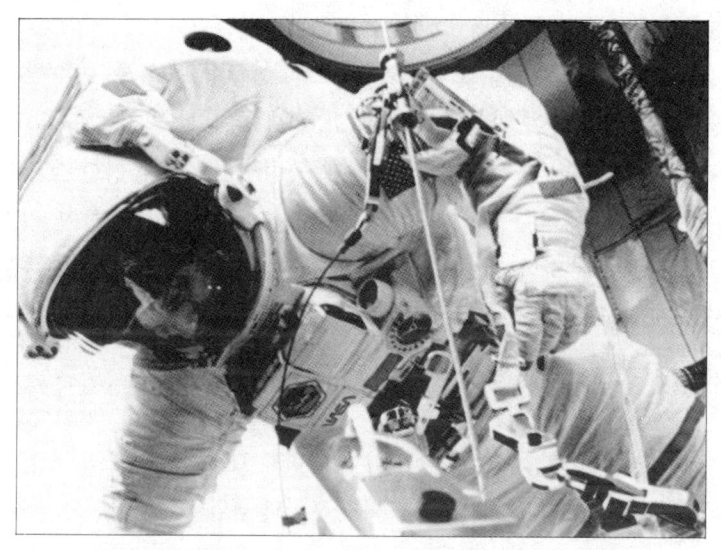

▲ 모든 우주비행사들의 약 1/2는 메스꺼움, 구토, 그리고 일반적인 불쾌 등이
특징인 '우주 적응 증후군'의 증세를 겪는다.
이틀 이내에 이들 증세는 사라진다.
나사(NASA)는 이 증후군을 연구하기 위한 특별계획을 세웠다

시각과 운동의 협조는 인간 뇌의 기적들 중 하나이다. 뇌의 기능이 비정상적일 때, 무시무시한 일이 발생할 수 있다. 고인이 된 세계적인 코메디언인 토마스(Terry Thomas)의 경우를 예로 들어보자. 어느 날 의사가 그에게 도파민(Dopamine)의 결핍에 의해 나타나는 파킨슨씨 병(Parkinson's disease)에 걸렸다고 말했다. 정상적인

상태에서, 도파민은 뇌 세포들간의 전달자(신경전달물질)로서 작용한다. 하나의 세포가 다른 세포와 통신할 때, 세포들 사이의 틈으로 도파민의 작은 '분출'이 일어난다. 그러면 두번째 세포에 있는 특정한 도파민 수용기가 그 도파민을 취하여 그 결과 두번째 세포가 활성화 된다.

토마스도 그랬지만, 도파민이 없으면 상황이 무섭게 나빠진다. 많은 신경세포들이 활성화될 수 없고, 그에 따라서 발화될 수 없다. 그러면 파킨슨씨 병을 가진 환자에게 특정적이고도 불행한 효과가 나타난다. 운동이 느려지기 시작하고, 진전(震顫 : Tremor)이 자주 나타나고, 구부정한 걸음거리가 나타난다. 주요관절의 탄력과 유동성의 상실이 급속하게 따라온다.

토마스는 다음과 같이 씁쓸한 우스갯소리를 했다.

내 최상의 부분은 내 귓불이다. 귓불은 여전히 견고하며 활기 있다. 그러나 내 몸의 나머지는 모두 이 증후군의 침범을 받았다.

토마스는 신체가 파킨슨씨 병에게 야금야금 침해당하는 것을 비통하게 서술하였다.

마치 다리가 땅에 들러붙어 떨어지지 않는 것 같았다. 나는 춤추는 듯한 동작을 취했고 가끔 발걸음을 옮길 수 있었다. 그러면 '그렇지! 잘했어요'라는 말을 듣게 되지만 다음날에 그렇게 하면 쓰러져 버린다. 그렇게 바보가 되어버리는 것이다.

한동안 파킨슨씨 병의 치료가 가능하다고 여겨졌다. 1960년대 후반, 과학자들은 도파민의 화학적 선구물질인 L-도파를 합성했다. 파킨슨씨 병 환자에게 충분히 많은 양의 L-도파를 투여한다면, 많은 증후들이 원상태로 회복된다는 것이 발견됐다. 그러나 불행하게도 대부분의 그러한 회복세는 지속되지 않았다. 점점 더 많은 약물을 투여하게 되지만 효과는 점점 없어져 갔다.

이에 더해서 뇌에 L-도파를 지나치게 주입하는 것은 대도시에서 대중교통난을 개선한답시고 모든 사람에게 자가용 버스를 주는 것과 같다. 즉시 간선도로는 차로 꽉 막혀서 자가용, 오토바이 등이 다니지 못하게 될 것이다. 과도하게 L-도파를 투여하는 것은 모든 사람이 자가용 버스를 가졌을 때 통행이 거꾸로 더욱 나빠지는 것과 마찬가지로 L-도파를 투여하는 것은 다른 신경전달물질을 방해할 수 있다. 그리고 또한 다른 문제들이 있다.

약의 효과는 흔히 가장 불편할 때에 사라져 버려서 환자를 문자 그대로 부동의 상태로 얼어버린 채 있게 만든다. L-도파는 또한 기분에 상당한 영향을 미친다. 따라서 우울증이 생기거나 불가해한 의기양양감이 생겨서 수면과 정신적 안정을 취할 수 없게 되기도 한다. 마지막으로 약이 자연적인 도파민을 생산하는 뇌세포들의 파괴를 가속시킬 수 있다는 회의론도 존재한다. 이런 이유로 과학자들은 도파민이 필요한 특정한 영역에 소량의 도파민만을 투입하는 방법을 탐색해 오고 있다.

스웨덴의 Lund대학에서 뷰클룬트(Anders Bjorklund)는 도파민성 세포를 태아 쥐에서 성체인 쥐에게로 이식시키는데 성공했다. 그는 도파민 생산세포를 함유하고 있는 중뇌의 한 부위를 외과적으로 적출하였다. 그리고는 그 세포들을 조밀하게 뭉쳐서 폭이 0.5mm인 영역 내에 30,000개 이상의 도파민함유 세포가 들어가게 한다.

요점은 이들 도파민함유 신경세포들을 성체인 동물의 손상된 부분과 대치하는 것이며, 이 방법으로 이들 동물의 운동기능이 회복되기를 바란다.

고 뷰클룬트는 본 저서를 영화화하는 동안 이야기했다.
도파민 분비세포를 수집한 후에, 뷰클룬트는 그것을 다른 쥐에 이식하였다. 여러 번 이식해 본 결과, 쥐의 운동이상은 성공적으로 역전되어서 인간에서 파킨슨씨 병과 유사한 쥐의 병에 대해 '완치'에 상응하는 성과를 얻었다.

우리가 이 실험으로부터 얻을 수 있는 중요한 지식은 발달 초기에 채취한 태아세포는 손상된 뇌의 새로운 환경에서 그들의 발달 프로그램을 수행할 수 있다는 것이다.

라고 뷰클룬트는 말한다.
뷰클룬트나 세계의 어느 누구도 전체적인 '뇌이식'을 수행한 것은 아니라는 것을 여기에서 지적하는 것은 중요한 일이다. 그 대신에 신경화학물질인 도파민을 생산할 수 없는 손상된 뇌의 무능력을 회복시키기 위해 뇌의 일부만이 한 동물에서 다른 동물로 이식되어진다는 것이다. 이러한 절차에 철학적인 문제나 윤리적인 문제가 없지는 않다. 예를 들어서 뇌는 마음과 어쩌면 영혼을 위한 구조

뇌에 대해 흔히 하는 질문들

질문 : 우리가 뇌의 10퍼센트만을 사용한다는 게 사실인가?

대답 : 우리가 뇌의 10퍼센트만을 사용한다는 주장은 아마도 사람들이 상당한 영역의 뇌손상을 입고서도 별 뚜렷한 행동적인 후유증없이 회복한다는 관찰에서 나왔을 것이다. 그러나 시각영역과 같은 뇌의 작은 영역의 파괴는 엄청난 결과를 초래한다는 것도 사실이다. 얼마나 많은 뉴런이 인간의 뇌에 있는지는 아무도 모른다. 이런 이유만으로도, 특정한 때에 뇌의 몇 퍼센트가 사용되는지 결정하기란 불가능하다. 현재의 과학기술은 또한 가장 단순한 활동에 연루되는 뉴런의 수를 측정할 수 있을 만큼 충분하게 발달하지 못했다. 이 질문에 대한 최선의 답은 다음과 같다. 우리는 알지 못한다.

질문 : 지능과 뇌의 크기간에 어떤 관계가 존재하는가? 천재의 뇌는 범인의 뇌보다 큰가?

대답 : '보다 큰 뇌'가 높은 지능과 관련 있다는 증거는 없다. 사실 우리는 때때로 반대되는 경우를 본다 : 어떤 형태의 정신지체는 큰 뇌와 관련될 수 있다.

질문 : 알코올성 음료를 마실 때마다 십만 개의 뉴런이 죽는다는 것이 사실인가?

대답 : 뇌세포를 죽이는 신경독으로서의 알코올은 논쟁거리로 남아 있다. 압셍트(프랑스산 술의 일종)를 제외하면, 신경독이라고 증명된 대중적 알코올 음료는 없다. 그러나 알코올과 관련된 뇌손상이 있다는 것은 의심할 여지가 없다. 예를 들면 알코올은 칼로리를 공급하므로 식욕이 감소된다. 그러므로 많은 알코올 중독자들은 영양소가 균형잡히지 못한 식사를 한다. 비타민 B의 부재는 직접적으로 뇌세포, 특히 기억과 운동협조에 관계된 영역의 파괴를 야기시킨다. 만일 알코올 중독자에게 정상적으로 비타민이 강화된 식사를 하도록 권유하면, 알코올의 많은 치명적인 효과를 피할 수 있을 것이다. 특히 많은 양의 알코올을 계속 섭취하는 것은 또한 뇌의 신진대사의 변화를 일으킨다. 갑작스러운 금주는 금단증후군을 일으킨다. 이것이 반복되면 뇌손상을 일으킬 수 있다.

적 토대인 까닭에, 어떤 사람들은 이미 뇌를 주무르는 것을 반대한다.

이런 논쟁에 대해 나는 오늘날 이미 신경계의 조작이 허용되어 있다는 사실을 깨닫는 게 중요하다고 생각한다. 뇌의 기능에 작용하는 모든 약품은 신경계를 조작하는 수단이다. 그리고 어떤 점에서 본다면, 약물이 세포이식보다 우리의 마음을 조작하는 더욱 걷잡을 수 없는 형태인 것이다.

고 뷰클룬트는 말한다.

뷰클룬트는 이식이 반드시 파킨슨씨 병에 대한 '치료'가 되는 것은 아니라고 날카롭게 지적한다. 통제 불가능한 변인들이 여전히 너무 많이 있다. 이식을 위해 사용할 수 있는 도파민 세포들을 어디서 구할 것인가? 이식 '거부반응'을 어떻게 처리할 수 있는가? 이미 두 명의 환자가 세포이식을 받았다. 버겐달(Nils Bergendahl)은 그러한 수술로 많은 도움을 받지는 못했지만, 의사가 그에게 묻는다면 그는 다시 한번 수술받고 싶다고 말할 것이라고 한다. 스코글로프(Greta Skoglof)는 그녀가 이제 보다 잘 움직일 수 있다고 느끼는데, 그녀는 수술이 대체적으로는 성공이라고 느낀다. 이들 두 사람은 뇌이식수술을 받은 최초의 인간들인데, 뇌에서 운동이 중재되는 방법과 이 상당히 복잡한 시스템이 와해될 때에 일어나는 현상을 연구자가 이해하도록 도움을 주고 있다고도 하겠다.

그러나 뇌기능의 붕괴나 신경과학자의 치료하려는 시도보다 더 비범한 것은 뇌가 제대로 작용할 때 나타나는 놀라운 수행능력인데, 물 한컵을 집거나, 루가니스처럼 10m 위에 있는 발판에서 완벽한 다이빙을 하는 것 등이 바로 그런 것이다.

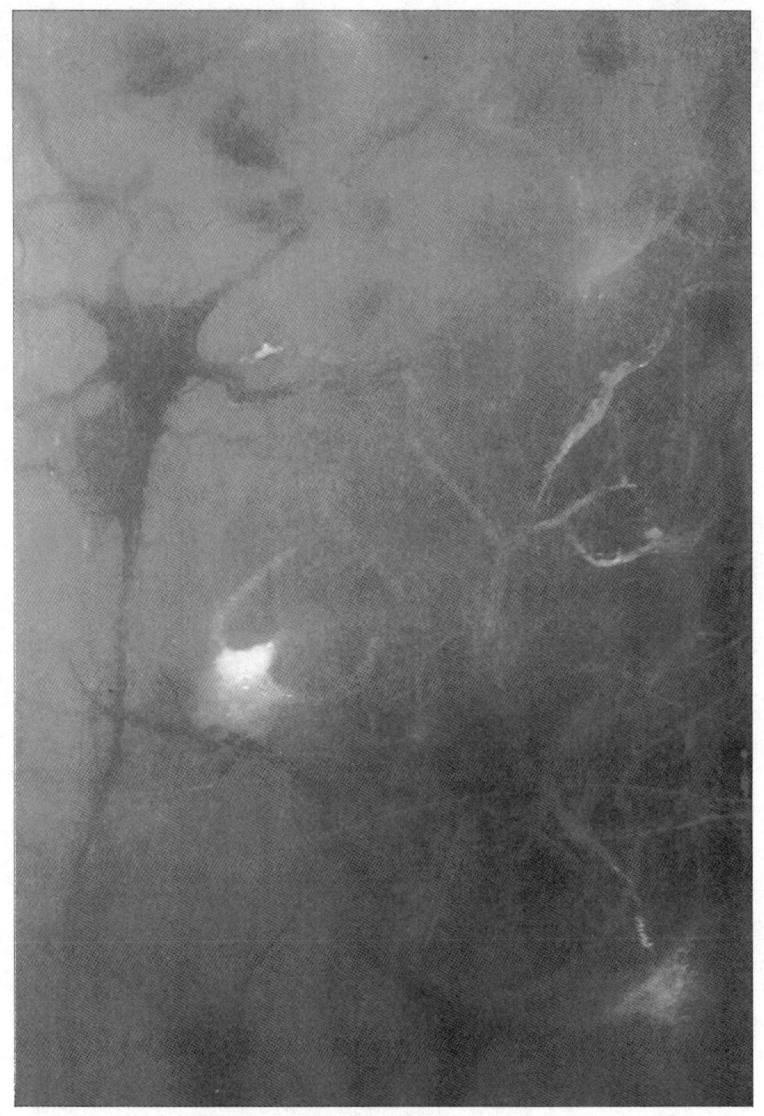

▲발륨(Valium : 그림에서 뉴런들 사이에 퍼져 있음)같은 약물은 뇌에서 화학물들의 혼합액의 성분을 변화시켜 신경망의 활동이 변하게 된다

3
스트레스와 정서

　1848년 9월 13일, 러트랜드 앤드 브링턴 철도회사에서는 버몬트 주 캐빈디쉬에 있는 어떤 골짜기의 바위 폭파공사를 하고 있었다. 그곳 노동자의 십장은 25살난 게이지(Phineas Gage)란 사람인데 활동적이고 유능하여서 고용주와 부하로부터 신망이 두터운 사람이었다.
　그날 오후 4시 30분에, 게이지는 바위를 폭파하기 위해서 약 1m 길이의 무거운 쇠막대로 바위에 뚫은 구멍 속에 폭약을 채워넣고 있었다. 그 쇠막대는 구멍 속으로 들어가는 끝은 뭉툭하였지만 반대쪽은 뾰족한 것이었다. 그는 쇠막대를 바위 속으로 집어넣을 때 불꽃이 튀는 것을 방지하기 위해 조수에게 모래를 그 바위 구멍 속에 부어 넣으라고 지시하였다. 그러나 어떤 소리에 한눈을 판 조수는 잠시 모래 넣기를 멈추었다. 게이지는 이를 모르고 쇠막대를 바위구멍 속으로 계속 집어넣었고 그러다가 그만 불꽃이 튀어서 폭약에 점화되고 말았다. 폭약이 터지면서 그 쇠막대는 대포알처럼 튀어나와 그의 왼쪽눈 아래쪽으로 들어가서 전두엽을 관통하여 정중선 근처 이마 바로 윗부분을 뚫고 피범벅이되어 공중으로 15m나 날아가버렸다. 게이지도 잠시 하늘로 솟았다가 땅으로 떨어졌다. 그 즉시 그는 심한 발작을 일으켰는데, 주위의 사람들은 겁에 질려 그를 쳐다만볼 뿐 어쩔줄 몰랐다. 그렇게 심하게 다친 그가 살아날 것이라고는 아무도 생각지 못했다. 그러나 잠시 후에 믿기 어려운 일이 벌어졌다. 게이지가 말을 하기 시작하였던 것이다. 사람들은 그를 마차에 실었다. 그리고는 잠시 후에 손으로 자신의 이마를 감싸고 똑바로 앉아 있는 그를 1.2km 떨어진 아담스호텔로 옮겼다.

호텔에 도착하자 게이지는 스스로 마차에서 걸어나와 호텔의 현관에 있는 의자에 앉아 주위 사람들을 더욱 놀라게 만들었다. 이윽고 몇 분 후에 윌리엄(Edward H. William)이라는 의사가 도착했다. 게이지는 의사를 보면서 '의사선생, 좋은 일거리가 생겼군요'라는 농담까지 하였다. 잠시 후에는 할로우라는 내과의사가 도착하여 그를 진찰하였다. 의사나 구경꾼이거나를 막론하고 게이지가 그런 심한 부상을 입고도 살아남은 사실이 믿기지 않았다. 뿐만 아니라 그는 의자에 앉아 진찰하는 의사에게 농담까지 하였던 것이다.

게이지는 몇 사람의 부축을 받아 3층 다락방으로 옮겨졌다. 그곳에서 찢겨나온 뇌와 뼈, 피부를 치료하였는데 집게손가락이 완전히 들어갈 정도로 상처가 깊었다. 저녁 10시가 되어도 출혈이 계속되고 체온이 올라가 마침내 게이지는 헛소리까지 하게 되었다. 그러나 출혈이 멈추고 체온도 정상으로 돌아옴에 따라 다시 정신을 차리게 되었는데, 감홍과 비버기름, 장군풀을 다량 처방한 것이 많은 도움이 되었다고 할로우는 밝히고 있다.

그 사고 후 몇 주에 걸쳐 게이지는 꾸준히 회복하여, 마침내 67일 되는 날에는 캐빈디쉬를 산책하고 물건도 사고 뉴 햄프셔주의 레바논에 있는 그의 어머니를 방문할 여행준비도 할 수 있게 되었다. 그러나 그의 신체가 거의 완전히 회복되어가는 동안, 그의 성격에는 심한 변화가 오기 시작했다. 할로우는 게이지의 변화를 일일이 기록하였다.

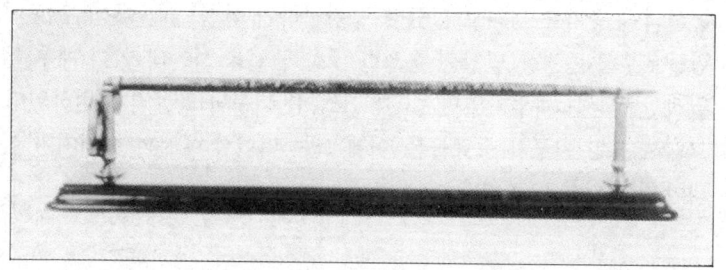
▲게이지의 머리를 관통한 문제의 쇠막대

10월 15일(32일째)……지적 표현능력이 떨어지고, 매우 변덕이 심하고 어린애같다. 또한 매우 고집이 세어, 그가 하고 싶어하는 것을 제지할 수가 없다.

10월 20일(37일째)……감각능력이 향상되고 정신도 다소 맑아졌으나 아직도 매우 어린애같다.

11월 15일(64일째)……그의 친구들도 그를 만류할 수가 없었다…… 어제 그는 반 마일을 걸어가 상점에서 물건 몇 개를 구입하면서 물건값을 물어보고, 평소와 다름없이 정확히 대금을 지불하였다. 즉 그는 돈이 충분히 있을 땐 물건값을 까다롭게 따지지 않는 것 같다.

할로우는 게이지의 성격변화에 대해 충분한 연구를 한 수년 후에 그의 소감을 피력했다.

그는 지적인 능력과 동물적인 성향 사이의 균형이 파괴된 것처럼 보였다. 변덕스럽고, 불손하며, 때로는 심한 욕설을 퍼부으며(예전에는 그렇지 않았다), 자신이 하려하는 것에 대한 제지나 충고를 견디지 못했다. 고집도 아주 세었으나, 때로는 우유부단하여 결정한 계획을 몇 번이고 번복하기도 하였다. 지적인 능력과 표현은 어린애 수준이며, 동물적인 광기를 지니고 있었다. 부상당하기 이전 그를 아는 모든 사람들로부터 존경을 받았던 온화한 성품과 일을 하는데 있어 매우 정열적인 말끔한 사업가였던 종전의 모습은 너무나도 급격히 변하였다. 그래서 그의 친구와 동료들은 '이제 그는 더이상 예전의 게이지가 아니야'라고 말하곤 하였다.

게이지의 그후 인생은 비참했다. 예전의 고용주를 찾아가 그 일을 계속할 수 있도록 요구해 보기도 하였지만, 그를 매우 유능한 사람으로 인정했던 그 고용주조차 '새로운 게이지'를 알아채고는 거절하였다.
모두들 그를 멀리하였던 것이다.
그는 1849년에서 1850년 동안 하바드대학의 한 외과의사의 진찰을 받기 위해 보스톤에 머물렀다. 그후에는 유명한 서커스 흥행사인 바넘(Barnum)과 함께 전국을 떠돌며 그를 다치게 한 쇠막대를 들고 서커스에 출연하며 살아갔다. 1851년에는 뉴 햄프셔에 있는 마굿간에서 일하기도 하였다. 그후 몇 년간은 남미로 가서 마차를 몰기도 하다가 다시 미국으로 돌아와서 1861년 사고가 발생한 지

12년 6개월 8일만에 죽었던 것이다.

  게이지의 인생은 그를 아는 모든이들에게는 실패로서 여겨졌겠지만, 후세의 사람들에게는 뇌에서의 섬세한 균형이 사고와 정서를 좌우함을 분명히 알게해 준 첫번째 사건이었다.

  의사 할로우 등이 게이지를 관찰한 저술에 기초하여, 1930년대에 신경과학자들은 뇌 좌측 및 우측 전두엽 섬유의 외과적 손상에 대한 효과를 실험하기 시작하였다. 가장 유명한 실험은 예일대학의 생리학자인 제이콥슨(C. F. Jacobson)에 의해서 행하여진 베키와 루시라는 포악한 두 침팬지에 대한 실험이었다. 전두엽 수술(lobotomy)후에 두 침팬지는 만져도 할퀴거나 깨물지 않았으며 시달림을 당하였을 때에도 무관심한 것처럼 보였다.

  제이콥슨이 이러한 사실들을 국제회의에 보고하였을 때 모니즈(Egas Moniz)라는 한 신경학자는 자신의 보호하에 있는 포악한 환자에게 똑같은 수술을 실시하기로 마음먹었다. 침팬지에 대해서만 안전하고 효과적인 것으로 알려진 수술을 인간을 대상으로 하고자 했던 그의 결정은, 인간과 영장류의 뇌가 유사하다는 사실과 1930년대는 실험적 수술에 대한 공식적인 통제가 허술하였다는 사실 때문에 가능하였다. 오늘날 이러한 야만적이고 되돌릴 수 없는 수술은 생각할 수도 없지만, 그 수술은 실시되었고 결과는 감명적이었다. 흥분적이고 안절부절 못 하고 어떤 경우에 있어서는 돌보아 주는 이에게 신체적 공격까지 하였던 환자들이 극적으로 변화하기 시작하였다.

베키와 루시처럼 수술에서 깨어나자 그들은 그들 주위에서 일어나는 사건들에 대하여 비교적 무관심해졌으며 화를 내거나 정서를 표현하는데 느려졌다. 이정도로도 초기의 전두엽 절제술은 성공적인 것으로 여겨졌다.

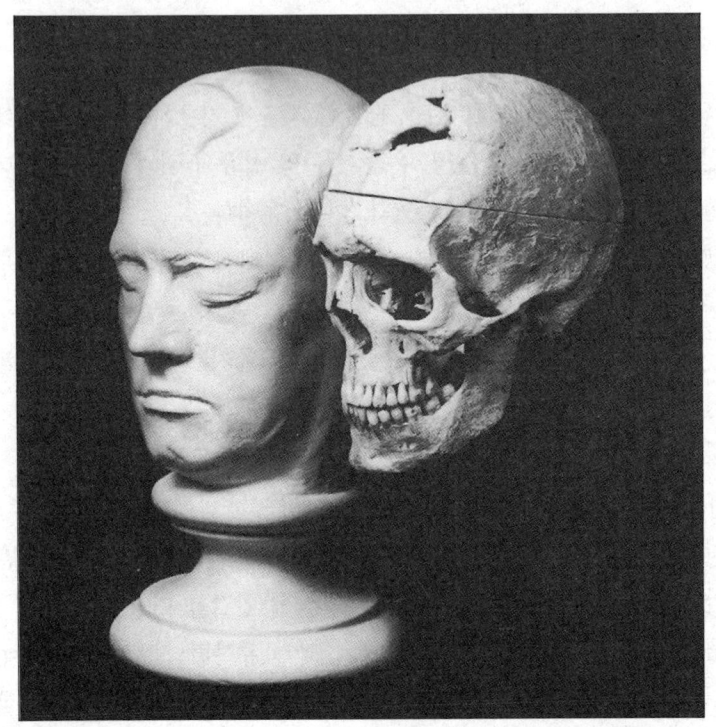

▲게이지의 두개골과 데드 마스크 : 상처입은 부위를 나타내어 주고 있다

그러나 대체로 정신외과수술은 엄청난 희생을 감수해야만 하는 것으로 밝혀졌다. 수술받은 환자의 상당수가 너무도 변해서 친구나 친척들은 그 환자들을 수술전 그들이 알던 사람과 똑같은 사람으

로 받아들이기가 어려울 지경이었다. 그러나 정신외과수술의 쇠퇴에 더 큰 공헌을 한 것은 전두엽과 뇌의 다른 부위와의 연결에 대한 발견에 의해서였다.

최근에 사고와 정서에 관한 인위적인 분류는 사라지기 시작하고 있다. 해부학적 연구들은 전통적으로 정서와 연관된 뇌부위, 특히 변연계와 전두엽간에 광범위한 연결이 있음을 밝히고 있다.

전두엽이 손상되거나 파괴되면, 환경으로부터의 신호를 종합하거나 순위를 설정하고 균형된 결정을 할 수 있는 능력이 손상된다. 일단 전두엽과 뇌의 다른 부위와의 연결이 끊어지면, 변연계는 정서정보를 발사시키는 데에 통제를 받지 못하고 자유로워진다. 전두엽-변연계의 연결이 있어야만 가능한 그 통제능력이 약해지면, 행동은 변덕스럽고 예측할 수 없게 된다. 이러한 일이 어떻게 일어나는가에 대한 세부사항은 아직 불분명하다. 명확한 것은 뇌의 신체적, 화학적, 전기적 상태의 작은 변화조차도 행동의 유의미한 변화를 일으킬 수 있다는 점이다. 뇌 신경섬유가 신경화학물질과 전기적 충동에 대한 도관으로 작용하기 때문에 전두엽에 대한 손상은 뇌의 멀리 떨어진 부위의 화학적 불균형을 일으킬 수도 있다.

전두엽 손상의 공통점은 정서의 경험과 표현의 변화이다. 어떤 환자들은 게이지처럼 때때로 목적없는 행동을 광신적으로 되풀이하기도 하며, 어떤 이들은 몇 시간 동안 가만히 앉아 있기도 하는데, 후자를 신경학자들은 '비자발성(非自發性 : aspontaneity)'이라고 한다. 이러한 행동들은 자신들 뿐 아니라 전두엽의 기능을 이해하려는 신경학자들을 당황스럽게 만든다.

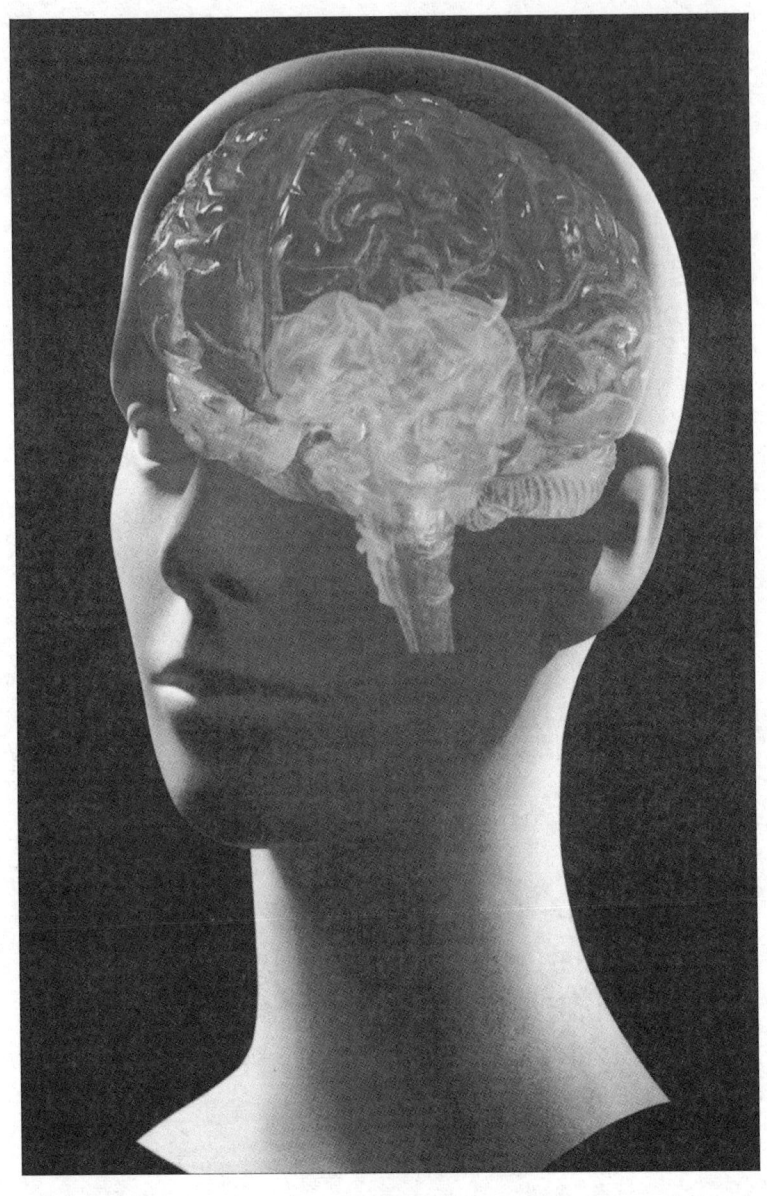

나의 뇌 뇌의 나

전두엽 손상과 관련된 임상적 특징은 여전히 정신신경학에서 가장 당혹스러운 분야로 남아 있다.

라고 러시아 심리학자 루리아(Aleksandr Luria)는 말하였다.

전두엽을 이해하는 것이 어려운 이유 중 하나는 우리의 정서가 미스테리라는 데에도 있다. 우리가 행하는 모든 것을 왜 우리는 느끼는가? 우리의 분노와 열광, 슬픔은 어디서 흘러나오는 것인가? 그러한 의문점은 심리학적 수준에서도 아직 대답할 수가 없다. 예를 들어 정서를 독립적으로 경험하는 것은 불가능한데, 즉 우리는 누군가를 혹은 무엇인가 대상을 사랑하지 않고는 사랑의 감정을 경험할 수 없다. 만약 우리가 화가 나 있다면 우리는 그 무엇인가에 대하여 화가 나 있는 것이다. 변연계와 뇌의 나머지 부분과의 광범위한 상호연결 때문에 사고의 내용과 정서가 상호침투하게 된다고 지금의 신경과학자들은 믿고 있다. 지금 필요한 것은 전세계의 신경과학자들이 정열적으로 연구하고 있는 것으로 우리의 정서가 어떻게 왜곡되어지는가에 대한 실질적 설명이다.

현재 인기 있는 한 가설에 따르면 전두엽은 정서의 통제와 외현적으로 나타나는 구체적 형태를 맡고 있고, 그 정서자체는 주로 우리 변연계의 산물이라는 것이다. 뇌의 이 두 영역이 상호작용하며, 또한 내분비계와 자율신경계를 지배하는 뇌외 부위인 시상하부에 함께 영향을 준다고 한다.

당신이 혼자 밤늦게 침대에서 이책을 읽는다고 상상해 보라. 당신은 갑자기 누군가 당신의 침실로 올라오는 계단의 삐걱거리는 소리를 듣는다. 계단에 누가 있을까? 그 사람이 원하는 것은 무엇일까? 잠시 후에 '나는 혼자 있어…… 누군가가 어둠 속에 있는 것이 틀림없어'라는 생각이 전두엽, 변연계, 시상하부의 연결을 스쳐 지나간다. 만약 당신이 이를 조사하기 위하여 침대에서 일어난다면 두려움이 전두엽-변연계 연결을 통해 일어나고, 이러한 행동에 대한 프로그램이 전두엽과 그에 인접한 보조운동 피질 내에서 공식화된다. 마침내 시상하부가 작동하여 신체가 행동에 준비하기 위한 신경화학물질을 연쇄적으로 분비하게 된다.

위에 기술한 단순화된 행동은 어떤 면에서는 우리 정신과정의 이해에 도움이 될런지 모르지만 우리의 정신과정의 주의깊은 관찰자인 우리 자신들이 보는 바로는 명백한 몇 가지 문제를 간과하고 있는 것이다. 종종 어떤 구체적 사고가 형성되기도 전에 두려움이 먼저 발생한다. 대체로 경악반응이란 생각과는 관계없이 일어난다. 개구장이 어린애가 등뒤에서 비닐봉지에 바람을 넣어 '뻥'하고 터트렸을 때 마치 총알을 피하듯 우리는 펄쩍 뛴다. 어린애의 장난에 속았을 뿐이라는 것을 확인한 후에도 우리 심장은 오랫동안 두근거린다.

다른 경우에 있어 정서적 고통은 종종 눈앞에 있는 어떤 것과 관련없이 갑작스럽게 일어난다. 대부분의 정신과의사들은 '갑작스러운 공포(panic attack)' 혹은 '막연한 불안(free-floating anxiety)'증세로 고생하는 환자들을 치료하고 있다.

반면에 어떤 이들은 정서반응의 결핍으로 고생하고 있다. 그들은 대부분의 사람이 불안을 느끼는 상황에서도 두려움이 없다. 또는 좋은 일이 일어났을 때에도 즐거움을 경험하지 못한다(anhedonia). 마지막으로 7장에서 보다 자세히 다루겠지만, 미국의 수백만의 사람들이 그렇게 나쁘게 느껴야만 될 아무런 객관적인 이유없이 우울증과 조증과 같은 장애로 시달리고 있다.

우리의 사고와 정서가 우리가 보통 믿고 있는 것처럼 쉽게 분리될 수 있는 것은 아니며 또한 위에서 이야기했듯이 차례로 발생되는 것도 아니다. 우리가 느끼는 것은 우리의 사고에 영향을 주며 또한 그 역도 성립하는데, 이러한 것은 대뇌피질의 광범위한 연결 특히 전두엽과 변연계 연결의 자연적인 결과이다. 우리는 단순한 논리기계도 아니며, 무절제한 정서의 뭉치도 아니다. 우리는 두 가지를 모두 지니고 있으나, 어떤 경우에 있어서는 그 균형이 한쪽으로 치우쳐질 수 있다.

게이지의 경우는 뇌손상으로 인한 극도의 스트레스에 의하여 그 균형이 한쪽으로 치우쳐졌는데 그런 일은 무섭고 쇼킹한 경험에 의해서도 일어날 수 있다. 이러한 경험들의 공통분모는 스트레스이며, 스트레스는 우리의 사고와 정서의 균형을 깨뜨린다. 우리의 뇌에서 어떻게 기능부전이 일어날 수 있는지를 신경과학자의 스트레스에 관한 연구에서 찾아볼 수 있다.

스트레스의 가장 일반적 형태는 통증이다. 어느 누구도 영원토록 통증이라는 스트레스를 받지 않을 수는 없다. 통증은 인간상태의 일부분이기 때문이다. 19세기 영국의 시인 톰슨(Francis Thompson)은 다음과 같이 말하였다.

시작되는 것도 없고, 끝나는 것도 없기에 그것은 신음소리로도 갚을 수 없다 ; 왜냐하면 우리는 다른 이들의 통증으로 태어나며, 그리고 우리 자신의 통증 속에서 사라진다.

그러므로 스트레스를 이해하기 위해서는 통증에 대해 면밀한 관심을 가져야 한다. 스트레스에 대한 연구를 살펴보는 시발점으로서 도입부분에 언급하였던 게이지의 경우를 다시 생각해 보자. 그의 비극 중 가장 독특한 면의 하나는 끔찍한 사건에 대한 그의 반응이었다. 그 당시 현장에 있었던 사람들이 한결같이 말하기를 그는 사건직후 통증을 느끼는 것 같지 않아 보였다고 한다. 오히려 침착했으며 그의 부하나 그를 치료하기 위해서 온 의사들에게 농담까지 할 정도였다. '스트레스에 의해 유발된 무통'으로 과학자들에게 일컬어지는 또다른 예가 있다. 2차 세계대전 중 안지오 전투에서 부상당한 군인들은 끔찍한 상처에도 불구하고 상당히 평온한 상태였다고 한다. 또한 경쟁이 치열하고 스트레스가 큰 시합도중에 부상당한 운동선수들도 종종 통증을 느끼지 못한 것으로 보고되고 있다. 이러한 상황에서는 어떠한 일이 진행되고 있는 것일까? 통증은 어떻게 작용하는 것이며, 왜 필요한 것일까?

우리 모두는 통증이 어떤 면에 있어서는 이롭다는 점에 동의한다. 우리가 뜨거운 난로를 만지게 되면 손가락 끝에 갑작스러운 통증이 생겨서 난로에서 물러나게 된다. 두통은 뇌종양의 초기 경고 신호일 수도 있다. 만약 우리가 통증을 느낄 수 없다면 화상이나 자상을 피하기 위해서 우리는 계속적인 감시와 주의를 해야만 한다. 대마비(하지의 양측마비)환자는 대개 다리의 통증을 느낄 수 없는데, 그들은 마비된 다리가 진무르거나 다치지 않게 하기 위해 온갖 주의를 다리에 집중시켜야만 한다.

한편 정반대로 통증이 가라앉지 않는 경우도 있다. 어떤 암환자는 더이상 통증을 참을 수 없게 되는데, 그러면 그들 삶의 모든 것은 통증에 얽매이게 되며 약물만이 그들의 통증을 어느 정도 덜어 줄 수 있다. 통증을 참을 수 없는 것, 즉 통제력의 상실은 통증만큼이나 우리를 두려움에 떨게 만든다. 어느 누구도 치과의사 앞에서 겁에 질려 있는 모습을 보이고 싶어하지 않으며, 더이상 참을 수 없는 통증 앞에 굴복하기를 원하지 않는다. 과연 얼마 만큼의 통증이 참을만한 것인가?

의사들은 종종 환자들의 통내성에 차이가 있다고 한다. 이런 기준은 주관적 판단에서 나온 것이겠지만 낮은 통내성을 가진 사람을 아픔을 잘 참지 못하는 나약한 사람이라고 치부해 버려서는 안 된다는 것을 말해 주고 있다. 또한 통증을 참는 데에 인종적, 문화적 차이가 있다는 이야기도 있다. 그러나 이러한 생각들은 주관적이며, 또한 통증 또한 주관적 감각이기 때문에 결론내리기 어렵다. 누가 내가 아프지 않다고 감히 나에게 말할 수 있는가?

최근 신경과학자들은 통증을 담당하는 뇌기제(mechanism)를 이해하는 데에 큰 진전을 이루었다. 그들은 뇌의 화학물질을 변화시킴에 의해 통증을 제거하거나 완화시킬 수 있는 법을 알아냈다.

우리가 통증을 많이 느끼거나 적게 느끼는 것 사이의 미묘한 균형은 대개 물질 P(substance P)와 자연적 내인성 아편제(endogenous opiate)에 의해서 통제된다. 물질 P는 주된 통각섬유가 뻗치고 있는 곳은 어디에서나 발견되는 뉴로펩타이드로서 피부로부터 척수까지 통증의 신호를 전달하는데 결정적인 것으로 여겨진다. 자연적 내인성 아편제는 신체 내에서 적어도 18가지의 종류가 있는데 어떤 경우에 있어서는 신체 내에서 생산되는 이 아편제가 식물에서 추출한 아편제보다도 더 강력하다.

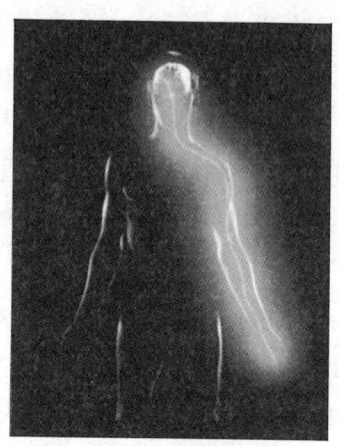

▲ 통각통로 : 피부표면 근처에 있는 신경섬유는 신호를 척수로 보내고 척수는 중뇌수도주변 회백질과 시상으로 보내서 통증을 느끼게 된다

통증을 경험하는 첫번째 단계는 피부표면에 분포한 자유신경종말의 네트워크에서 발생한다. 압력이나 화상, 자상과 같은 조직손상의 결과로 화학물질이 그 주위에 분비되면, 통증의 신호가 다양한 속도로 신경섬유를 따라 그 신호를 전도한다. 빠르게 전도하는 섬유는 뜨거운 난로에서 즉각적으로 우리의 손을 철수시키는 일을 담당하며, 느리게 전도하는 섬유는 화상을 입은 우리의 손끝에서 때로는 수시간 동안 지속되는 통증을 담당하는데 이 느리게 전도되는 신경섬유가 불치의 암환자들에게서 만성적이고 끊임없는 통증을 일으키는 것을 담당한다.

척수로부터 들어온 통증신호는 뇌로 전송되어 시상에 종지한다. 실제로 섬유의 약 50% 미만이 시상에 종지하며, 상당한 부분은 중뇌 중심회백질(mesencephalic central gray matter)이라는 뇌간부위에 종지한다. 눈에 보일까말까한 이 작은 부위가 통증신호의 중심 수렴장소이다. 중뇌 중심회백질의 전기적 자극 후에 실험실 동물들을 마취제 없이도 수술할 수 있으나, 이러한 통증이 없는 상태는 매우 선택적이다. 촉각과 온도감각은 마취가 되어도 남아 있으며 단지 통각만이 사라진다. 통각을 담당하는 작은 뇌부위가 발견되므로서 뇌의 모든 부위가 통각을 지각하는 것은 아니라는 단서를 얻었다. 뇌의 많은 부위는 통증의 지각과는 아무런 관계가 없으며, 따라서 환자를 마취시키지 않고도 신경외과 의사는 뇌조직을 자극하거나 파괴시킬 수 있다.

통각과 관련된 뇌기제에 대한 또다른 단서는 메소포타미아가 원산지인 양귀비로부터 추출한 약물인 아편제 연구에서 얻었다. 아편제는 아주 작은 용량이라도 단시간 내에 통증을 없앨 수 있다. 그 용량은 워낙 적었기 때문에 커다란 뇌전체에 아편제가 두루 퍼져서 그런 효과가 나타날 수는 없을 것이다. 그러므로 1970년대 초기의 신경과학자들은 무통을 일으키는 특정한 아편제 수용기가 뇌에 존재함이 틀림없다고 믿었다. 그러나 그러한 수용기가 있다는 것을 어떻게 증명할 수 있을 것인가? 왜 뇌는 양귀비의 추출물에 대해 수용기를 지니고 있을까? 여기에 신경과학자, 아리헨티나의 말, 이라크의 낙타가 등장하는 홍미진진한 이야기를 소개한다.

1960년대 초기 캘리포니아대학의 라이(C. H. Li)라는 신경화학자는 내분비기관의 우두머리격인 뇌하수체에서 생산되는 물질들을 연구하고 있었다. 이 뇌하수체는 포도나무에 포도가 달린 것 같이 입천상 바로 위 뇌의 밑부분에 매달려 있다. 라이는 그가 발견한 한 물질이 지방대사와 관련 있는 것처럼 보였기 때문에 그는 그 물질을 베타-리포트로핀(beta-lipotropin)이라 불렀다(리피드는 지방의 의학적 용어). 그러나 뇌하수체에서 추출할 수 있는 베타-리포트로핀의 양은 적었기 때문에 그는 그 물질을 많이 얻기 위해 낙타의 뇌하수체에서 그것을 추출하기로 마음먹었다. 그가 낙타를 선택한 이유는 낙타의 체격이 야위고 튼튼하며 지방이 적었기 때문이었다. 즉 낙타가 야윈 것은 베타-리포트로핀이 풍부하기 때문이 아닌가 하는 것을 알고 싶었다.

그것을 알아내기 위해 라이는 이라크에서 유학온 대학원생이 그의 집에 들렀다가 돌아올 때 낙타 뇌하수체 몇 개를 가지고 오라고 부탁했다. 그해 여름 그 학생은 500여 개의 건조시킨 낙타의 뇌하수체를 가지고 돌아왔다. 라이의 분석결과는 놀라운 것이었는데 거

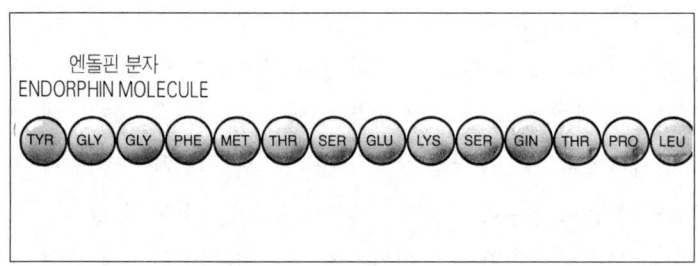

기서 리포트로핀이 전혀 발견되지 않았다. 대신에 그는 베타-리포트로핀의 꼬리끝에 해당하는 새로운 펩타이드를 추출하였다(베타-리포트로핀은 91개의 아미노산으로 구성되어 있으며, 새로운 펩타이드인 베타-엔돌핀(beta-endorphin)은 91개의 아미노산 사슬 중에서 61번째에서 91번째까지의 아미노산을 말한다). 라이는 그 시점에서 확실한 결론을 보류한 채 그 물질에 대한 연구를 중단하였다.

1973년 세 개의 연구팀—스웨덴의 테레니우스(Lars Terenius), 존즈 홉킨즈대학의 퍼트(Candace Pert)와 스나이더(Solomon H. Snyder), 뉴욕대학의 사이먼(Eric Simon)—은 각자 뇌 안에 몰핀에 반응하는 특별한 수용기가 있음을 보여 주었다. 흥미롭게도 이 세

연구팀들은 뇌 아편제 수용기를 찾기 위해 비슷한 절차를 사용하였다. 먼저 뇌를 으깨어서 섞은 다음에 고속 원심분리기를 사용하여 충화시켰다. 그 다음, 샘플을 방사성 아편제 용액에서 배양시켰다. 그때 일어난 결합 정도는 다양한 아편제의 약효에 상응하는 것으로 밝혀졌다. 통증을 강력히 감소시키고 중독적 특성을 지닌 아편제는 뇌의 결합장소와 강한 친화력을 가지는데 비하여, 약한 아편제는 뇌와 전혀 결합하지 못하거나 농도를 증가시켰을 때만 결합하였다.

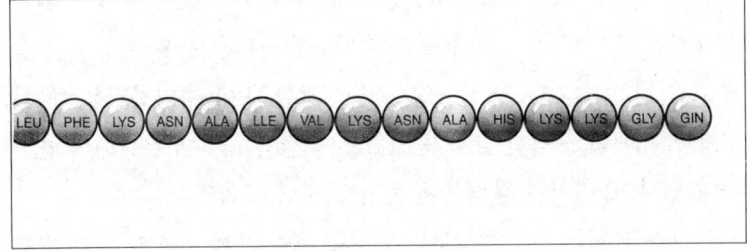

몰핀이나 이와 유사한 강력한 아편제와 친화력이 있는 뇌의 분자적 요소가 존재한다는 증명은 다음과 같은 의문을 불러 일으켰다. 왜 인간의 뇌에 양귀비에서 추출된 물질에 대한 수용기가 있을까? 그에 대한 대답은 뇌가 그 자신의 자연적 아편제를 소유하고 있기 때문이다.

1975년 휴즈(John Hughes)와 코스테리츠(Hans Kosterlitz)는 영국에서 발간되는 〈자연(Nature)〉이라는 과학잡지에 돼지의 뇌에서 5개의 아미노산으로 구성된 작은 분자를 추출하였음을 보고하고 이를 엔케팔린(enkephalin : '머리 안'이라는 뜻)이라 칭하였다. 이 펩타이드는 그 효능 면에서 몰핀과 유사했기 때문에 그들은 엔케팔린이 몰핀 중독성이 없는 진통제로 사용할 수 있기를 바랬다. 그러나 동물로 실험한 결과 엔케팔린은 체내 효소에 의해 빠르게 분해되기 때문에 진통제로서 부분적 효과밖에 없었으며, 더욱이 심한 중독성까지 지닌 것으로 밝혀졌다.

잠시 이야기를 샌프란시스코로 되돌려 보자. 라이는 놀랍게도 엔케팔린이 그가 수년전 낙타의 뇌하수체에서 추출한 물질(베타-엔돌핀)의 한부분인 것을 발견하고 그 물질을 다시 연구하기 시작하였다.

연구 결과 베타-리포트로핀은 몰핀과 유사한 효과를 갖고 있지 않았지만 거기서 라이가 추출한 베타-엔돌핀은 몰핀과 유사한 효과를 지니고 있었다. 베타-엔돌핀을 뇌실 내에 주입하였을 때 몰핀보다 48배의 강력한 효과가 있었으며 정맥 내 주입은 3배의 효과가 있었다. 몰핀처럼 강력한 중독성도 지니고 있었다.

신경과학자들은 이러한 모든 연구를 종합하여 통증과 이에 반응하는 뇌에 대한 가설을 세울 수 있었는데, 엔케팔린과 그에 관련된 물질의 발견으로 신체는 통증과 스트레스에 대처하기 위해 특별한 화학적 통제 시스템을 지니고 있음이 증명된 것이다. 정상적 상태에서는 이러한 자연적 아편제가 신체 내의 많은 아편제 수용기들을 점령하고 있으며 인위적 마취제는 점령되지 않은 여분의 수용기를 점령하므로 통증을 감소시키게 된다. 그러나 몰핀이나 헤로인을 투여하면 엔케팔린과 같은 뇌에서 생산되는 자연적 아편제의 수를 감소시켜 많은 수용기가 비게 되어 더욱더 많은 마취제를 필요로 하게 된다. 결과적으로 뇌의 아편제 수용기는 마취제에 의해 점령당하고 이에 의존적인 상태가 된다. 만약 외부에서 더이상의 아편이 투여되지 않으면 신체는 '금단반응'을 보이게 된다.

기분 역시 자연적 아편제의 영향에 의존적일 수 있다. 고농도의 엔케팔린이 변연계내에서 발견되는데, 마약에 취한 기분은 이 변연계의 아편제 수용기가 점령됨으로써 일어난다.

육체적, 정신적 스트레스 상태에서 뇌하수체는 베타-리포트로핀과 같은 스트레스와 관련된 호르몬을 분비한다. 이 호르몬은 통증에 대한 신체반응을 완화시켜 준다. 엔케팔린을 분비하는 뉴런들은 척수수준에서 통증을 전달하는 물질인 물질 P를 함유하고 있는 뉴런의 활동을 차단시킬 수 있다. 부가적인 통증의 완화는 중뇌수도주변 회백질에서 기시하는 섬유에 의해서도 일어날 수 있다. 중뇌수도주변 회백질에서 척수로 이어지는 섬유는 척수의 엔케팔린 함유 뉴런을 활성화 시킴으로서 통증을 완화시킨다. 이상과 같은 별개의 두 과정이 통증을 감소시키는 작용을 한다.

신경과학자들은 신체 내 아편제 시스템 연구진전을 통해 중독성이 없는 합성진통제를 개발할 수 있기를 바라고 있다. 지금까지 중독성이 없는 진통제는 개발되지 못했다. 즉 진통효과를 얻기 위해서는 불가피하게 점점 더 많은 진통제를 먹어야만 하는 것이다. 한편 스트레스 그 자체에 의한 통증지각의 효과에 대한 연구도 미래의 한 유망한 분야이다.

실험동물을 스트레스를 받는 낯선 상황에 노출시키면 그 동물은 통증에 대한 내성이 증가한다고 알려져 있다. 같은 스트레스 상황에 반복적으로 노출시키면 통증감소 효과는 줄어든다. 스트레스에 관련된 무통효과는 인간에게서도 일어남이 확실하다. 극도의 스트레스 상태에서 사람들간에 '통내성' 정도가 서로 다른 것은 또다른 특수한 통증감소 기제의 작용 때문일 수도 있을 것이다. 만약 그렇다면 이러한 기제는 엔돌핀이나 엔케팔린 생산의 단순한 증가 이외의 것과 관련되어 있음이 틀림이 없다. 스트레스는 종종 뇌에서 이러한 물질의 생산이 증가하는 것보다 훨씬 빠르게 일어난다.

스트레스에 의한 통증감소는 극한 상황에서만 발생하는 것일까? 군인이나 모험가의 일기에서 그 대답을 발견할 수 있다. 가장 극적인 예는 1830년대에 사자의 습격을 받은 적이 있었던 리빙스톤의 글에 잘 나타나 있다. 이 예는 극한 스트레스가 어떻게 신체의 통내성을 증가시킬 수 있는가에 대한 좋은 설명이 될 것이다.

나는 큰 고함소리를 듣고 돌아보는 순간 나를 막 덮치려는 사자를 보았다. 그때 나는 약간 높은 곳에 있었지만, 사자는 뛰어올라 나의 어깨를 물었고 사자와 나는 함께 아래로 굴러 떨어졌다. 나는 그 사자가 무섭게 으르렁거리며 나를 흔들어대는 소리를 귓가에서 들었다. 나는 마치 고양이앞의 쥐처럼 망연자실해졌다. 그 순간은 아무런 통증도 공포도 느낄 수 없는 일종의 꿈과 같았지만 의식은 또렷했다. 그것은 국소마취된 환자가 자신의 수술장면을 보면서도 칼의 아픔을 지각하지 못하는 것과 유사하다. 이러한 신기한 상태가 어떤 환상은 아니였다. 그 사자가 물고 흔들자 사자를 직면하고 있는 상태에서도 두려움이 가셨던 것이다. 이와 같은 신비한 현상은 육식동물의 먹이가 되는 모든 동물에게 아마도 공통적으로 일어나는 일일 것이다. 만약 그렇다면 이는 죽음의 고통을 줄이려는 조물주의 자비로운 장치일 것이다.

통증은 뇌가 관계하여야 되는 스트레스의 가장 일반적인 형태지만, 뇌가 잘 대비하고나 있었다는듯이 반응하는 다른 형태의 스트레스도 존재한다. 다음을 생각해 보자.

나는 이글을 포도원에서 휴가동안 썼는데, 책상에 앉기 몇 분 전에 나는 〈보스턴 글로브(Boston Globe)〉란 잡지에서 매사추세츠 주민 몇 명이 뇌에 치명적인 염증을 일으키는 말뇌염에 걸렸다는 글을 읽었다. 이 병은 흔히 치명적이고 뇌에 심한 바이러스성 염증을 일으킨다. 나는 모기에 의한 뇌염발생이 아직까지는 보스턴 지역의 남쪽 습지지역에 국한되어 있다는 것을 읽었지만 글을 쓰면서도 여기에까지 퍼지지는 않을까하는 두려움을 떨쳐버릴 수가 없었다. 나의 팔과 다리에 널려 있는 모기에 물린 자리의 가려움을 무시하려고 애써 보았지만 곧 '내가 바이러스를 가진 모기에 물린 것은 아닐까?'하는 불안감에 휩싸이게 되었다.

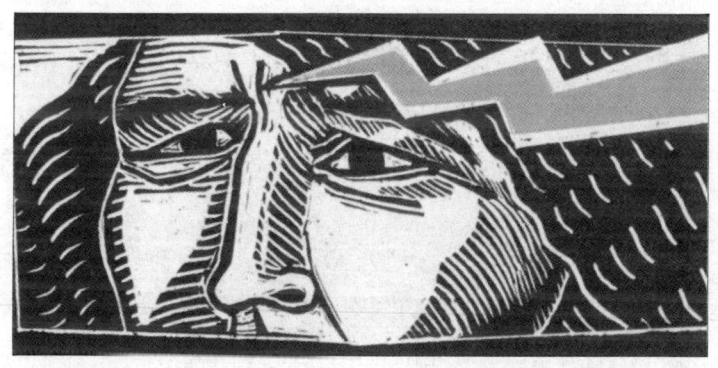

▲ 어떤 사람은 스트레스를 받아도 잘 견디지만 스트레스가 극도로 심하다보면 병, 특히 정신질환에 걸리기 쉽다

갑자기 몸이 불편함을 확연히 느꼈다. 나는 맥박을 체크해 보았다. 나의 평소 맥박은 분당 64회이었지만 지금은 86회로 상승했다.

그러나 뇌염에 걸릴 가능성은 매우 희박하다는 공중보건국 성명기사를 기억해내고는 갑자기 안도감을 느끼게 되었다. 2분 후의 나의 맥박은 72회로 떨어졌다.

내가 지금 언급한 것은, 실제로는 아무 일도 일어나지 않은 것에 대한 흥분적 반응의 한 예이다. 내가 뇌염에 감염되었을지도 모른다는 생각은 나를 놀라게 만들었고, 그 순간에 내가 느낀 내적인 고통으로 인하여 나의 심장은 빠르게 뛰는 '스트레스 반응'을 보인 것이다.

사람의 내적인 고통은 신체반응을 관찰하므로써 알 수 있다는 것은 수천년 전에도 이미 알려진 사실이다. 예를 들면 전쟁터에서의 전사는 그들의 호흡을 조절하는 법을 익혀서 호흡에 조금도 동요를 보이지 않음으로써 적에게 그들의 두려움을 감추는 훈련을 하기도 했다.

이같은 스트레스 반응에 관한 가장 흥미 있는 질문은 뇌에서의 생각이 어떻게 심장박동을 변화시킬 수 있는가 하는 것이다. 놀랍게도 신경과학자들은 비교적 짧은 기간 내에 이에 대한 대답을 찾았다.

19세기초 신경과학자들은 살아 있는 개구리 심장박동은 뇌간에서 심장까지 연결되어 있는 미주신경의 어느 곳을 전기자극하더라도 늦어진다는 사실을 알아냈다. 이러한 일은 죽은 개구리에게서도 나타날 수 있는데, 그 이유는 죽은 개구리의 심장도 영양액 속에 잘 보관되어 있는 한 계속 뛰기 때문이다(인간의 경우에 있어서도 마찬가지이며, 따라서 죽음은 심장박동의 정지보다는 뇌활동의 정지에 의해서 정의된다).

1921년 독일의 과학자인 뢰비(Otto Loewi)는 전세계의 신경생리 실험실에서 수천번 반복된 이러한 실험을 또다시 되풀이하였다. 그는 개구리 심장박동을 늦추는 것이 전기적 명령에 의해서가 아니라 화학적인 명령에 의한 것임을 확신하였다. 즉 신경의 전기적 자극은 일종의 '감속' 화학물질의 분비를 일으키고, 이 물질이 심장박동 감소의 실제적 원인이 된다고 그는 믿었다.

이러한 그의 이론은 그럴 듯 했지만 이를 검증할 정확한 방법을 그는 모르고 있었다. 어떻게 해서 이러한 신비한 '감속' 화학물질의 효과와 전기적 자극의 효과를 분리시킬 수 있을까? 어느날 밤 뢰비는 그의 딜레마에 대한 대답을 꿈에서 발견하고 잠을 깼다. 만약 신경에서 '감속'물질이 분비되다면 이는 심장을 둘러싸고 있는 영양액으로 분비될 것이며, 다른 개구리

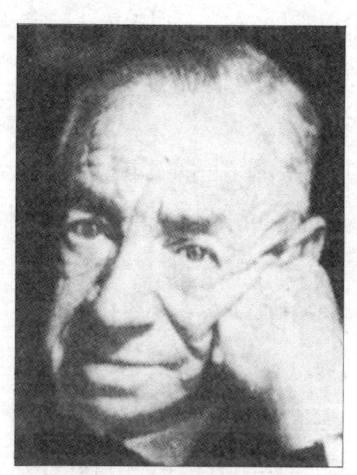

▲ 오토 뢰비는 신체의 전기적 활동과 화학적 활동을 연관시켰다

의 심장이 보관된 영약액에 이 용액을 첨가시키면 어떻게 될까? 뢰비는 벌떡 일어나서 실험실로 달려갔다.

뢰비는 먼저 첫번째 개구리의 미주신경을 자극하여 그 개구리의 심장박동을 늦추었다. 그 다음 그 개구리의 심장을 담궈두었던 용액의 일부를 두번째 개구리의 심장를 담궈두었던 용액에 첨가시켰다. 그 결과 두번째 개구리의 심장의 박동도 느려졌다. 뢰비는 뛸

듯이 기뻤다. 그는 개구리의 심장박동을 느리게 하는 것은 신경화학적물질인 아세틸콜린(acetylcholine)이며 이는 신경충동에 의해 분비된다는 것을 의심의 여지없이 증명하였던 것이다.

그렇다면 심장박동을 빠르게 하는 물질도 존재할까? 물론 존재한다. 아드레날린(adrenaline)이라는 물질에 심장을 담그면 해당 신경섬유를 자극했을 때처럼 심장박동은 빨라지게 된다.

인간의 경우도 이러한 뇌로부터 심장까지의 '가속'정보를 전달하기 위해 화학물질을 사용한다. 인간의 경우는 아드레날린이 아니라 약간 다른 물질인 노어아드레날린(noradrenaline 혹은 노어에피네프린 : norepinephrine)이라는 물질로서 주로 뇌간의 청반(靑斑 : locus coeruleus)에서 분비된다. 청반에서 노어에피네프린을 분비하는 세포는 숫적으로 적기는 하지만 그 신경섬유는 가지를 많이 쳐서 엄청나게 복잡한 망을 형성하므로 뇌와 척수의 모든 부분에 퍼질 수 있다.

말뇌염에 감염되었을지도 모른다는 공상에 의해 나의 심장은 빠르게 박동하였는데, 이러한 두려움에 찬 생각은 스트레스에 관계된 신경화학물질의 방출을 야기시킨다. 즉 나의 건강염려증에 의한 스트레스로 인하여 노어에피네프린이 교감신경계의 신경세포에서 분비되고, 이에 따라 심장박동은 빨라진다. 또한 교감신경계는 부신선을 자극하여 아드레날린(혹은 에피네프린)을 분비케하는데 그러면 이 화학물질은 혈류를 타고 전신을 순행하면서 노어에피네프린이 작용하는 동일 시냅스를 활성화시킨다.

뢰비 실험이 있은 60여 년후 신경과학자들은 신경전달에 대한 비유를 만들었다. 그들은 각 화학물질이 마치 열쇠처럼 특정한 모양의 분자로 구성되어 있다고 가정하였다. 이러한 열쇠 화학물질이 분비되면 이 물질들은 특정한 모양의 분자로 구성된 다른 신경세포막의 열쇠구멍을 찾으려하게 된다. 그 열쇠구멍이 올바른 열쇠를 만나게 되면, 즉 수용기가 해당 화학물질을 만나게 되면 그 수용기는 특정한 방식으로 반응하게 되는 것이다. 노어아드레날린이라는 열쇠는 내가 번민하고 있던 그 짧은 순간에 열쇠구멍을 찾아 나의 심장박동을 빠르게 만들었던 것이다.

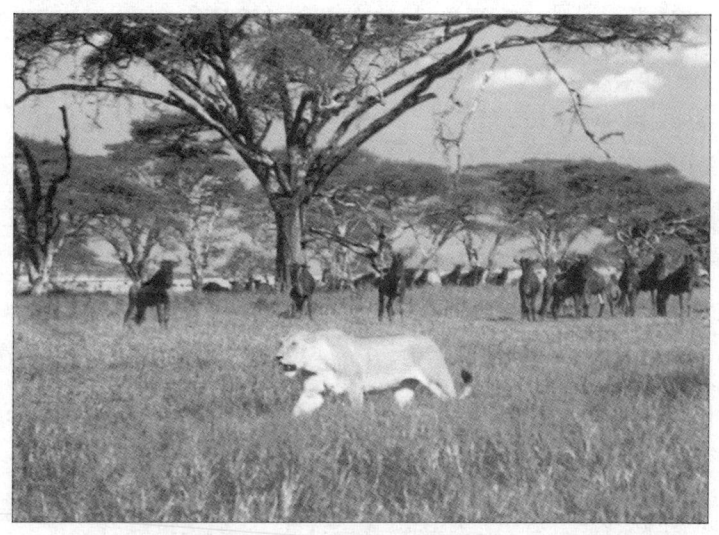

▲ 사자가 먹이에 몰래 접근하고 있다. 야생에서 동물들은 본능적으로 위험이나 죽음에 대처한다. 이러한 '싸움 혹은 도주' 반응은 뇌와 내분비계에 의해 이루어진다

정글에서의 생존은 '싸움 혹은 도주'반응의 적절한 기능에 의존한다. 초원에서 풀을 뜯고 있는 사슴은 그의 포식자인 치타의 미묘한 신호에 적절히 반응해야만 한다. 사슴의 교감신경계에 의한 노어아드레날린의 분비는 심장박동을 증가시키며 도주상태를 준비케

해준다. 이러한 반응은 치타에게도 일어나는데, 즉 도주자인 사슴이나 추적자인 치타 모두 스트레스에 대해 반응하게 된다. 사슴의 생존여부는 뇌의 반응성과 그에 의해 화학적으로 매개되는 반응체계의 효율성에 달려 있다. 이상과 같은 사실만 보면 스트레스에 의한 반응은 생존에 유리한 것처럼 보인다. 그러나 이 세상에 적이 더 이상 존재하지 않는다면 어떤 일이 일어날까? 생존이 위협받지 않을 때가 있을까?

인간에 있어서 스트레스에 의한 반응은 수명을 연장시키기보다는 단축시킨다. 우리는 대개 스트레스를 심리적인 용어로만 생각하지만 심리적 사건은 신체에 영향을 끼친다는 점을 잊어서는 안 된다. 어떤 생각을 하느냐에 따라서 변형된 '싸움 혹은 도주'반응이 나타날 수 있다. 그럴 때 그 반응은 종종 그 상황에 부적절하기도 한다. 뇌염에 감염될 가능성이 거의 희박한 데도 불구하고 이로부터 도망하려함은 치타를 직면한 사슴이 도망하는 것과는 아주 다르다. 처음 예에서는 지나친 상상의 결과로 도리어 스트레스가 생긴 것이다. 하지만 치타로부터 실제적인 생존의 위협을 받는 사람은 생존하기 위해서는 즉각적으로 반응해야만 한다.

간단히 말하면 스트레스는 우리에게 신체적 혹은 심리적 부담을 주는 어떠한 활동이나 상황이다. 숙달된 스카이 다이버에게 있어 일상적인 낙하산 점프는 전쟁시 한밤중에 적진으로 낙하하는 것에 비해서 스트레스가 적다. 실제로 2차 세계대전시에 160시간의 비행당 한 명의 사상자를 낼 정도로 가장 위험했던 야간 폭격에 참가한 사람들은 단순히 훈련만을 받았던 사람들에 비해서 신경증에 걸린 확률이 12배나 높았다. 이러한 사실은 일반적으로 상황이 위험하다고 느낄수록 스트레스 반응이 더 심해진다는 것을 의미한다. 그러나 다른 중요한 요인도 존재함을 간과해서는 안 된다.

록펠러대학의 와이스(Jay Weiss)와 펜실베니아대학의 셀리그만(M. E. P. Seligman)은 그러한 요인이 통제력임을 가정하였다. 자신이 통제할 수 없는 상황에 처하는 것이 가장 큰 스트레스 중의 하나라는 것이다. 이를 증명하기 위해 쥐를 세 집단으로 나누어서 쇼크 상자에 넣었다. 첫번째 집단의 쥐는 전기 쇼크를 받을 때 상자 안의 바퀴를 돌리면 쇼크가 멈추게 되어 있으며, 두번째 집단은 첫번째 집단의 쥐와 쇼크의 빈도에 있어서는 같지만 쇼크를 피할 아무런 방도가 없었다. 세번째 집단은 비교집단으로서 아무런 쇼크도 받지 않게 하였다. 이 세 집단의 위궤양검사 결과 쇼크를 받지 않은 세번째 집단의 쥐는 완전히 정상이었으나, 자신이 쇼크를 피할 수 있는 통제력이 없었던 두번째 집단의 쥐는 쇼크를 피할 수 있는 통제력이 제공된 첫번째 집단에 비해서 쇼크가 같음에도 불구하고 위궤양 발생 빈도가 높았다.

더 나아가 와이스는 스트레스 상황을 예견할 수 있는 능력의 존재여부가 중요하다는 것을 증명하기 위해 두번째 실험을 실시하였다. 첫번째 집단은 아무런 쇼크를 받지 않게 하였으나 두번째와 세번째 집단은 같은 빈도로 쇼크를 받게 하였다. 그러나 두번째 집단은 쇼크가 제공됨을 알리는 신호소리를 제기하는데 비하여, 세번째 집단에는 이러한 경고신호를 제시하지 않았다. 와이스는 쇼크가 제공되리라는 것을 알리는 경고신호를 제시하지 않은 집단의 쥐에게서 위궤양이 가장 많이 발생했다고 보고하였다.

신경과학자들은 이러한 상황이 인간에게서도 일어난다고 말한다. 예를 들면 거대한 조직운영에 책임 있는 관리자가 별 책임이 없는 부하에 비해서 보다 더큰 스트레스를 받을 것이라고 대개 생각하고 있을 것이다. 이것이 사실일 수도 있다. 그러나 상관은 그의 조직에 대해 가지고 있는 통제력으로 인해 그의 스트레스를 반감시킬 수 있을 것이나, 고용, 해고, 정책설정 등에 대한 힘을 갖고 있지 못하는 부하는 그러한 통제력의 부재로 인해 상관보다 더큰 스트레스에 시달려 위궤양, 두통, 고혈압 등과 같은 스트레스성 반응을 보일 가능성이 높다.

실제로 1974년에 매트로폴리탄 생명보험회사는 〈Fortune〉지가 선정한 500개 기업의 최고 관리자 1078명에 대한 조사를 하였는데 그들의 사망률은 같은 나이의 다른 사람들에 비하여 37%나 낮은 것으로 밝혀졌다. 관리자들에 대한 또다른 연구에 의하면 어떤 태도가 스트레스 때문에 발생하는 질병을 예방하는데 도움이 되는가 하는 것도 밝혀졌다. 그 관리자들은 목적의식을 가지고 도전을 즐기며 무엇보다도 그들은 그들 삶에 대한 통제력이 있다고 믿고 있음이 특징이었다고 보고하고 있다.

실제로 어떤 이들은 스트레스 상황에서도 잘 견디어 나간다. 존즈 홉킨즈의과대학의 명예교수인 엘키스(Joel Elkes)는 '몇몇 사람들에게는 극도의 스트레스가 기분좋은 각성상태를 야기시키며 이후에는 안도감을 느끼게 한다'라고 가정한다. 이러한 사람들은 스트레스성 반응을 동반하는 아드레날린의 분비를 즐기며 그렇지 못한 경우에는 지루하고 불만족스럽고 불행함을 느끼게 된다.

스트레스는 어떤 사람들에게는 중독적일 수 있다. 그들은 점점 더큰 스트레스를 갈망하게 되는데 결과적으로 그로 인해 파멸해

버린다. 더욱이 어느 정도의 스트레스가 개인을 파멸시키는가를 결정짓는 것은 어렵다. 미국 스트레스 협회의 전회장이었던 의사 로슈(Paul Rosche)는 '한 개인이 견딜 수 있는 스트레스의 정도는 확실치 않으며 따라서 건강증진의 수단으로서 스트레스를 옹호할 수는 없다'라고 말한다. 또한 그는 일에 대한 만족과 동료의 인정이 스트레스가 유익한가 혹은 유해한가를 결정짓는 중요한 요인이라고 확신하면서, '건강한 인생을 누리는 비결은 자신이 하고 있는 일을 즐기며 그것을 잘하고 있음을 느끼는 것이지 스트레스 그 자체를 피하는 것이 아니다'라고 말한다.

스트레스에 대한 통제력과 예측능력에 대한 실험들은 생리적 요인과 심리적 요인의 밀접한 관련성을 강조하고 있다. 우리가 생각하는 것, 두려움, 예상, 고통스러운 것이나 예측불가능한 것보다 신속하고 쉬운 것을 좋아하는 우리 인간들의 성향—이 모든 요인들이 우리가 어떤 스트레스 반응을 경험하고 싶어하는가 그렇지 않은가를 결정한다. 일반적으로 동물뿐 아니라 인간도 갑작스런 스트레스보다는 이에 대한 경고신호가 있기를 바라며, 그런 상황이 언제 발생할지를 선택할 수 있기를 더 원한다.

배우자의 죽음이나 심한 우울증과 같은 매우 스트레스가 심한 상황은 인간에 있어서 암의 발생율의 증가와 관련된다. 와이스 실험과 유시한 실험이 그 이유를 말해 주는데 이 실험은 콜로라도대학의 심리학과 교수인 마이어(Steven F. Maier)에 의해서 행하여졌다. 첫번째 집단의 쥐들은 상자 안의 바퀴를 돌림으로써 쇼크를 피할 수 있게 하였으나 두번째 집단의 쥐들은 쇼크를 피할 수 있는 수단이 제공되지 않았다. 두번째 집단의 쥐들은 면역계가 약해져

병에 대한 감염율이 높다는 것이 드러난다. 또한 암을 유발시키는 실험적 약물에 대한 면역방어 능력이 현저히 감소하였다. 마이어의 이러한 결과들은 사람의 '마음의 상태'가 병에 대한 저항력을 감소시키고 암발생률을 증가시킬 수 있다는 일반적 믿음과 일치한다.

> **스트레스가 가장 큰 10가지 사건**
> 1. 배우자 혹은 사랑하는 사람(직계가족)의 죽음
> 2. 이혼
> 3. 별거
> 4. 가까운 친척의 죽음
> 5. 자신의 상해와 병
> 6. 결혼
> 7. 해고 혹은 실업상태
> 8. 가족의 건강 혹은 행동의 주된 변화
> 9. 성문제
> 10. 새로운 가족이 생김
> * 홈즈(Thomas Holmes)와 라흐(Richard Raahe)가 개발한 생활사건 척도(The Life Event Scale)에서 인용함

확실히 우리의 마음과 뇌는 어떤 철학자의 믿음처럼 분리될 수 있는 것은 아니다. 우리 마음의 '태도'가 매우 중요하다. 우리는 주변의 사건에 대해 수동적으로 반응만 하는 것이 아니라 그 주변사건에 다시 영향을 준다. 만약 너무나 많은 일들이 발생하여 우리가 이에 대한 통제력을 잃는다면, 우리는 스트레스로 인한 병에 시달리게 될 것이다(그러나 스트레스로 인한 병의 발생에는 유전적인 요인도 존재하며, 또한 아주 만족할만한 환경에서도 발병할 가능성이 있다는 것을 염두에 두어야 하겠다).

스트레스는 이보다는 좀 덜하지만 다른 유해한 반응도 일으킬

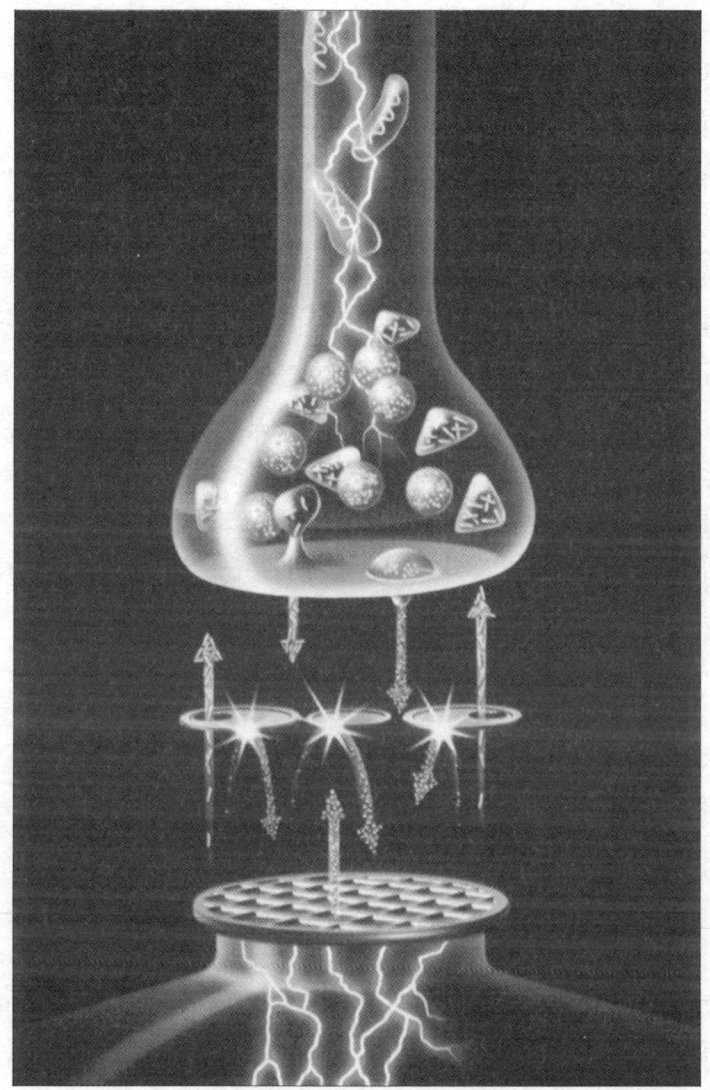

▲시냅스 간격에서 작용하는 항우울제.
노어에피네프린과 세로토닌이 방출되면 항우울제는 노어에피네프린을 차단하고 세로토닌을 수용기에 부착하도록 한다. 그래서 원래의 신호는 변형된다

수 있다. 음악가와 배우는 공연전에 종종 입이 마르고 손이 떨리고 가슴이 조여드는 느낌 등을 경험하였을 것이다. 그들의 대부분은 이러한 무대공포증상을 극복하고 공연할 수 있는 능력이 있으나, 어떤 경우에는 그런 감정 때문에 공연을 망치고 경력에 오점을 남기기도 한다.

여러 해 동안 신경과학자들은 무대공포로 인한 스트레스 반응은 차단시키면서도 공연자를 지나치게 진정시키지 않는 약물의 개발 가능성을 타진해 왔다. 오늘날 이러한 무대공포의 화학적 작용은 잘 밝혀져 있다. 뇌로부터의 스트레스 정보는 신경섬유를 따라 전도되어 노어아드레날린을 분비케하고 이로 인하여 심장박동은 빨라지게 된다. 또한 부신도 자극을 받아서 아드레날린이 분비되는데 이는 혈액을 통해 전달되어 빠른 심장박동을 유지하게 하고 무대공포로 인한 떨림과 땀분비를 야기시키게 되는 것이다.

심장의 아드레날린성 열쇠구멍(수용기)에 적합한 약물들이 있다. 이 약물은 베타 차단제로 알려져 있는데, 이는 원래 심장병을 치료하기 위해서 개발되어졌으며 현재에도 주로 이 목적으로 사용되고 있다. 이러한 약물들은 심장의 아드레날린성 열쇠구멍을 막아, 혈액을 통해 전달되는 아드레날린의 심장박동 증진효과를 차단시킨다. 그러나 뇌로부터 전달되는 노어아드레날린의 효과는 영향을 받지 않는데 이로 인해 독특한 상황이 일어난다. 즉 무대공포로 인한 노어아드레날린의 분비로 공연자는 완전히 각성되고 긴장되지만, 약물에 의한 아드레날린성 열쇠구멍의 차단으로 심장이 계속 빨리 뛰거나 손에 땀이 나지는 않는 것이다.

1890년대에 심리학자이며 의사인 제임스(William James)와 덴마크의 생리학자인 랑게(Carl Lange)는 감정은 원래 생리적 현상에 의한 것임을 주장하였다. 그들은 '우리는 울기 때문에 슬픔을 느끼지, 슬프기 때문에 우는 것은 아니다. 정서란 위 수축, 심장박동, 혈관의 확장 및 수축 등과 같은 신체의 여러 기관의 기능변화에 대한 지각의 결과로서 일어나는 것이다'라고 주장하였다. 만약 무대공포를 줄이기 위하여 투여된 베타 차단제가 불안과 스트레스를 제거시킨다면 이는 제임스와 랑게의 주장을 지지하는 것이다. 그러나 아드레날린을 인위적으로 주사하면 어떤 현상이 일어날까?

실제로 1924년 프랑스의 한 신경과학자는 다양한 나이와 경력을 지닌 210명의 피험자에게 아드레날린을 투여한 후 그들이 느끼고 있는 것을 보고하도록 하였다. 그 결과 피험자의 3/4은 얼굴이 붉어지고, 심장박동이 빨라지고, 오싹해지고, 더워지는 느낌이 든다는 등의 신체적 변화를 보고하였으나, 단지 피험자의 1/4만이 정서를 경험하였다고 보고하였다. 그리고 그 정서란 '마치 내가 두려워하고 있는 것처럼 느껴져요' 혹은 '마치 내가 울어야 되는 것 같이 느껴져요'라는 식의 비실제적이고 분명치 않은 것들이었고 마치 타인에게 그 정서가 일어나는 것처럼 보고하였다. 그러나 만약에 아드레날린이 투여된 직후에 피험자들이 심리적인 스트레스를 받게 하면, 이들은 실제적이고 분명한 정서를 표출하였다. 이에 대해 마라논(Maranon)이란 연구자는 다음과 같이 말하였다.

스트레스를 주기 위해서는 강한 감정적인 힘은 가지고 있지만 정상적인 상태에서는 정서를 일으키지 않는 기억을 불러일으켜야 한다. 예를 들면 피험자들에게 아드레날린 투여전에는 병을 앓고 있는 자식이나 죽은 부모에 대해서 말을 해도 그들은 조용히 반응한다. 그러나 아드레날린 투여 후에 이런 이야기는 강한 정서를 일으킨다.

제임스-랑게의 정서이론이 처음 제시된 지 90년이 지나는 동안 신경과학자들은 말초신경에 의한 정서보다는 중추신경에 의한 정서에 관심을 집중시켰다. 현 시점에서 볼 때 특히 뇌의 변연계 내에서의 복잡한 연결이 정서의 주된 근원으로 간주된다. 정신분열증과 우울증의 치료약물은 말초신경보다는 중추신경계의 차단에 의한 것이다. 그럼에도 불구하고 심장에서의 아드레날린 수용기의 차단에 의해 말초적으로 정서가 변화될 수 있다는 사실은, 부신선에서 분비되는 아드레날린이 신경에서 분비되는 노어아드레날린과 상호작용하여 정서를 일으킨다는 것을 시사한다. 만일 이런 정서들이 스트레스에서 오는 불안, 공포, 공황이라면, 건강에 해로운 것이다.

적당한 스트레스는 오히려 이로운 자극이 될 수도 있다. 특히 베타 차단제는 혈액 속의 아드레날린의 효과는 감소시키나 뇌로부터 신경을 따라 전도되는 노어아드레날린의 효과에는 영향을 미치지 않기 때문에 수행이 증진됨이 증명되었다.

지금의 신경과학자들은 노어아드레날린이 각성에 중요하다고 믿고 있다. 우리는 대개 환경에 대해 주의를 집중하고 있을 때, 즉 각성상태가 최고조에 달할 때 일어났던 사건들을 가장 잘 기억한다. 반대로 졸리거나 지루할 때 일어났던 일들은 차후에 잘 기억하지 못한다.

뇌에 대해 흔히 하는 질문

질문 : 왼손잡이의 뇌는 오른손잡이의 뇌와 구조적으로 다른가?
대답 : 왼손잡이의 대략 60%가 오른손잡이처럼 좌반구를 통해 언어처리를 하며, 40%가 좌우반구를 모두 사용한다. 이러한 이중처리 덕택에 왼손잡이는 오른손잡이보다 뇌손상을 입어 언어능력이 상실되더라도 회복이 빠르다.

전체 인구의 약 90%는 오른손잡이인데 이것은 인간에게만 있는 특징이다. 지구상의 모든 다른 동물들은 왼손 오른손의 차이가 없든지 혹은 50대 50의 분포를 보이기 때문이다. 왼손잡이가 되는 것은 유전적인 것이 아닌 것처럼 보인다. 왼손잡이의 84%는 부모가 모두 오른손잡이였다. 한때 왼손잡이는 출생시의 뇌손상에 의한 것으로 생각하기도 했으나, 오늘날은 완전히 부정되었다. 현재까지 왼손잡이의 원인은 아직 밝혀지지 않고 있다.

질문 : I.Q. 검사는 지능을 측정하는데 소용이 없다는 것이 사실인가? 뇌의 측면에서 볼 때 지능이란 무엇을 의미하는가?
대답 : 전통적인 I.Q. 검사는 문화의 혜택을 받지 못하였거나 동기가 약한 사람과 지능이 낮은 사람을 구별하지 못하였다. 예를 들어 웩슬러 성인 지능검사(WAIS)는 특정한 사실에 대한 지식이나 숙어와 단어에 대한 이해력에 촛점을 두었는데 이들 문항들은 문화와 사회경제적 지위와 깊은 상관관계가 있는 것들이다.

단순한 소리나 불빛에 대한 뇌의 반응을 연구한 최근의 연구는, 표준 I.Q. 검사에서 높은 점수를 받은 사람이 그러한 자극을 판단하는 데에 보다 시간이 적게 소요됨을 보고하였다. '당신이 들은 두 개의 음은 같은가 혹은 다른가?' '당신이 본 두 개의 선중 어느 것이 더 긴가?'와 같은 질문에 대해, 일반적으로 I.Q.가 높은 사람들이 자극을 처리하고 판단하는데 시간이 적게 소요되었다. 유발전위연구(evoked potential study)에서도 비슷한 사실이 보고되기도 하였다. 반응잠재시간과 I.Q. 검사 점수간에는 상관이 매우 높다. 신경과학자와 심리학자들은 I.Q.가 뇌에서의 빠른 정보처리와 낮은 실수율을 의미한다는 새로운 이론을 정립하고 있는 중이다. 즉 똑똑한 사람이란 단지 뇌세포간의 연결이 우수할 뿐이라는 것이다.

쥐의 기억에 대한 아드레날린과 노어아드레날린의 효과에 관한 실험이 캘리포니아대학에서 실시되었다. 쥐는 밝은 장소보다는 어두운 장소를 선호하여 그곳으로 이동하려는 습관이 있는데, 밝은 곳과 어두운 곳으로 분리된 상자 속에 쥐를 넣고 쥐가 어두운 곳으로 갈 때마다 전기 쇼크를 주고는 그 다음날 다시 그 상자 안에 쥐를 넣고 어디로 가는지를 검사하였다. 이때 쇼크를 받을 당시 아드레날린을 투여받은 쥐들은 쇼크가 제시되었던 어두운 장소를 피하는 경향성이 높았다. 이는 아드레날린이 각성상태를 높여 주고 이에 의하여 전기 쇼크라는 불쾌한 자극에 더욱 취약해지게 하였으며 또한 어두운 곳에서 전기 쇼크를 받았던 기억을 보다 더 잘 떠오르게 하기 때문이다. 즉 아드레날린의 투여가 사소한 것들도 의미 있고 중요한 사건으로 전환시켜준 것이다.

아드레날린 혹은 노어아드레날린의 투여로 인간의 기억도 향상시킬 수 있을까? 이러한 가능성에 대한 시도가 모색되고 있긴 하지만 몇 가지 문제점이 있다. 한 가지는 그러한 약물들이 극도의 스트레스와 불안을 야기시키지 않도록 용량을 주의깊게 조절하여야 한다. 지나친 노어아드레날린 투여는 공포와 불안에 의한 중추신경의 혼란으로 오히려 기억을 감소시킬 수 있다. 또한 아드레날린의 투여는 신체기관에 유해한 결과를 가져올 수도 있다. 따라서 이런 부작용들이 베타 차단제로 어느 정도 제거될 수 있다고 하더라도 그 약물의 순수한 효과란 현 시점에서는 불명확하다.

낙하산 점프를 처음 해보았던 토니(Tony Boucher)의 이야기는 지나친 아드레날린의 분비효과에 대한 생생한 증거가 된다. 처음에 그의 점프는 성공적이었으며 그는 낙하하는 동안 침착하였다. 그러나 지상으로부터의 지시를 잘못 판단하고는 그는 공포에 사로잡히게 되었다. 그는 곧 보조낙하산을 폈으나 진로를 이탈하여 공항건물에 부딪치게 되었다(다행히 찰과상을 조금 입었고 자존심이 상했겠지만).

토니는 공포에 사로잡힌 그 순간에는 사전의 훈련지시를 모두 망각하고 있는 것처럼 보였다. 그는 그 순간에 무슨 일이 일어났는지 왜 자신이 그러한 행동을 했는지를 기억하지 못하였다. 토니에게 일어났던 그런 현상은 동물실험의 결과로 비추어볼 때 아마도 과도한 아드레날린의 분비가 기억을 손상시킨 것 같다. 그는 문자 그대로 절대절명의 순간에서 훈련받은 것을 잊어버리고는 보조낙하산을 편 것이다. 지상에 착륙한 후에 그 순간을 회상할 때 토니의 맥박은 분당 170회로 뛰어올랐다. 말만 하여도 실제 상황만큼이나 공포스러웠던 것이다.

대체로 스트레스 반응이란 연속적 차원이다. 적당한 스트레스는 경각심과 준비태세를 높여 주지만, 스트레스가 증가하면 그에 따른 자신의 행동의 부조화를 자각하게 되고 그것이 더 큰 스트레스가 된다. 시험을 준비하고 있는 학생을 상상해 보자. 최선을 다하기 위한 적절한 각오를 갖는 것은 기억능력을 증진시키는데 도움이 될 것이다. 그러나 각오가 지나쳐 스트레스가 증가하게 되면 그 학생의 기억능력은 저하될 것이다. 또한 그 학생의 동공은 팽창하여 독서를 어렵게 만들 것이고 심장박동 증가와 가슴이 답답하다는 것을 느낄 것이다. 이러한 집중력이 저하된 상태에서는 전에 공부했던 내용을 회상한다는 것은 더욱 힘들 것이다.

한 가지 해결책은 앞에서 언급한 바와 같이 심장박동 증가, 땀분비 증가와 같은 스트레스 반응을 제거시키는 베타 차단제를 사용하는 것이다. 그러나 이 약물을 매일 사용한다는 것은 현명치 못한 짓인데 왜냐하면 베타 차단제는 위험한 부작용을 지닌 강력한 약물이며, 중독성을 일으키기 쉬우므로 계속적인 사용은 삼가하여야 한다.

경각심과 준비태세를 높여 주는 스트레스의 장점은 살리고 동시에 행동의 부조화라는 단점을 제거시키는 방법을 모색중인 스포츠 의학은 스트레스가 어떻게 조절될 수 있는가에 대한 보다 더 만족스러운 해결책을 준다. 운동선수들은 통제할 수 없는 불안의 증가로 종종 얼어 붙어버림(choking)을 호소하여 왔는데, 최근에야 과학자들은 얼다는 것이 스트레스 반응의 한 형태에 불과함을 운동선수에게 가르치고 있다. 중요한 테니스 시합과 같은 경쟁이 치열한 운동경기에서, 스트레스가 적절한 각성을 일으키도록 조절하는 것은 매우 필요하다. 적절한 수준의 각성은 집중력과 자신감을 갖게 하여 운동선수가 자신의 최선을 다하게 하는데 도움을 준다. 이 집중력과 자신감은 운동선수가 최고의 기록을 내게 하는데 결정적으로 중요한 두 가지 내적 기능이다.

집중력은 훈련된 운동선수가 관중의 함성과 같은 외부요인과 긴장에 따른 신체기관의 변화와 같은 내부요인으로 인한 주의산만을 배제할 수 있게끔 해준다. 그러나 만약 운동선수가 극도의 스트레스로 공포의 감정에 휩싸이게 되면, 그때는 집중력이 떨어지게 된다. 생각은 빠른 심장박동으로 말미암아 혼란스러워지고 주의력은 당면한 임무로부터 자신의 신체적 정신적 상태의 과도한 자각으로 이동한다. 집중력이 떨어짐에 따라 수행에 대한 자신감도 떨어지게 된다. 결국 집중력과 자신감을 상실한 운동선수는 심리적 신체적 손상을 받게 될 것이고 따라서 시합에 지게 될 것이다. 자신의 정서반응조차 스스로 통제할 수 없는 사람이 어떻게 테니스 시합과 같은 경쟁적 환경을 극복할 수 있을까?

운동선수에게 일어나는 '공포'는 '싸움 혹은 도주'반응과 본질적으로 같은 것이다. 두 경우에 있어 너무 지나치지도 너무 약하지도 않은 각성상태가 유지되어야 하는데, 어떻게 하면 당면한 상황에서 '싸움 혹은 도주'반응의 반대반응을 일으킬 수 있을까?

'이완반응'에 대한 첫번째 단서는 3장에서 언급하였듯이 스위스 생리학자인 헤스(Walter Rudolph Hess)에 의해서 발견되었다. 헤스는 고양이의 시상하부의 한부분에 대한 전기자극은 심장박동의 증가와 동공확대를 일으키며, 다른 부분의 전기자극은 반대의 결과를 일으킨다는 것을 알아냈다. 이완반응은 시상하부에 의한 교감신경계의 활동감소로 혈압과 심장박동이 낮아짐으로써 일어난다고 알려져 있다. 이완반응은 산소소비와 이산화탄소의 배출을 낮추고 심장박동과 호흡률을 감소시킨다. 그리고 대뇌의 서파활동이 우세하며, 근육으로의 혈액 흐름이 안정되는 등 전체적으로 신체상태는 조용하고 휴식상태에 도달한다.

하바드대학의 심장전문의인 벤슨(Herbert Benson)은 '이완반응은 시상하부에 의한 교감신경계의 전반적인 활동감소에 의한 것으로 보인다'라고 말하고 수세기 동안 동양과 서양 모두에서 비법의 대들보로서 이완기법이 사용되었음을 지적하였다. 예를 들면 14세기 기독교 논문인 〈The Cloud of Unknowing〉은 의식의 상태를 보다 더 안정시키는 방법을 기술하고 있는데, 신체활동과 주의산만함을 제거시키고 심지어 생각까지도 몰아냄으로써 신과의 일체감을 경험할 수 있도록 의식의 상태를 변화시킬 수 있다고 하였다. 불교의 참선에 있어서도 참선자들은 마음을 집중시키기 위해서 조용히 앉아 호흡법을 실시하고 잡념을 없앤다.

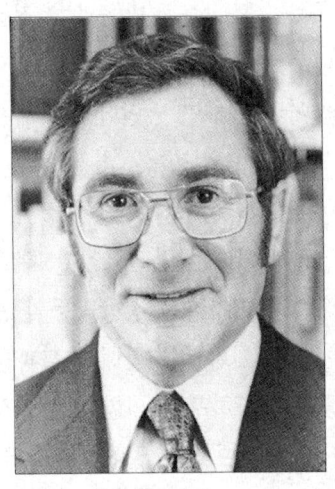
▲ 벤슨 박사

비슷한 방법이 비종교적인 전통에서도 잘 나타나 있다. 시인인 워즈워드(William Wordsworth)는 '적대감이 없고 욕심이 없는' 마음을 가짐으로 해서 '지혜로운 수동성' 혹은 '마음의 행복한 평온'으로 기술한 정신적 균형상태에 도달할 수 있다고 믿었다.

여러 종교적인 명상기법들 사이의 유사성에 감명받은 벤슨은 1970년대 중반에 이완반응의 가장 중요한 요소를 도출해내는 연구를 시작하였다. 스트레스 반응은 대뇌피질에서 시작되는데 대뇌피질은 현재와 과거의 경험을 해석하여 무엇이 스트레스를 주는 것이며 무엇이 아닌지를 규정한다고 그는 생각했다. 스트레스의 정도는 그 상황의 의미에 따라 달라지기도 한다. 코메디에서는 종종 이런 상황이 설정된다. 예를 들면 화장실에서 처음 본 사람에게 회사정책에 대해 자신의 솔직한 의견을 표현한 한 사원이 후에 그 사람이 새로 부임한 자신의 상사임을 안다면 심한 스트레스를 받을 것이다. 이 경우에 있어 스트레스는 경험의 의미변화에서 기인하는 것이다. 이러한 경험의 의미분석은 일차적으로 대뇌피질에서 일어나고 변연계를 통해 '싸움 혹은 도주'반응의 조정자인 시상하부로 전달된다. 시상하부의 신경분비세포는 부신피질자극 호르몬 방출인자(corticotropin-releasing factor)를 분비하여 뇌하수체로 하여금 부신피질자극 호르몬을 분비케하고 이로 인해 노어아드레날린과 아드레날린이 증가하여 스트레스 반응이 유발된다.

스트레스 반응의 해소는 위에 기술한 여러 단계 중의 하나를 변화시켜야만 가능하다. 벤슨은 스트레스 반응을 억제하는 것은 가능하다고 한다. 그는 인지적 수준에서 볼 때 기도를 규칙적으로 하는 것 같은 일도 무엇이 스트레스를 주는 사건이냐에 대한 믿음을 변화시키고 그 결과 부신피질과 부신수질의 활동이 완화되거나 억제될 수 있다고 말한다. 또한 규칙적인 이완훈련은 분비된 노어아드레날린에 대한 말초적 반응을 감소시키므로 웬만한 상황에서라면 혈압과 심장박동은 평상성을 유지하게 될 것이다.

벤슨은 여러 가지의 명상과 이완기법을 통합하여 이완반응을 일으키기 위한 4단계의 지침을 소개하였다. 첫째로 눈을 감고 편안한 자세로 조용히 앉는다(꼭 결가부좌를 할 필요는 없다. 부처자세로 앉는다고 다 편한 것은 아니다). 두번째로 신체의 모든 근육을 완전히 이완시킨다. 다음으로 자신의 호흡에 주의를 집중시킨다. 이때 호흡에 맞춰 한 단어를 되풀이 암송한다. 예를 들어 숨을 한번 쉴 때마다 '하나'라는 말을 암송하는데 이를 약 20분 동안 되풀이한다. 시종일관 수동적 자세로 임해야지 '이완시키려 노력'해서는 안 된다. 그런데 이것은 참으로 역설적인 것이다. 즉 우리는 이완하려고 노력하지 않음으로써 이완되는 것이다. 이런 점에서 볼 때 이완반응이란 잠

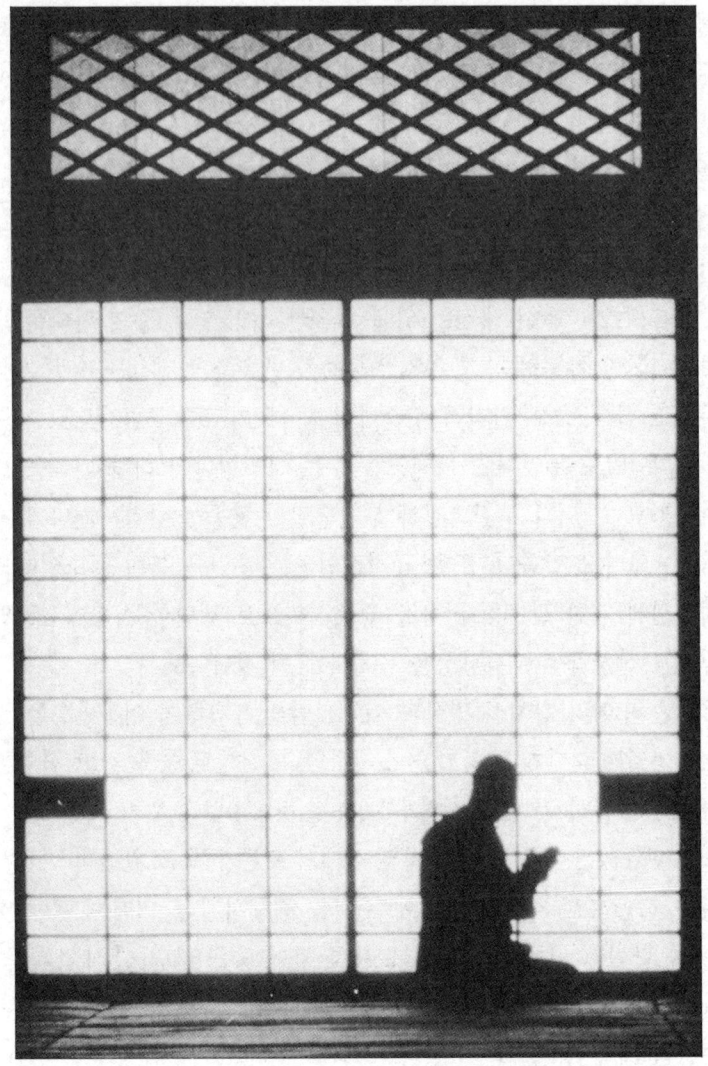

▲ 참선은 뇌기능을 변화시키는 대단히 효과적인 방법이다

들 때의 정신상태와 비슷하다 하겠다. 즉 잠들려고 애쓰면 애쓸수록 더욱더 잠이 오지 않는 것과 마찬가지이다.

이완반응의 응용은 이미 운동선수들에게서 극적인 결과를 가져왔다. 임박한 경기의 스트레스에 직면한 운동선수는 이마에 수건을 두르고 의자에 앉아서 목과 어깨를 이완하도록 지시받는다. 그 다음 눈을 감고 심호흡을 하도록하고, 호흡에 집중하므로써 잠시나마 시합에 대한 긴장과 경쟁심으로부터 내적인 이완상태로 자신의 주의력을 이동시키게 하는 것이다.

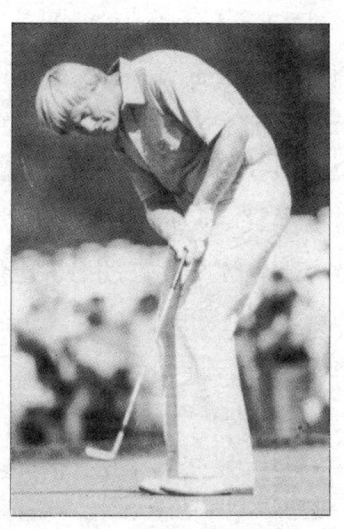

▲ 잭 니클라우스

그리고 시합과 시합 사이에 과거의 성공적 시합에서 훌륭히 해내었던 장면장면들을 회상하는 상상기법도 종종 동원된다. 《Golf, My Way》라는 책을 저술한 잭 니클라우스(Jack Nicklaus)는 이완과 성공적 경험에 대한 상상훈련에 관하여 다음과 같이 서술하고 있다.

나는 연습에서조차 정확하고 생생한 상상을 하면서 훈련을 한다. 그것은 마치 칼라 영화와 같다. 우선 내가 공을 보내려는 위치에 공이 있는 것을 상상으로 본다. 그리고는 장면을 바꿔 그공이 그곳으로 가고 있는 것을 본다. 그 다음에는 스윙하는 것을 상상으로 보게 되는데, 그런 스윙에 의해 이전의 상상은 현실이 되는 것이다.

니클라우스의 상상기법은 약 백년 전 하바드대학의 심리학자인 제임즈(William James)가 언급하였던 것의 실제적 응용이었다. 그는 '우리는 여름에 스케이트를 배우고, 겨울에 테니스를 배운다'라고 말하였는데 이는 신체의 불활동기간에도 경험의 통합이 서서히 일어난다는 것을 의미한다. 즉 심한 경쟁시에 일어나는 높은 스트레스를 줄일 수 있는 정신훈련을 이완기간 동안 실시할 수 있으며, 이러한 정신훈련은 대뇌피질에 프로그램화되어 기억된다. 한 스포츠 의학전문가는 이러한 과정을 다음과 같이 설명하고 있다.

우리의 뇌는 실제적 영상을 저장하는 것이 아니라, 그러한 영상을 주파수 패턴으로 전환시켜 뇌전체에 분산 저장시킨다. 우리가 무엇을 기억해낼 때 필요한 것은 영상 하나인데, 이것으로부터 전체 기억을 끄집어낼 수 있다. 스포츠에서 영상을 떠올린다는 것은 다음과 같은 것이다. 즉 신체적 정신적 훈련을 통해 생생하고 이용가능한 기억을 만들어내고 이를 바탕으로 나중에는 그 기억의 일부분만 가지고도 순식간에 전체운동을 모두 재조직해 내는 것이다.

인지 치료사들은 환자들에게 어떤 갈등이 있는 상황을 가능한 한 분명하고 상세한 방식으로 상상하라고 한다. 예를 들면 사장과 만나는 것을 상상해 낸 후, 환자들은 자기파멸적이 아닌 방식으로 대응하는 것을 확립하도록 도움을 받는다. 그러한 인지치료는 대개 갈등상황에 동반하는 스트레스 반응을 사전연습을 통해 상황의 의미를 변화시킴으로써 감소시킬 수 있게 하는 것이다. 즉 성공적인 대처방식을 상상함으로써, 공포와 적절치 않은 행동의 악순환을 제거시키고 알맞은 각성상태를 유지시키는 것이 가능하다.

  병원에서는 고혈압, 근경련, 편두통, 심장병 등의 스트레스 감소 프로그램을 이용하여 치료하고 있다. 자율훈련, 점진적인 근육이완, 요가, 최면술, 바이오피드백과 같은 여타 형태의 시도들도 모두 이완반응을 얻기 위한 것들이다. 이러한 방법들은 스트레스에 대한 뇌의 반응을 변화시키는데 도움이 된다. 참선의 대가인 세키다(Katsuki Sekida)는 참선을 동일한 맥락에서 설명한다.

  참선은 단순한 어떤 철학이나 신비주의가 아니다. 참선은 간단히 말해서 신경계의 활동을 재조정해 주는 것이다. 참선은 실조된 신경계가 정상적인 기능을 하게끔 해준다.

  그러나 스트레스 전문가들은 정상적 기능상태로의 회복이 목적이라고 해서 우리의 생활에서 스트레스가 완전하게 제거되어야함을 의미하는 것은 아님을 분명히 하고 있다. 그러한 상태는 실제로 불가능하기도 하며, 더군다나 스트레스는 도전에 본질적으로 필요한 것이다. 스트레스 반응없이 위기를 극복할 수는 없다. 우리는 우리의 조상들의 스트레스 반응 덕택에 현재 여기에 존재하는 것이다.

  최근에 스트레스 및 스트레스에 관련된 질병과 깊은 상관성이 있는 성격유형에 관한 연구들이 진행되고 있다. 샌프란시스코의 심장전문가인 프리드먼(Meyer Friedman)에 의해서 처음 밝혀진 타입 A 성격은, 공격적이고 경쟁적이며 가능한한 무엇을 빨리 끝내려는 것이 특징인 '조급증'이다. 이러한 성격을 지닌 사람들은 대게 말을 빨리하며 말을 빨리 끝맺기 위해 끝말을 빼어 먹기도 한다. 또한 그들의 목소리는 격앙되어 있으며, 표정과 동작도 지나치게 긴장되어 있다.

그들은 가능한한 빨리 걷고 빨리 말하고 빨리 먹으며, 무엇이라도 하지 않고 가만히 앉아 있기가 무척 힘들어 보인다. 운전을 하면서도 메모를 하고, 전화통화를 하면서도 책을 읽으려 하며, 대화 도중에도 다른 생각을 하는 등 시간의 촉박감으로 무엇을 할 때도 동시에 여러 가지를 하려 한다.

이러한 타입 A 성격의 소유자들은 조용한 성격이 특징인 타입 B 성격에 비해 스트레스에 다르게 대처한다. 남자 대학생에게 암산시합을 시킨 경우 타입 A 성격자들은 타입 B 성격자들에 비해 코티졸과 에피네프린 분비가 많으며 더욱이 근육의 혈액 흐름은 3배나 많았다.

이러한 고조된 '경고반응'은 대가를 치르게 마련이다. 타입 A 성격은 관상동맥 질환의 위험인자임을 미국 심장학회는 인정하고 있다. 만성적 스트레스로 인해 코티졸과 에피네프린 수준이 높아져서 혈액 내로 지방분비가 증가되고 지방이 관상동맥 벽에 부착하게 되는 것이다. 여러 연구는 코티졸의 분비가 많은 공군들이 아테롬성 동맥경화증에 걸릴 확률이 높은 것으로 보고하고 있다.

타입 A 성격은 스트레스에 대한 과도한 반응, 스스로 자초한 스트레스 반응 등으로 인해 관상동맥 수술의 주대상이 되고 있는데 이 수술은 40대와 50대 남성에게 주로 시행되고 있다. 불행히도 이러한 타입 A 성격은 변화되기가 무척 어렵다. '그들의 행동방식이 그들에게는 일종의 자랑거리이며 안도감마저 가져다 준다…… 따라서 그들의 조급함이나 적개심을 치료하려는 어떤 시도에 대해서도 그들은 저항한다'라고 프리드먼은 말한다.

특정 정서반응이 건강에 해로울 수 있다는 생각은, 타입 A 성격이 처음으로 소개된 1959년 훨씬 이전부터 있었다. '고통과 기쁨, 희망과 두려움 등과 같은 마음의 감정은 동요를 일으키고 그 결과 심장에 영향을 미칠 수 있다'라고 하아비(William Harvey)라는 한 의사는 1628년에 이미 기술하였다. 그리고 약 150년 후에는 영국의 유명한 외과의사인 헌터는 자신의 정서와 자신의 협심증이 관계가 있음을 직감적으로 간파했다. '나의 인생은 나를 괴롭히는 악당의 손에 달려 있다. 이 악당이 나의 죽음을 재촉하고 있다'라고 하였는데, 실제로 그는 1793년 성 조오지 병원의 스트레스를 주는 이사회에 참석중 사망하였다.

타입 A 성격 소유자들의 전형적인 고민은 더 많은 돈과 명예, 권력, 직업에서의 성공 등과 같은 우리가 가장 가치 있는 것으로 배워 온 목표와 대체로 관련되어 있다. 찰스 다윈은 명성을 추구하다보니 중년의 후반에 와서는 예전과 달리 시를 읽고 예술을 즐길 수 없음을 슬픔에 찬 글로 표현하였다.

나의 마음은 사실들의 큰 덩어리 속에서 일반적인 법칙을 뽑아내는 일종의 기계가 되어버린 것 같다. 지금은 왜 보다 더큰 멋을 느낄 수 있는 뇌의 일부가 위축되었는지, 생각조차 나지 않는다…… 이러한 멋의 상실은 우리의 천성 중에서 정서적인 부분을 약하게 만들어서 지적이고 도덕적인 성격에 저해요인이 될 것이다.

프리드먼은 '타입 A인 사람들은 우정, 애정, 기쁨과 같은 개념들이 그들의 생활에서 주요한 것이 될 수 있도록 특별한 훈련을 받아야 한다'며 타입 A인 사람들의 스트레스에 대한 부적절한 반응은 그들의 정신적인 결함에서 기인한다는 것에 동의하였다. 즉 타입 A인 사람들은 그들이 소유하고 있는 것, 성취하려 하는 것에 대한 관심을 줄이고 온정적인 성격 측면을 개발하는 방법을 배워야만 한다.

확실히 타입 A 성격의 치료법은 이완반응과 공통점이 많다. 이들 치료법은 스트레스 반응의 핵심이 되는 조급한 행동을 줄임과 동시에 통제감을 획득하는 것을 목표로 삼는다. 극도로 스트레스를 주는 상황에 처한 주민들에 대한 연구결과는 그 주민들이 공동체 의식을 느끼게 될 때 스트레스를 극복하는데 도움이 되었다고 밝히고 있다. 이러한 예는 독일이 런던을 로켓 폭탄으로 공격할 때 극명하게 나타났다. 그 당시의 런던 시민의 스트레스는 매우 높았지만, 독일이라는 공통의 적에 대한 시민의 단결력으로 말미암아 정신병이나 스트레스에 관련된 질병의 발생은 매우 낮았다. 사회적 유대감은 스트레스에 관련된 질병의 발생을 줄이는데 매우 효과적이었다. 남 캘리포니아 거주자들을 상대로한 수년에 걸친 연구에 의하면, 긴밀한 사회적 유대감을 형성한 사람들은 그렇지 못한 사람들에 비해 훨씬 오래 생존하였다. 카운셀러는 유대감의 공유가 얼마나 중요한지를 명심하고 있다. 괴로울 때 친구가 필요한 것이 아니겠는가. 알코올 중독, 비만, 흡연, 도박 등에 관한 지지집단(support group)들은 공통의 문제를 함께 함으로써 얻을 수 있는 스트레스 경감에 그 뿌리를 두고 있다.

오늘날 사람들의 삶에 있어서 사회적 유대감은 매우 희박하여졌고, 그 결과 스트레스를 느낄 때 도움을 줄 수 있는 이웃을 가진 사람은 드물다. 잦은 주거이전, 이혼, 가족들의 별거, 자아애적 행동 등으로 인한 고립성의 증가는 참기 어려운 스트레스를 가져다 준다. 이러한 환경에서 스트레스로 고통받는 사람들은 일시적으로나마 그들의 사회적 유대감의 상실을 보상해 주고 스트레스에 대한 대처에 도움을 주리라고 생각하는 약물에 의존하게 된다. 전세계에 걸쳐 스트레스의 부작용을 줄이기 위해서 가장 흔히 사용되는 약물 3가지는 위궤양치료제와 고혈압약, 그리고 항불안제인 발륨(디아제팜)이다.

벤조디아제핀계 약물의 하나로 알려진 발륨은 노력과 행운 양자에 힘입어 개발되었는데, 첫번째 벤조디아제핀계의 약물인 리브리움(librium)의 개발역사부터 살펴보기로 하자. 리브리움은 로슈 제약회사의 스턴바흐(Sternbach)에 의해 발견되었다. 그는 1930년대에 몇 가지 새로운 화합물을 개발하였으나 1954년까지는 방치해 두었다. 그 다음해에는 개발한 그 화합물들을 가지고 여러 가지 실험을 해보다가 도로 선반위에 모셔두어 버렸다. 그중에는 Ro 5-0690이라는 물질(후에는 리브리움이라 명명됨)도 있었다. 그후 일년

반이 지나서야 실험실 청소를 하다가 Ro 5-0690을 발견하게 되었고 그 화합물이 동물들에게 생리적 효과가 있는지 실험해 보게 되었다. 그 결과보고는 '이 약물은 쥐에게 마취효과와 진정효과, 그리고 항 스트리키닌(strychinine : 척수와 연수에 작용하는 강력한 흥분제)효과가 있다…… 또한 고양이의 근 이완에 두 배의 강력한 효과가 있다'라고 발표하여 정신약물의 개발에 대한 큰 이정표를 세웠다. Ro 5-0690의 효능이 밝혀지자 인간에 대한 임상적인 실험도 활기를 띠었는데, 그 결과도 아주 성공적이었다. 리브리움에 대한 초기의 임상실험을 하였던 코헨(Irvin Cohen)은 다음과 같이 진술하였다.

리브리움은 긴장과 불안을 제거하는데 효과가 있으며 부작용이 아주 적었다. 더우기 가장 중요한 것은 의식의 혼미나 지적 능력의 손상없이 진정 효과가 있다는 것이다.

1960년 3월에 리브리움은 항불안제로서 소개되었다. 3년뒤에는 리브리움보다 다섯 배나 약효가 강력한 발륨이 개발되었다.
지난 20년 동안 발륨과 리브리움은 불안을 제거하는 약물로만 처방된 것이 아니었다. 그 약물은 남용되고 있었던 것이다. 대도시의 길거리에서는 한 알당 3달라에서 5달라까지 거래되기도 하여, 발륨만을 생산하는 회사가 생겨났고, 그 결과 세계적으로 매년 수천톤의 양이 소비되고 있다. 예를 들어 코펜하겐에서만 12명의 성인중 1명이 발륨이나 유사한 진정제를 복용하는 것으로 추정된다.
내가 예로서 코펜하겐을 언급한 이유는 그 도시에서 1976년에 발륨에 대한 아주 획기적인 사실이 밝혀졌기 때문이었다. 덴마크의 작은 제약회사의 젊은 뇌연구가 두 명은 발륨의 강력한 약효에 관심을 가지게 되었다. 알코올이나 바르비투르산염과 같은 약물들은 진정효과를 일으키기 위해서는 상당히 많은 양이 필요함에 비해서, 발륨은 아주 소량만으로도 그 효과가 크다는데 의문을 가진 그들은 뇌에 발륨 수용기가 존재하는지를 조사하였다. 방사선 추적기법을 사용하여서 그들은 실제로 쥐의 뇌에 발륨 수용기가 있음을 발견하였다. 더군다나 이 수용기들은 뇌의 전반에 골고루 퍼져 있는 것이 아니라 대뇌피질과 변연계에 주로 분포하고 있다는 것도 알아냈다.

이러한 결과에 만족하고 또 예측이 맞아 떨어지기는 하였지만, 그들은 또다른 의문점에 봉착하게 되었다. 수백만년 전부터 있었던 인간의 뇌가 불과 수년 전에 발견된 발륨에 대한 수용기를 지니고 있을까?

이 시점에서 여러분은 해답의 단서를 이미 많이 가지고 있다. 잠시 동안 책에서 눈을 떼고 여러분 스스로 답을 생각해 보라. 가장 그럴 듯한 설명은 아편제가 뇌에 있는 통증감소물질을 모방한 것처럼, 발륨도 뇌에 자연적으로 존재하는 진정물질의 활동을 모방한 것이기 때문일 것이다. 그러나 뇌에서 그 물질을 찾아낼 수 있을까? 발륨이 아주 소량으로도 강력한 효과를 나타내는 것으로 볼 때, 자연적으로 생산되는 그 물질은 있어도 아주 소량일 것이며, 라이가 낙타의 뇌하수체에서 찾아낸 베타-리포트로핀보다 더 소량일 것이다.

두 연구자들은 뇌에서 생산되는 그 화학물질을 발견하고 추출하기 위한 연구를 계속하였다. 그들은 발륨을 사용하지 않는 사람의 오줌 수십 리터를 모아서 거기에 포함되어 있는 거의 5000여 종류의 여러 물질들을 확인하고 분류하는 지루한 일을 진행하였다. 그 다음은 여과장치를 통해 관련없는 물질들은 모두 제거하였다. 그 결과 그들이 추출해낸 물질은 불안을 감소시키는 것이 아니라 오히려 불안을 증가시키는 물질이었다. 이러한 사실은 뇌가 진정효과가 있는 화학물질을 소유하고 있는 것이 아니라 불안물질을 소유하고 있으며, 이러한 불안물질이 평소에는 수용기를 점유하고 있으나 발륨과 같은 약물이 그 수용기를 점령하여 불안물질을 차단시켜 버릴 수 있음을 시사하고 있다. 이같은 현상은 평소에는 아드레날린에 의해 점유되어 있는 수용기를 점령하는 베타 차단제가 존재하는 것과 매우 유사하다.

    자 이제 생각해 보자, 왜 우리 뇌에는 진정물질이 없을까? 진화론적 입장에서 볼 때 선사시대의 조상들에게 가장 쓸모없는 것이 있다면 그것은 그들을 진정시키는 물질이었을 것이다. 예를 들어 우리의 조상들이 아주 느긋한 기분에 휩싸여 있었다면 포악한 맹수들의 위험을 피하기 어려웠을 것이며, 뇌가 진정물질이 아니라 경계심과 두려움을 일으키는 화학물질을 지니고 있어야지 이로 인해 생존의 가능성은 높았을 것이다. 발륨과 같은 물질은 그 두려움을 일으키는 화학물질의 결합부위를 점령하였으리라.

    디아제팜의 화학적 구조를 조금 더 변경시키거나 새로운 화합물을 합성해 냄으로써 발륨이 가지고 있는 부작용을 제거시킬 수 있을 것인데, 전세계에 걸친 제약회사들은 이러한 '완전한 진정제'의 개발에 혈안이 되어 있다. 물론 그러한 열기는 신경생물학의 범위를 넘어서는 몇 가지 기본적인 의문점을 남겨 놓는다. 무엇이 현 세대의 많은 사람들을 그러한 화학적 해독제에 의존해야만 하게 만들었나? 20세기의 현 사회는 그 전 시대에 비해 그렇게도 스트레스를 많이 주는 사회인가? 만약 그렇다면 왜?

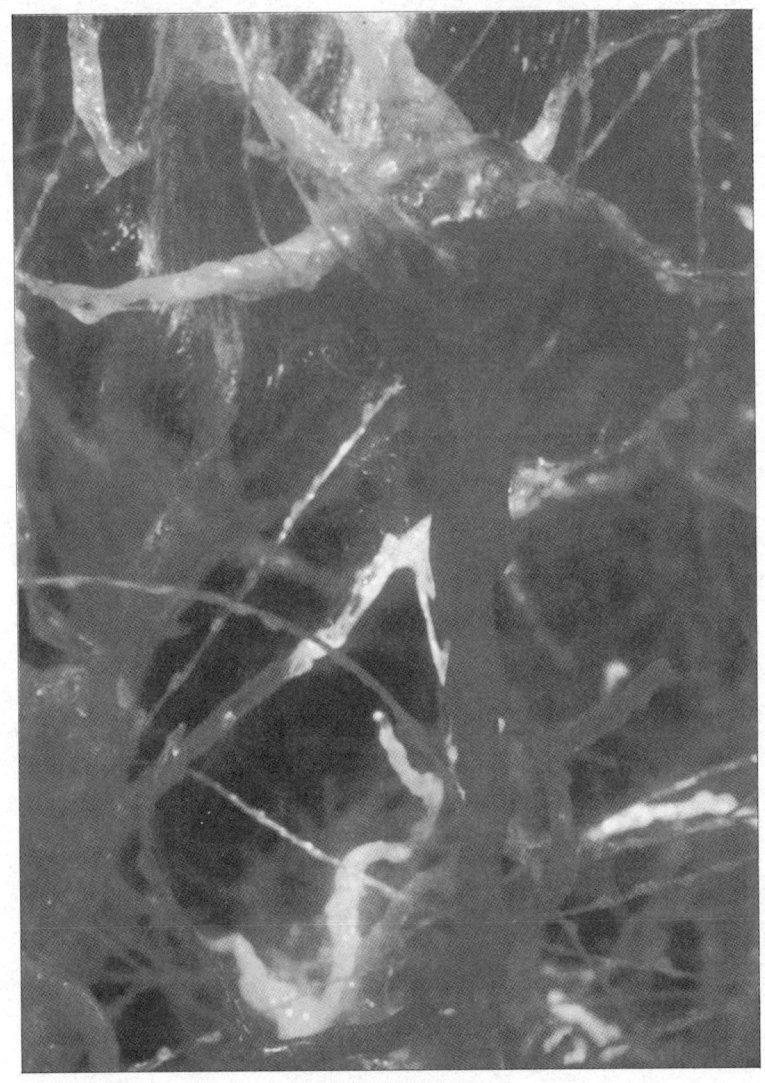

▲ 비활성화 되어 있는 뉴런.
기억이론에 따르자면 망각은 신경군들간에 통신두절의 직접적 결과로 일어난다고 한다

4
학습과 기억

 국민학교 2학년 때, 짝이었던 친구의 이름을 기억할 수 있는가? 국민학교 시절에 가장 좋아했던 선생님의 이름을 기억할 수 있는가? 우리 모두는 대답하기 어려울 것이다. 과연 이 기억들은 영원히 사라졌는가? 아니면 우리 뇌 어딘가에서 완전히 본래 그대로 선명하게 되살아나기 위해 적절한 단서가 주어지기를 기다리고 있는가?
 지난 수십년 동안 많은 기억이론들이 등장하고 사라져갔다. 한때 과학자들은 우리의 기억이 수십만 권의 책을 소장하고 있는 국회도서관과 같을 것이라고 생각한 적이 있다. 그래서 만일 과거의 어느 인물이나 사건을 알아보려면 잘 찾지 않았던 책장에서 먼지 묻은 서적을 꺼내는 것처럼 단지 그 당시의 날짜와 시간으로 거슬러가서 올바른 기억을 꺼내기만 하면 된다고 생각했었다. 그러나 오늘날에는 기억을 더이상 도서관에 비유하지는 않는다. 그렇다면 기억은 어떻게 이루어지고 망각은 왜 일어나는가? 오랜 연구결과 인간두뇌를 연구하는 신경과학자들은 이러한 질문에 거의 대답하기에 이르렀고 마침내는 기억의 비밀을 밝혀내기 바로 직전에 와 있다.

인간의 기억에 대해 연구하고 있는 캘리포니아대학의 린치(Gary Lynch) 박사는 다음과 같이 이야기하고 있다.

신경과학에서 우리는 불가사의한 현상에 직면해 있다. 예컨대 당신이 하나의 단어를 마음 속에 새기며 앉아 있다고 하자. 단지 몇 초 간의 전기적 신호로 머리 속에 머물게 될 그 단어는 원한다면 몇 년 동안 남아 있는 흔적이 될 수가 있다. 생물학적 세계에서는 수년 동안 존속되는 것이라고는 없다. 이것을 이해한다면 우리 뇌라고 하는 것도 문자 그대로 계속 닳아 없어지고 있다는 것을 알 것이다. 뇌세포와 세포막을 이루는 단백질은 붕괴되고 재생되지만 당신이 어렸을 적에 저장해 놓은 흔적은 여전히 그곳에 존재한다.

프랑스 소설가 프루스트(Marcel Proust)는 기억이 우리가 생각하는 것보다 훨씬 영속적이라는 경험을 했다. 나이가 들어서도 그는 어린시절 기억이 놀랄 만큼 생생하게 남아 있었다. 프루스트 자신의 기억에 대한 관찰로 말미암아 후속 뇌연구자들은 감각과 회상 사이의 상호연결에 대한 연구를 할 수 있는 최초의 실마리를 잡았다.

어느 겨울날 내가 집에 돌아오자, 어머니가 차를 끓여 주셨다…… 어머니는 작고도 통통한 '마델린'이라고 하는 과자(극히 평범한 버터케이크로서, 틀에 넣고 굽는다)를 가지러 보냈다…… 그리고 이윽고 우중충한 오늘 …… 나는 과자 부스러기가 섞여 있는 한 모금의 차가 입천장에 닿는 순간 소스라쳤다. 나의 몸 안에 이상한 일이 일어나고 있는 것을 깨닫고, 뭐라고 형용키 어려운 감미로운 쾌감이, 외따로, 어디에서인지 모르게 솟아나 나를 휩쓸었다…… 어디서 이 힘찬 기쁨이 나에게 올 수 있었는가? 기쁨이 차와 과자의 맛과 이어져 있다는 것은 느낄 수 있었지만…… 어디서 이 기쁨이 왔을까? 무엇을 뜻하고 있는가? 어떻게 파악할까?…… 갑자기 추억이 떠올랐다. 이맛 그것은 콩브레 시절의 주일날 아침, 레오니 고모가…… 내게 주던 그 마들린 조각의 맛이었다. 레오니 고모가 나에게 준, 라임꽃을 달인 더운 물에 담근 한 조각 마들린의 맛임을 깨닫자, 즉시 거리에 면한, 고모의 방이 있는 회색의 옛가옥이 극의 무대장치처럼 나타났다.…… 그리고 이 가옥과 더불어 마을, 점심 전에 심부름을 가곤 했던 광장, 아침부터 저녁까지 어떠한 날씨에도 내가 쏘다니던 거리들, 날씨가 좋을 때만 다같이 걸어간 길들이 나타났다…… 이제야 우리의 정원과 스왕 씨의 정원의 꽃이란 꽃은 모조리, 비본느 시냇물의 수련화와 마을의 선량한 사람들과 그들의 아담한 집과 성당과 온 콩브레와 그 근방, 그러한 모든 것이 형태를 갖추고 뿌리를 내려, 마을과 정원과 더불어 나의 찻잔에서 쏟아져 나왔다.

    기억력이 없었다면 프루스트는 세계에서 가장 위대한 작가 중의 한 사람이 되지 못했을 것이다. 어떤 의미에서 우리는 그의 기억력이 그의 일생을 바꿨다고 말할 수 있다. 프루스트처럼 우리는 현재를 과거의 기초 위에서 세운다. 그리고 적절한 조건에서 과거의 조각들을 다시 짜맞춘다.
    1940~50년대에 캐나다의 신경외과의사 펜필드(Wilder Penfield)는 신경외과 수술을 받고 있는 환자들에게 실험을 실시했다(2장 참조). 환자의 허락을 받은 후, 그는 의식이 있는 환자의 노출된 측두

엽에 전기자극을 가했다. 그러자 환자들은 과거에 대한 생생한 회상을 경험했다. 예를 들어 측두엽의 특정한 부분을 자극받은 한 환자는 어렸을 적에 듣기도 하고 부르기도 했던 노래를 회상했다. 동일한 곳을 연속하여 자극했더니 같은 경험을 반복했다. 이를 펜필드는 경험적 환상이라 불렀다.

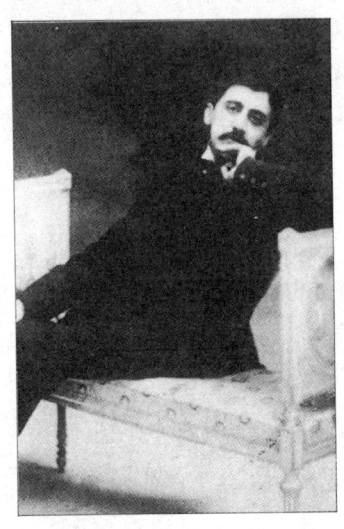

▲ 프루스트는 그의 대작인 '잃어버린 시간을 찾아서'에서 맛과 향에 의해 되살아나는 기억을 묘사하고 있다

프루스트가 마델린의 맛을 음미한 것과 같은 일상적인 경험들은 저절로 생생한 회상을 촉발시킨다. 측두엽의 전기자극과 같은 다소 인공적인 촉매제 역시 동일하게 생생한 기억을 야기할 수 있다. 두 가지 예에서 모두 뇌의 실제적 구조물에 놓여 있는 기억이 실제적 작용으로 회복되는 것이다. 이러한 사실은 기억의 신비를 풀려는 우리의 노력에서 중요한 돌파구가 아닐 수 없다.

만일 기억이 뇌 속에 갇혀 있다면 시간이 흘러감에 따라 인간의 기억이 어떻게 변화하는지 살펴봄으로써 기억이 저장되는 방식을 더 잘 이해할 수 있을 것이다. 91살의 나이로 타계하기 직전에 배우 할러웨이(Stanley Holloway)는 회상에 잠겨 다음과 같이 말했다.

난 정말 기억력이 좋았어. 난 학교에서 셰익스피어의 헨리 8세를 공연했던 것을 기억하지. 그때 나는 울지(Wolsey)역을 맡았고 그날 이후 그 공연을 본 적이 없지만 울지의 대사를 기억할 수 있지. 그러나 기억이란 그런 것이지. 무엇인가 기억하고 있다고 생각하다가 그 다음 순간 그것을 잊어버리게 될 때 우리를 당황하게 하는 그런 것.

할러웨이는 나이를 먹음에 따라 전형적으로 수반된다고 신경과 학자들이 말하는 기억에 관한 특별한 문제를 자신에게서 발견했다.

50년 전에 했던 일들은 기억할 수 있으나 5주 전에 했던 일은 기억이 안 난다.

라고 그는 말했다.
 할러웨이의 기억상실이 흥미를 일으키는 이유는 그의 기억이 단편적이라는 데 있다. 사람들은 새 기억이 형성되기 전에 옛기억이 사라질 것이라고 생각할 테지만 할러웨이의 경우처럼 우리의 기억은 그 순간의 우리의 흥미, 신념, 그리고 어디에 열중하고 있는가에 따라 변한다.
 우리는 흥미 있었던 사물, 사람, 사건들을 기억한다. 기분은 기억을 변화시킬 수 있다. 심각한 우울증에 있어서 가장 고통스러운 것은 실제적이든 상상이든간에 과거의 실패나 부당한 일에 대한 기억이다. 이러한 심각한 우울증의 치료법 중에는 고통스러운 기억의 강도를 줄이기 위한 전기충격요법(electroconvulsive therapy)도 있다. 기분이 좋아지기 시작함에 따라 다른 기억들이 고통스런 기억을 대신하기 시작한다. 그리고 조금 전까지만 해도 고통과 번민을 야기했던 기억들이 변하게 되고, 결국 그 일들을 그렇게 끔찍하지는 않았던 것처럼 느끼게 된다. 기분이 좀더 나아지면서 다른 더 유쾌한 기억들이 떠오르게 된다. 잠시 후 우울증에서 헤어난 환자는 자신의 마음 속의 기억에 대해 더이상 공포를 느끼지 않는다.

때때로 어떤 기억들은 그 일이 일어날 때 느꼈던 정서로 말미암아 일들이 지나치게 고통스러워져서 조금도 생각나지 않게 되고 우리의 의식 밖으로 내몰아지기도 한다. 전쟁신경증(battle fatigue)으로 고통받는 병사들은 종종 최면술을 통해 전투경험을 기억할 수 있도록 치료받는다. 최면상태에서 환자들은 고통스런 경험을 되살리고 그것들을 의식의 세계에 동화시킨다. 이렇게 함으로써 고통의 강도를 줄이게 된다. 평상시에는 회상할 수 없었던 중요한 기억들이 몽롱한 최면상태에서 떠올랐던 보고들은 많이 있다. 자동차 번호판, 가해자의 인상착의, 아동기의 정신적 외상 등이 처음에는 기억나지 않았음에도 불구하고 최면상태에서 모두 밝혀졌다.

워싱턴대학의 기억연구가 로프터스(Elizabeth Loftus)는 기억이 고의적인 암시가 포함된 질문들에 의해 오염될 수 있음을 밝혀냈다. 예를 들어 실제로 빨간불이 없고 정지 표지판이 있었을 때 '노란차가 빨간불일 때 달렸습니까?'와 같은 질문이 그것이다. 법정에서 목격자가 그것은 빨간불이 아니라 정지표지판이었다고 정확하게 대답하지 못한다면 그것이 목격자가 신뢰성이 없다는 증거로 사용될 수 있다.

또 기억의 양적 혼란도 있다. 심각한 기억장애로 고통받는 환자는 자신이 아침식사에 무엇을 먹었는지, 더 심하면 자신의 집주소

나 크리스마스가 몇 월 며칠인지도 기억하지 못하기도 한다
에 편집증 환자는 과거의 일을 극도로 세밀하게 기억할 수 있다. 자신의 과도한 경계심이나 의혹으로 인해 타인의 악의를 탐지하기 위하여 과거를 끊임없이 검색한다. 병이 심하면 자신의 왜곡된 신념이 옳다는 것을 증명하기 위해 오랫동안 잊혀졌던 사건들을 회상해내기도 한다. 우리는 매일 그보다는 증세가 좀 약한 편집증 형태를 본다. 다른 사람들이 자신을 섭섭하게 대한 일을 절대 잊어버리지 않고 모아 두는 '불평불만 수집가'들이 있지 않는가?

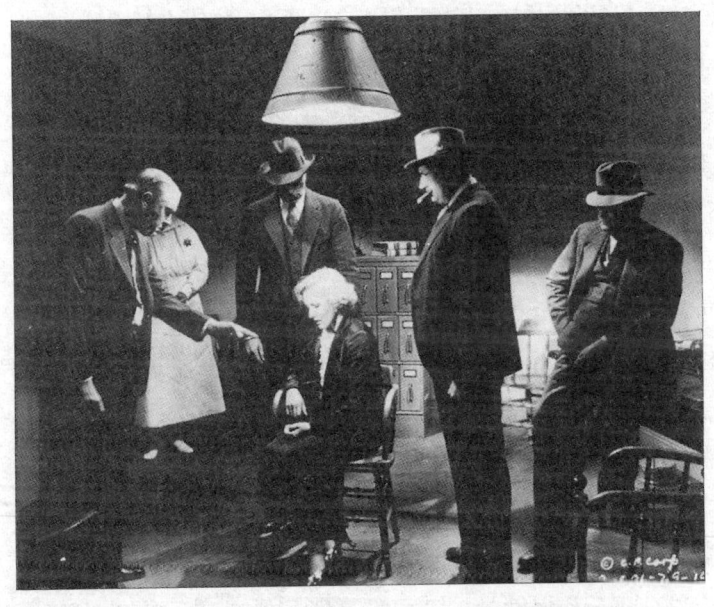

협조하기 싫은 것이 기억이 나지 않는 것으로서 나타나는 경우가 종종 있다. 금고번호를 기억해 내지 못하는 주인에게 강도가

'자! 내가 기억이 나게 해주지'라고 윽박지른다. 그러나 위협이나 스트레스를 가하여 기억을 되살리려고 하는 것은 잘못된 기억을 떠올리게 하는 일이 될지도 모른다.

이와 같이 기억을 하지 못하는 것은 협조성이나 성격 등과 같이 보기에 무관해 보이는 것들과 얽혀 있을 수 있다. 기억은 강한 인간적인 속성과 냉정한 분석적인 속성의 조화로 이루어져 있다. 이상한 나라의 엘리스처럼, 우리는 거울의 부드럽고 차거운 표면을 미끄러져 들어가면, 거기서 너무나 친숙하고 잘 알 수 있을 것 같으나 동시에 너무 낯설고 이상한 것들로 가득찬 이상한 나라에 서 있는 자신을 발견하곤 한다. 나는 이 거울을 기억이라고 부르겠다.

워싱턴시의 시내에 있는 한 국제적인 레스토랑에서 스카렐라(Jacques Scarella)와 동업자들은 바쁜 점심시간과 저녁만찬 시간에 수백 명의 사람들과 인사를 나눈다. 손님들은 저마다 스카렐라에게 프랑스식 고급음식을 주문한다. 이 식당영업에 40여 년 종사해 온 이 말쑥하고 깔끔한 은발의 신사는 자신의 고객들이 선호하는 특정음식을 모두 기억할 수 있다. 이들 중 몇몇은 몇 년만에 온 사람들이다. 저녁에 식당의 46개 테이블마다 서너 번씩 손님을 받고 난 다음날 아침, 스카렐라는 눈을 감고 정확히 어떤 테이블의 어떤 좌석에 누가 앉았으며 무엇을 주문했던가를 기억해 낼 수 있다. 얼굴과 좌석과 음식을 알아 맞추는 그의 능력으로 말미암아 스카렐라는 엄청난 기억력의 소유자로서 그 지역에서 평판이 자자했다. 그러나 자신이 인정하는 바와 같이 그의 기억력에도 한계는 있다. 예컨대 그는 얼굴은 매우 잘 기억하지만 이름을 떠올리는 것이 항상 쉽지만은 않다고 말한다.

집으로 가는 길목에 있는 교차로의 이름을 묻는다면 나는 대답하지 못할 것이다. 왜 귀찮게 그것을 기억해야 하나? 나는 집으로 가는 길을 알고 있는데.

라고 그는 반문한다.

스카렐라의 재능은 명사들이 즐겨찾는 식당의 주인으로서 현재의 지위를 얻으려는 욕구에 부응해서 개발된 것이다. 그가 신의 선물이라고 말하는 기억력은 성공하려는 욕구와 병행해서 발전했다. 또한 그것은 식당경영주로서의 직접적 신조의 일부분이다. 즉 고객의 취향은 중요하며 따라서 꼭 기억해야 한다는 것이다.

내가 기억하는 것이 꼭 주문에만 국한되지는 않는다. 아는 손님이 최근에 식당에서 보인 태도를 기억한다. 그들이 주문할 때 그들이 전에 즐거워했던 것들에 관심을 갖도록 도움을 주기도 한다.

스카렐라는 통상적으로 사용하는 기억체계를 전혀 사용하지 않는다. 대신에 마음속 그림을 내적 암송과 결합시킨다. 예컨대 45년 전 고향 니스에서 학교다닐 적에 배운 위고(Victor Hugo)의 '전쟁 후(After the Battle)'를 여전히 암송할 수 있다.

내가 그것을 암송하는 동안 내 머리 속에 난어들이 단지 몇 초만에 죽 달려 가도록 할 수 있다. 다 쓰여진 전체시는 못 본다. 바로 그점에서 나는 매우 취약한데, 만일 누군가가 내게 질문을 해서 나의 주의를 다른 데로 돌리면 나는 암송하던 곳을 잃어버리고 처음부터 다시 시작해야 한다.

얼굴을 알아보는 스카렐라의 기억력은 사진기나 축음기가 대상을 기록하는 방법과는 다른 것이다. 그의 뇌는 세월이 흐른 뒤에 얼굴에서 나타나는 변화를 참작할 수 있다. 몇 년 전에 웨이터로 일했던 워싱턴시의 한 식당에서 스카렐라는 니스의 한 호텔로비에서 14살 때 한차례 본 적이 있던 한 미군병사를 알아볼 수 있었다.

확실히 그는 많이 변했다. 그렇더라도 나는 그를 알아볼 수 있었다. 나는 주저없이 다가가서 니스에서 그가 체류했었던 일에 대해 담소를 나눴다.

스카렐라가 고객의 얼굴과 입맛을 연결시키는데 전적으로 선천적인 재능에 의존한 반면, 뛰어난 기억력을 지녔다는 다른 여러 사

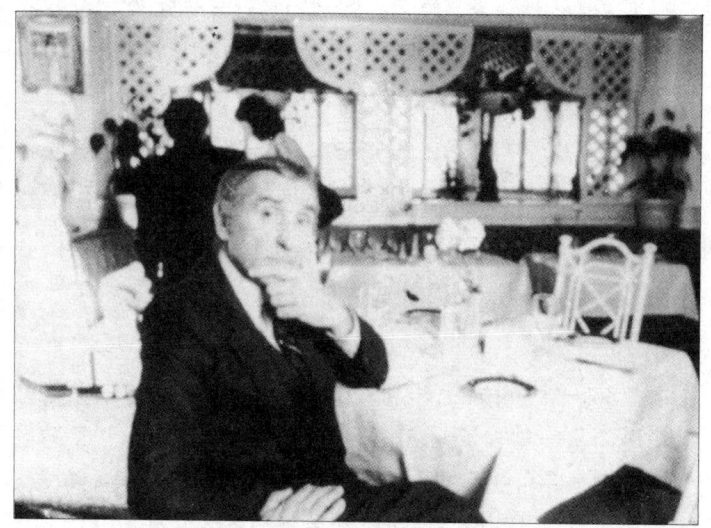

▲자크 스카렐라, 레스토랑 주인이면서 또한 기억술의 대가이다

람들은 다양한 시스템을 사용한다. 예컨대 가장 유명한 기억 시스템이 그리스 연회식탁에서 발전되었다.

로마의 웅변가 키케로에 따르면, 귀족 스코파스가 베푸는 연회에서 시인 시모니데스에게 서정시를 읊어 보라고 요청했다. 시를 읊고 나서 시모니데스는 잠시 밖으로 나갔고 그 사이 연회장의 지붕이 붕괴되어 스코파스와 손님 모두는 파괴된 돌더미 속에 시신을 알아보지 못할 정도로 짖이겨져 죽었다. 후에 시모니데스는 당시 손님들의 좌석위치를 모두 기억할 수 있었다. 그리하여 가족친지들이 시신을 확인하는 데 도움을 주었다. 이러한 경험은 그 시인에게 기억술의 원칙을 가르쳐 주었다. 키케로는 그것을 다음과 같이 기록에 남겼다.

뛰어난 기억력을 원하는 사람이라면 먼저 장소를 선정하고 다음으로 기억하고자 하는 사물의 심적 이미지를 형성해야 한다. 그런 다음 각 장소들에 이들 심적 이미지들을 할당한다. 그러면 각 장소의 순서는 기억하고자 하는 사물의 순서와 일치하는 것이다. 사물의 심상은 사물 그 자체를 나타내도록 선정할 것이다. 그러면 장소는 밀랍으로 만들어진 글자판에 해당되고 심상은 그 위에 씌여진 글자에 해당된다고 생각할 수 있겠다.

라고 시모니데스는 생각했다.

이 생생한 이야기는 2천 년이 지난 오늘에도 기억에 대한 몇 가지 중요한 점을 강조하고 있다. 즉 어떤 목록을 기억하려면, 그 목록의 각 항목에 대한 심적 이미지를 형성하는 것이 가장 기억하기 쉽다는 것이다.

어떠한 기억 시스템이 사용되었느냐에 따라 기억하고자 하는 사물은 다양한 방식을 통해 심상으로 변형될 수 있다.

기억술가 에모트(Trever Emmott)는 한 글자를 한 단어에 할당하는 부호를 사용한다. 그런 다음 그 글자들이 단어를 형성하도록 약간의 수정을 가한다. 예컨대 어떤 공개시범장에서 그는 컴퓨터가 출력해 놓은 36자리 수를 6개 숫자씩 6등분하였다. 그중 네번째 것은 351639라는 수인데 그것을 작은 망치로 등잔을 부수는 침팬지의 심상으로 변형시켰다. 어떻게 그렇게 괴상한 이미지를 형성해 내었는가?

6개씩 나눈 수의 집단 중 4번째에 해당하는 351639를 기억하기 위해 나는 할당표를 사용한다. 숫자 4는 글자알파벳에서 'r'에 해당하게 했다. 따라서 'ray'라는 단어가 떠오른다. 그것은 'r'로 시작하고 빛을 발산한다. 351은 'mlt'로 변형된다. 따라서 쉽게 'mallet(망치)'라는 단어를 떠올린다. 639는 'chm'으로 변형시키는데 이때 'chimp'라는 단어를 만들기 위해 p를 덧붙인다. 이 단어들을 매끄럽게 조합시키면 침팬지가 망치를 가지고 등잔을 부수는 심상을 떠올릴 수 있다.

에모트의 진술은 앞서 시모니데스가 사람들의 이름을 연회에서 사람들의 좌석이라는 시각적 심상으로 변형시킨 것과 유사하게 자료를 시각적 이미지로 변형시키는 전략이다. 스카렐라(Scarella) 역시 시각적 이미지를 사용한다. 그는 눈을 감고 심적으로 손님들이 레스토랑의 46개 식탁에 앉아있음을 본다. 이것은 신경생물학적 관점으로 볼 때 전혀 이상할 것이 없다. 우리 감각 중 시각은 가장 회상과 밀접한 것이다. 시각적 이미지가 이상하면 할수록 기억하기가 더 쉽다. 망치로 등잔을 부수는 침팬지는 351이나 639라는 숫자보다 더 오랫동안 기억되기 쉽다.

흠없이 완벽한 대상에 관한 생각들 중 어떤 것은 이미지로 전환시키지 못하는 것도 있다. 만일 내가 '나는 마스카라를 하지 않은 여자'를 생각하고 있다고 말한다면 배경 설명없이 들을 때 다소 생소하게 들리겠지만 의미는 통하는 말이다. 그런데 마스카라를 하지 않은 여자를 상상해 보라. 우리는 하루도 빠짐없이 부정문(~않는)을 말하며 살지만, 그 부정문에 대한 심상을 떠올릴 수는 없다. '난 오늘아침 일하러 가지

트레버 에모트는 알파벳 글자를 ▶
1에서 10까지의 숫자의 발음과 연관시켰다.
예를 들면 Tisone Misthree 등등이다.
숫자를 모음에 할당하지는 않았다.
이 그림이 본문에 나와 있는 이야기의 예이다

| Row | 4 | |
| R | ay | |

| 3 | 5 | 1 |
| M aL | le | T |

| 6 | 3 | 9 |
| CH i | M | P |

학습과 기억

않겠어'라는 말은 우리 마음 속에서 어떤 심상으로 떠오르는가? 확실히 '난 일하러 가겠어'라는 말이 수반하는 그러한 종류의 특정 이미지(예를 들어, 어떤 사람이 버스에 앉아 신문을 보는 장면)는 생기지 않을 것이다.

  당신은 '심상이 없는 사고'도 있음을 주장하고 싶을 것이나, 생생한 심적 그림을 형성하면 좀더 기억하기 쉽다는 사실도 부인할 수는 없을 것이다. 아리스토텔레스는 이러한 심상형성이 밀랍에 찍은 도장자국을 찾아내는 것과 같다고 했다. 어떤 기억이든지 밀랍의 상태에 달려 있다고 보았다. 이와 같은 비유는 현재의 신경과학자들의 생각과 상당히 유사하다. 즉 기억의 기능은 많은 부분 뇌의 상태에 달려 있다.

  중요한 자극에 노출된 사람일지라도 질병이나 나이로 인해 기억력을 상실하는 경우가 종종 있는데, 이는 흐르는 물 위에 도장을 찍은 것 같은 것이다. 그들에게 있어서 뇌는 마치 건물의 낡아빠진 벽과 같거나 또는 흔적을 남기기에는 너무 딱딱한 벽과 같아서 날인한 표식이 남지 않는다. 이 때문에 아주 어리거나 너무 늙은 사람은 기억력이 좋지 않다. 어린이들은 성장하기 때문에, 그리고 노인들은 쇠진해지기 때문에 유동적인 상태에 있다. 같은 이유로 해서 사고가 매우 빠르거나 매우 느린 사람들도 역시 기억력이 좋지 않을 것이다. 왜냐하면 전자는 너무 말랑말랑하고 후자는 너무 딱딱하기 때문이다. 전자는 그림이 영속적이지 못하고 후자는 그림이 아예 새겨지지 않는다.

라고 아리스토텔레스는 말한다.

고대 그리스인들은 기억력의 기반으로서 밀랍의 이미지를 우리가 보고 듣고 생각하는 모든 것에 이르기까지 확대시켰다. 그들은 또한 프루스트가 발견한 기억력의 생동감과 지속성을 예측하기도 했다. 그리스의 철학자 아폴로니우스에 대해서는 다음과 같은 말이 전해진다.

그는 백살을 넘긴 후에도 시모니데스보다 더 기억력이 좋았으며 기억에 대한 찬미를 하곤 했다. 그는 '모든 것은 시간이 흐르면 사라진다. 그러나 시간 그 자체는 절대 사라지지 않으며 회상이 있으므로 해서 결코 죽지 않는다'라고 찬양했다.

1920년대 초기 모스크바의 한 젊은 신문기자는 편집자의 권유로 심리평가를 받았다. 그는 자신의 일을 완벽하게 수행하고 동료들과도 사이좋게 지내는 평범한 사람이었으나 그의 기억력은 편집자가 만난 어느 누구보다도 탁월했다. 기사에 필수적인 정보이면서도 자칫하면 간과하기 십상인 세부사항들, 예를 들면 주소, 이름, 전화번호 등과 같은 것을 그 기자는 아무 어려움없이 몽땅 다 기억했다. 실제로 그는 전혀 메모를 하지 않았다.

그 이후로 심리학 문헌에서 'S'로 알려진 그 기자는 진찰실에 도착하자마자 그 나라에서 가장 실력 있는 심리학자인 루리아(Aleksandr Luria)에게 검사를 받았다. 여러 해 동안 루리아는 기억에 관해 연구하고 있었고 당시에 유명한 기억술사들에 관한 자료도 숙지하고 있었다. 그러나 S에 대해서는 전혀 준비가 되어 있지 않은 상태였다. 한 시간 이상 검사를 받는 동안 S는 일련의 긴 숫자들을 정확하게 반복해 보였다. 루리아는 이 결과에 황당했다고 말했다.

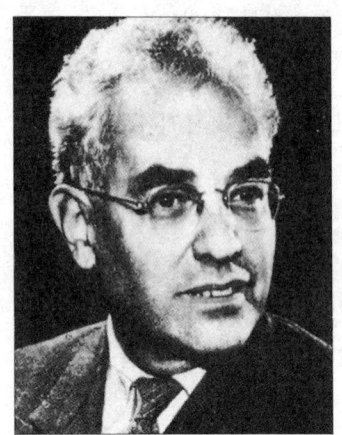
▲ 알렉산더 루리아

얼마 후 단어나 수의 목록이 상당히 길어졌음에도 불구하고 S의 성적은 변함이 없었다. 목록의 길이가 증가해도 S의 반응은 조금도 지연되지 않았고 오차율에도 변화가 없었다. 수년이 지난 후 루리아는 200쪽이 채 못 되는 작은 분량의 책인 '기억술가의 마음'에서 S의 이야기를 썼다. 짤막한 책인데도 불구하고 그책은 기억의 메카니즘에 대한 탁월한 발견으로서 인정받고 있다.

S의 기억용량과 기억흔적의 영속성에는 한계가 없는 듯해서 실험 중에 나는 완전히 혼란에 빠졌다.

루리아는 S와의 첫대면을 이렇게 쓰고 있다. 이러한 파지능력은 당시 검사상황에서는 무한했고 많은 경우에 30년 후에 행했던 검사 시행에서까지 지속되었다! 루리아는 이점에 대해 상세하고 정확하게 언급하고 있다. S가 무작위적으로 배열된 숫자나 글자 세트를 단 한번에 암기했으며 후에 요청을 받고 떠올릴 수가 있었다는 점은 의심할 여지가 없다. 당황한 루리아는 S의 이처럼 이상하고 놀라운 기억력을 설명하려고 애썼다. S는 직업을 몇 번 바꾸었는데 그때마다 S가 사용하는 기억방법이 변했다. 즉 그는 기자에서 유능한 전문가로, 다시 재정분석가로, 그리고 마침내는 직업적인 기억술가로 변신했다. 이렇게 직업을 바꾸는 동안 S는 자신의 기억력을 점점 더 많이 사용했으며 문자 그대로 생계를 위해 기억하는 직업에 이르러서는 그의 기억력은 최고조에 달했다.

루리아는 S를 처음 만난 시기에 S는 확실히 대부분의 사람들보다 기억력이 뛰어났으며 더 중요한 점은 독특한 방식으로 기억하려고 애썼다는 것이다. 숫자열이 제시되면 마음 속으로 그 숫자를 볼 수 있다고 말했다. 그러므로 제시된 순서대로나 제시된 반대 순서대로 그 숫자를 상기하도록 요구했을 때는 별어려움없이 해낼 수 있었다. 심지어 군데군데 띄어서 실험자의 요구대로 매 세번째 숫자나 매 네번째 숫자들을 기억할 수 있었다.

그러나 무엇보다도 가장 이상스러웠던 일은, 어느날 오후에 잘 짜여진 실험절차상에 어떤 방해물들이 섞여 있다고 S가 지적한 것이었다. 절차는 다음과 같았다. 루리아가 천천히 일정한 음성으로 숫자 세트를 읽어 준다. 루리아가 도중에 논평을 하거나 질문을 한다든가 하면 심적 이미지에 흐릿한 부분을 남겨 놓게 된다고 S는 말했다. 이를 조절하기 위해 S는 단어 세트를 흐릿해진 부분에서 멀리 이동시킨다고 말했으며 그렇게 하면 더 명확하게 그것을 볼 수 있고 계속해서 나머지 숫자나 글자를 읽을 수 있다고 했다. 이러한 사실을 보다 자세히 분석해 보면 중요한 실마리를 잡을 수 있다. 즉 S의 기억방법은 감각통로간의 신기한 상호침투에 근거를 두고 있다. 다시 말해서 그는 시각, 청각, 촉각 및 미각을 확실히 구분하지 못했다. 우리 모두도 시각, 청각, 미각, 후각, 느낌을 결합시키는 초보적인 능력은 있다. 우리는 통상 '요란한 색깔' '꿰뚫는 듯한 소리' '차가운 목소리' 등의 표현을 쓴다. 심지어 색깔과 요일을 연관시키기도 한다. 예컨대 자신의 직업에 흥미가 없는 경우는 월요일은 '푸르다(blue)'라고 말한다. 그런데 S의 경우 감각간의 상호침투가 일반적인 수준이상이었다. 목소리와 말소리는 종종 독특한 색깔을 지닌 물방울들이 튀는 형태로 보였다.

나는 소리를 들을 때면 항상 어떤 색깔을 보게 된다. 최초로 엄습하는 것은 누군가의 목소리의 색깔이다.

라고 1953년에 S는 말했다. 직업배우가 하듯이 목소리를 빈번하게 변화시키면 다양한 색깔로 이루어진 하나의 완전한 통합물인 꽃다발이 떠올랐다.

루리아는 수년이 지나서도 정확한 세부사항까지 자세히 기억하는 S의 능력—사실 어쩔 수 없는 떠오름이지만—이 우리가 일반적으로 기억이라고 생각하는 것보다는 지각과 관련이 있다고 말했다. 예를 들어 S는 종종 모스크바 시내의 좋아하는 거리를 기억 속에서 산책하곤 했다. 이러한 과정에서 마음 속으로 그가 기억하고자 하는 목록들을 특정 집앞이나 혹은 창문이나 동상 등에 결부시켰다. 후에 이 목록들을 회상하려면 마음의 눈으로 그 거리를 떠올리기만 하면 상기하고자 하는 것들이 정연하게 그 길을 따라 쭉 배열되어 있었다. 그러나 때로는 일련의 기억항목 중에 하나를 빠트리기도 했는데 그럴 때면 그는 당황해서 마음속으로 그것을 다시 재고해 보고 예상치 못한 설명을 했다.

많은 경우에 그는 명도나 색상과 같은 물리적 속성 때문에 뭔가를 기억에서 빠트렸다. 예를 들어 계란과 같은 흰 물체를 잘못해서 하얀색으로 칠해진 울타리앞에 놓아둠으로써 회상시에 빠트린다고 보고했다. 또 어떤 경우는 빛이 충분히 밝지 않다고 보고하기도 했다.

때때로 나는 단어를 어두운 곳에 두기 때문에 지나갈 때 그것을 보지 못할 때가 있다. 한 예로 상자라는 단어를 대문앞에 놓았으나 그곳이 어두웠기 때문에 그것을 보지 못했다.

라고 그는 1932년 한 학술잡지에 썼다.

또 어떤 경우에 당시의 기억실패가 서로 다른 감각통로간의 방해로 인한 것임을 밝혀내기도 했다. 예를 들어 갑작스런 소음이나 목소리는 S가 자신의 심상을 시각화하는 것을 막는 반점을 생성시키게 되어서 마치 흐릿한 사진에서 잘 아는 사람의 얼굴을 알아보지 못하는 것과 같은 결과를 낳는다는 것이다.

이와 같이 심적 풍경 속에 단어나 물체를 그려넣은 다음, 후에 그것을 다시 읽어내는 능력은 시모니데스나 그외 사람들의 기억 시스템과 놀랄 만큼 유사하다. 그러나 S의 경우 그 과정은 일부러 고안한 것이라기보다는 선천적인 듯하다. 종종 심상은 저절로 일어났고 S가 '기억산책'과 같은 구성에 의식적으로 의존하는 경우는 특별히 어려운 도전에 직면할 때에 한해서이다.

어떤 단어는 애매한 심상이 떠오르기도 한다. '어떤 것(something)'이라는 단어를 예로 들어보면 '나에게 그것은 담배연기 색깔을 지닌 짙은 증기구름을 떠오르게 한다'고 언젠가 그는 답답한 심정으로 쓴 적이 있다. 대부분의 사람들에게 '어떤 것'과 같은 단어는 전혀 어떤 심상을 야기하지 않는다.

이제 여러분은 기억술가, 즉 최소한 완벽한 신경심리학적 검사를 받은 유일한 기억술가인 S만큼은 우리가 전혀 배울 수 없는 방식으로 기억을 한다고 생각할지 모른다. 그러나 이것은 전혀 사실이 아니다. 앞서 언급했듯이 시모니데스에서 에모트에 이르기까지 기억전문가들은 자신들의 기억력을 증진시키기 위해 어떤 시스템들을 개발했다. 이들 모두는 많든 적든간에 유사한 메카니즘에 의존한다. 완벽한 심상의 구성, 기억과 검사시에 정신집중, 아마 가장 중요한 것으로 자신의 기억력을 증진시키려는 엄정한 욕망 등이 그것이다. 직업적인 기억술가의 수준에 이르려면 어떤 특수한 능력이 있어야 하는가? S는 어떤 특별한 선천적 재능없이 그렇게 놀라운 수준에 도달했을까? 비록 우리가 단지 추측하는 것 뿐이지만 그렇지는 않은 것 같다. 확실히 죽을 때까지 루리아는 S가 독특한 정신능력을 가졌다고 믿었다.

의심할 바없이 S의 탁월한 기억력은 선천적인 특징이며 그가 가진 독특한 특징이다. 또 그가 사용하는 기억술은 그가 지닌 신경적 구조에 부가된 것이지 어떤 별도의 방법을 사용하여서 그가 지닌 것 같은 신경적 구조를 모사해 낸 것도 아니다.

널리 인정받는 기억증진술에도 불구하고 몇 가지 이유로 완벽한 기억이나 완벽한 기억을 발달시키게 하는 시스템은 결코 없을 것이다. 한 가지만 보자. S가 잘 증명해 보였듯이 초능력적인 기억력은 축복이자 불행이다. 더이상 관심이 없는 사람들의 전화번호, 다시 만날 필요가 없는 약속날짜나 시간 등 우리가 기억하고 싶지 않은 무수히 많은 것들이 있을 수 있다. 선천적 기억력이나 노력에 의해 고안된 기억력은 일상생활에서 도움이 되기도 하고 성가시기도 하다.

소리가 색깔과 맛 등과 뒤섞이거나, 매 순간의 자극이 생생하고 사라지지 않는 이미지를 야기시키거나, 단어의 뜻이 일반인들과 상당히 다르게 느껴지는 사람은 일반적인 방식으로 성숙할 수 없고 그의 내적 세계나 그의 인생사까지도 일반인들과 같을 수 없다.

라고 루리아는 S에 관해 썼다.

　호주 북서부의 황량한 벌판에서 심리학자 케린스(J. Kearins) 박사는 원주민 아이들을 데리고 책상 위에 놓여진 물건들의 위치를 기억하는 실험을 했다. 그녀는 원주민 아이들의 성적을 호주의 백인 아이들과 비교했다. 케린스 박사는 책상 위에 자연물체와 인공물체를 두고 두 집단 아이들에게 그것을 기억하도록 했다. 보다 어렵게 하기 위해 언어적 묘사에 의한 기억을 제거할 목적으로 일련의 동일한 돌멩이도 함께 사용했다.

　나는 약 6~16살 사이의 아이들을 실험에 참가시켰다. 원주민 아이들은 항상 호주 백인 아이들보다 3살 정도 앞서 있었는데 예를 들면 7살박이 원주민 아이는 10살박이 호주 백인 아이 정도의 성적을 보였다.

라고 케린스 박사는 말한다.

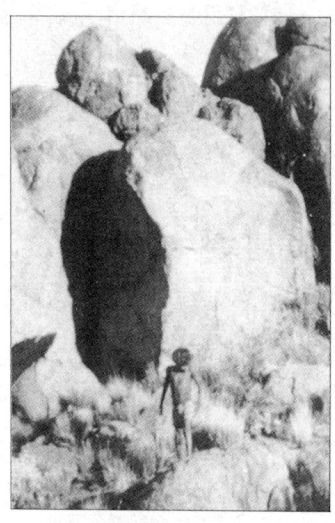
▲ 호주의 오지에서
부쉬맨 어린이가 길을 찾고 있다

두 집단간의 이러한 성적상의 차이는 모든 공간기억과제에서 나타났고 실험시 참가한 나이 집단에서 모두 나타났다. 이러한 차이에 대한 이유는 단지 추측일 뿐이지만 아마도 원주민의 생활경험—별 특징이 없는 주변환경에서 살므로 미묘한 위치단서라도 잘 포착해야 방향을 잡을 수 있다—이 공간적 기억능력을 증진시킨 것으로 보인다. 만일 원주민 아이들이 공간단서에 의존하지 않아도 되는 경험을 한다면 이들의 우수한 공간기억력이 사라질까?

몇 년 전 '학습과 사고의 문화적 배경'이라는 책에서 심리학자 콜(M. Cole)은 문화에 따라 기억력에 큰 차이가 난다고 기술한 바 있다. 한 연구에서 콜은 각기 다른 문화집단에게 20개의 단어목록을 제시한 후 점수를 비교했는데 그 단어목록은 유사한 단어끼리 몇 개의 범주로 나눌 수 있는 그러한 것이었다. 피험자들은 단어목록을 듣고 회상하도록 요청받았다. 이러한 절차가 5번 실시되었다. 실험집단 중에는 라이베리아의 쌀재배 농부들이 있었는데 그들의 점수는 매우 저조했다(그들은 단지 9~11 항목밖에 회상하지 못했다). 그러나 가장 흥미를 끄는 점은 계속되는 시행에서도 점수가 증진되지 않았다는 것이다. 그들은 마지막 시행에서도 첫시행과 거의 같은 정도의 점수밖에는 보이지 못했다. 보상을 준다거나 기억해야 할 항목의 실물을 제공하거나 용도에 따라 단어들을 특정범주로 묶는다든가 하는 여하한의 노력에도 불구하고 농부들의 점수는 증진되지 못했다. 반대로 미국인 집단은 반복시행에 따라 큰 향상을 보였고 얼마 후에는 단어들을 훨씬 더 잘 회상할 수 있도록 특정범주로 재구성하게도 되었다.

이제 실험자는 실험항목단어를 옛날 이야기 속에 집어넣었다. 라이베리아 농부에게 그 효과는 즉각 나타났다. 기억력이 크게 향상되었다. 명백하게 분리된 단어를 문화적 배경 속에 넣는 것이 중요하였던 것이다. 원자료를 그대로 기억하는 것이 서양교육의 전통이지만 라이베리아 문화에서 그것은 의미가 없었다. 후속 연구들에 의하면 연결되지 않고 무관한 항목들의 목록을 기억하는 능력은 교육에 따라 향상된다고 한다. 실제로 외현상 무의미한 자료를 기억하려는 자발적 태도는 문화발전 정도를 재는 척도로 볼 수도 있을 것 같다.

백년 전, 독일의 에빙하우스(Hermann Ebbinghaus)는 최초로 인간 기억을 심리학적으로 연구하였다. 그는 엄정한 운율로 긴 무의미 철자(nonsense syllables) 목록을 암기했다. 그 단어들은 의미가 없었기 때문에 그 과제는 만만찮은 일이었다. 'baf, dak, gel, wauch, fol, hep' 등을 몇 번씩 반복한 후에 시간을 재었는데 그 목록을 완벽히 외울 때까지 계속했다. 그는 하루에 몇 번 암송하는가가 다음

번 시행에서 얼마나 빨리 암송하는가와 관계가 있음을 알아차렸다. 이런 실험이 우리에게 기억에 대한 뭔가를 말해 줄지라도(연습은 완벽을 만들고 반복은 연이은 회상의 가능성을 증진시킨다는 사실), 기억이 실제세계에서 어떻게 작용하는가에 대해서는 거의 아무것도 말해 주지 않는다. 어느 실험 심리학자의 말처럼 '무의미 철자학습은 아마 심리학적 부적절성의 원형'일 것이다.

보다 최근의 연구에서는 가나의 학생들과 뉴욕대학의 아동발달반의 학생들을 비교하였다. 두 집단 모두 낭독된 한 이야기를 듣고 몇 주 후에 그 이야기의 세부사항을 회상하도록 요청받았다. 대체로 가나학생들은 미국학생들보다 더 잘 기억했다. 가나학생들이 외국어인 영어로 듣고 썼다는 것을 감안한다면 더더욱 놀라운 결과이다. 아마도 가나학생들이 지니는 보다 강력한 구술적 전통이 몇 주전에 읽은 이야기를 세세하게 기억할 수 있게 하는 듯하다. 우리 문화는 구술적 문화전달보다는 문헌적인 문화전달방식에 훨씬 더 의존한다. 따라서 읽은 기억에서보다 들은 기억에서 이야기를 회상할 때 상대적으로 불리하다. 이같은 결과는 유사한 연구결과들과 일치한다. 문헌기록에 주로 의존하는 문화에서 기억은 일종의 비사용으로 인한 위축증세를 보인다.

고대 그리스 시대로부터 엘리자베드(Elizabeth)시대에 이르기까지 기억체계의 중요성은 책을 구하기 어려운 것에 비례해 온 것 같다. 인쇄기술이 도래하여 문헌자료가 널리 보급됨에 따라 초능력적인 기억력을 개발하려는 노력이 줄어들게 되었다. 오늘날 기억이란 교육분야에서 그렇게 높이 평가되진 않는다. 국가시험에서 기억력은 중요하게 고려되지 않는다. 문화적인 특수성으로 인해 생기는 인종차별을 방지하려는 배려로도 볼 수 있겠지만 어쨌든 현재 기억력의 중요성이 평가절하되고 심지어 간과되기까지 하는 현실은 심각하다. '단지 암기하지 말고 그것을 이해하라'고 선생님들은 말한다.

컴퓨터가 국내 각 학교의 학과목으로 채택되어감에 따라 우리의 기억력이 좀더 퇴보한다고 가정하는 것은 타당한 것 같다. 기억이란 머지않아 일부 훈련된 기억술가만의 능력이 될 것인가?

신경과학자나 신경외과의사가 아니라 내과의사들이 기억장애환자를 받는 것이 다반사다. 교통사고나 미식축구에서의 사고, 뇌염이나 치매 등으로 인한 뇌손상은 손상된 뇌부위에 따라 다양한 기억장애를 일으킨다.

가장 일반적인 기억장애 중 하나인 코르사코프 정신병은 수년간에 걸친 알코올 중독으로 생긴다. 최초로 그 장애를 발견한 신경학자의 이름을 딴 이 질병은 전혀 정신질환이 아니다. 전형적인 충동이나 흥분, 환상이나 괴이한 망상 등의 증상은 없다. 오히려 환자는 대개 말이 없고 상당히 협조적이며 표준 지능검사를 해봐도 정상적이다. 단지 기억이 아주 이상한 방식으로 손상된다. 즉 새로운 기억을 형성할 수 없다. 만일 코르사코프 환자와 5~10분 동안 이야기를 나눈 후 방을 나갔다가 5분 후에 되돌아오면 그는 당신을 알아보지 못할 것이다. 그러나 당신이 어딘가에서 그를 만난 적이 있다고 암시를 주면 그 환자는 즉시 그 가공적 만남에 대해 자세히 말할 것이다. 이는 마치 환자가 자신의 회상에 나 있는 큰 구멍을 당신의 암시로 채우려 하는 듯이 보인다.

또 코르사코프 질병으로 고통받는 환자는 배운 것을 파지하지 못한다. 새로운 정보는 마치 여과기를 지나가는 물처럼 흘러버린다.

만일 당신더러 세 단어, 즉 오렌지, 연필, 벽을 기억하라고 요청한 뒤 이들 항목에 대한 기억력을 후에 검사할 것이라고 미리 말한다면 아마 당신은 15초 동안 무슨 일을 하던 간에 15초 후에 이들 항목을 기억할 수 있을 것이다. 그러나 코르사코프 환자는 기억을 못한다. 단지 100부터 2씩 거꾸로 세가는 것만으로 이 세 항목을 회상하는데 혼란을 느낄 것이다. 마치 정보가 뇌속에서 부호화되는 과정이 영구적으로 작동을 하지 못하는 듯하다. 뺄셈과 같은 단순한 계산만 부수적으로 하게 하여도 그 단어들에 대한 기억형성의 초기단계를 방해한다. 코르사코프 환자의 뇌를 검사해 보면 정중선 근처의 시상부위의 신경세포들이 손상되어 있다. 과연 이곳이 기억을 담당하는 뇌중추인가? 다른 기억장애들이 뇌의 여러 다른 부위와 관련 있는 것으로 볼 때 그렇지는 않은 것 같다. 대부분의 뇌질환은 뇌부위를 무차별적으로 감염시킨다. 예를 들어 심각한 뇌염은 감염되기 쉬운 특정 뇌영역이 있긴 하지만 뇌전체를 손상시킨다. 그러나 신경과학자가 문제지점을 정확히 지적할 수 있는 예도 있다. 이 경우에는 뇌의 그 부분을 파괴해 버릴 수도 있다.

사반세기 전에 코네티컷주 하트포드의 한 병원에 어떤 젊은 남자가 치료를 받으러 왔다. 그는 18살 이후로 계속 간질을 앓고 있었고 이즈음 거의 매일 일어나는 간질을 멈추게 할 무슨 방법을 찾고 있던 그의 의사들의 권고로 이 병원에 오게 된 것이다. 약물치료가 효과가 없었기 때문에 양측 측두엽의 전측부위를 제거하는 신경외과적 수술을 받게 되었다. 이전에 다른 환자들에게 이 수술법이 사용되었으나 항상 양측 측두엽 대신에 한쪽 측두엽에 한해 수술이 행해졌다. 이제 시도하려는 이 수술은 '실험적인 수술(experimental surgery)'이었다. 하지만 1953년 당시 의학계는 보다 덜 전문화되어 있었고 게다가 환자나, 가족이나, 치료의사는 환자의 발작을 멈추려는 것외엔 수술해야 할 뇌의 정확한 부위 따위엔 관심이 없었으

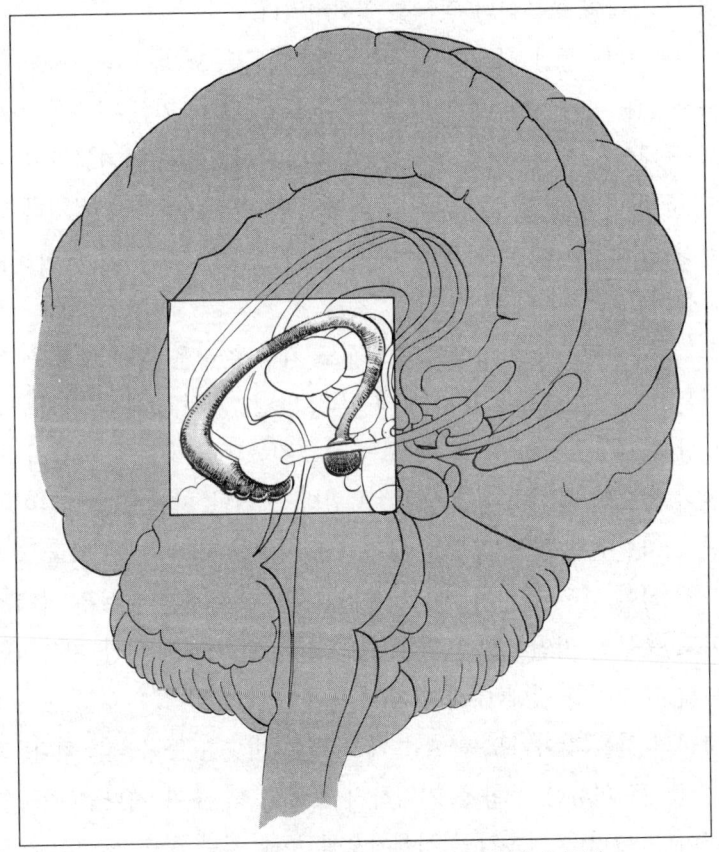

▲ 이 그림은 변연계의 구조를 보여 준다. 밝은 부분이 해마인데 시상하부와 연결되어 있는 것이 보인다

므로 그 당시에는 목숨을 건 모험이었다.

　모든 방법을 다 동원해서 수술은 성공리에 진행되었다. 뭔가 끔찍하게 잘못됐다는 것을 모든 사람이 명백히 안 것은 정확히 수술 몇 시간 후였다. 발작은 멎었으나 H.M.은 자신의 방을 찾아가지 못했으며 의사진들도 알아보지 못했다. 누구를 소개해 주면 몇 분내에 그 사람의 이름이나 얼굴을 잊어버렸다.

　그후 30년 동안 심리학자들이나 과학자들은 H.M.을 연구하고 검사하였다. 이제 50대 후반에 들어서 은발이 된 이 키큰 남자가 자신의 동네에서 집을 찾지 못하고 얼굴이나 전화번호를 기억하지 못할 뿐 아니라 심지어는 자신의 나이조차 기억을 못해서 언제나 현재의 날짜에서 자신의 생년월일을 빼야 한다는 것은 믿기 어려운 사실이다.

　그러나 H.M.의 기억장애 중에서도 가장 놀라운 점은 새로운 기억흔적을 부호화하지 못하는 데 있다. 만일 7개의 숫자를 기억하고 회상하도록 요청하면 그 수를 듣고 그것을 반복하는데 시간적 지연이 없으면 완벽하게 회상할 수 있다. 그러나 지연시간이 길어지면 길어질수록 회상 정도는 급격히 떨어진다. 심지어 두 자극(소리나 색깔)이 같은 것인지 아닌지를 알아 맞추는 것같이 쉬운 과제조차도 충분한 지연시간이 끼게 되면 잘 못한다. 1분 이상 지연되면 H.M.은 그러한 것에 대해 단지 추측할 수밖에 없다. 미로를 통과해 자신의 길을 찾아가도록 했을 때도 그는 비슷한 곤란을 느낀다. 그는 몇 초 이상은 방향을 기억하지 못하고 몇 초가 지나면 추측할 뿐이다. 그러나 지속적인 시행착오를 통해 일단 학습하면 훗날 성공적으로 미로찾기 수행을 반복할 수 있다. 그러나 이 경우 H.M.은 전에 검사받은 적이 있다는 사실은 회상하지 못한다.

다른 기억상실증환자들도 기억과 회상 사이의 유사한 불일치를 보였다. 어떤 환자는 피아노음을 기억해서 연주하는 것을 배웠지만 훈련과정은 완전히 잊은 채 이 기술을 영구적으로 기억할 수 있었다. 이는 마치 기억이 뇌에서 부호화가 되기는 하지만 어찌된 일인지 부호화에 이른 과정은 영구적으로 기억에서 사라져버린 것 같았다.

1981년에 H.M.은 그때까지 받았던 것 중 가장 전면적이고 가장 철저한 신경심리 검사를 받았다. 그 검사를 담당한 심리학자는 다음과 같이 결론을 내렸다.

그는 여전히 심각한 기억상실증을 보인다. 그는 자신이 어디서 사는지, 누가 그를 돌보는지, 또 가장 최근에 먹은 음식이 무엇인지 모른다. 그럼에도 불구하고 우주비행사가 우주를 여행하는 사람이라든지 특정한 날에 글자맞추기나 TV시청 등을 했다는 등의 단편적인 기억들을 지니고 있었다.

검사결과 H.M.은 퀴즈풀기에서 약간의 향상을 보였다. 그러나 이 연구가 기억체계에 대한 우리의 이해에 가장 중요하게 기여한 점은 기억이 단 하나의 통합적인 체계가 아니라 많은 하위체계들로 구성되어 있음을 밝혀냈다는데 있다. H.M.의 비극은 기억형성에 있어서 해마(海馬: hippocampus)의 중요성을 세계 도처의 신경과학자들에게 확신시켜 주었다. H.M. 외에도 해마영역 근처에 전기충격을 가하면 의식이 있는 환자에게 한순간에 기억이 명멸한다는

학습과 기억

관찰들도 있었다. 그러나 보다 자세한 설명을 위해 해마기능의 메카니즘을 밝힐 수 있는 정밀기법을 기다려야 했다. 위와 같은 검사를 근거로 다음과 같은 흥미로운 질문들을 하게 되었다. 해마의 특별한 점은 무엇인가? 왜 해마가 기억에 중요한 것일까?

해마는 구부러진 모양을 하고 있어서 초기 신경과학자들에게 해마를 연상시켰고 그래서 붙여진 이름이다. 해마는 뇌의 가장 오래된 부분 중의 하나로 변연계의 다른 부분들과 연결되어 있을 뿐만 아니라 여러 감각입력(촉각, 시각, 청각, 후각)을 전달하는 신경섬유와 직접 연결되어 있다.

해마는 독특한 모양을 지닌 것으로 알려진 최초의 뇌부위 중의 하나였다. 진화과정 중에 전뇌가 팽창하자 해마의 모양은 변형되어 마침내 측두엽에 부착되었다(해마는 양측성 구조물로 뇌의 양쪽에 하나씩 있다). 측두엽이 더욱 팽창함에 따라 해마도 끌려 들어가서 마침내 측두엽의 안쪽에 자리잡게 되었다. 해마 내의 신경구조 또한 독특하다. 흥분성 뉴런과 억제성 뉴런들이 얽혀 있는 가운데 정형화된 미세회로가 펼쳐져 있다.

해마에 손상을 입는 가장 일반적인 원인은 난산으로 인해 정상적인 산소공급이 차단되었을 때다. 잠시 동안의 산소부족으로도 해마에 엄청난 손상을 입힐 수 있다. 원인을 알 수 없는 특발성 간질을 앓고 있는 환자다수는 출산시 산소결핍으로 인한 해마손상을 입은 사람이다.

해마가 기억과 관련이 있다는 점은 반복되는 자극에 대해 해마가 현저하게 반응한다는 사실에서 찾을 수 있다. 특히 환경으로부터의 입력을 받는 해마 내 뉴런간의 시냅스들은 선행경험에 따라 변한다. 한 예로 어떤 신경전달물질 방출의 증가는 해마세포의 시냅스 전위상승을 야기시킨다. 이와 같은 기능적 변화들이 아마도 기억의 토대를 형성할 것이다.

해마조직절편을 분석해 본 결과, 해마 신경회로의 신경화학(neurochemistry)이 밝혀졌다. 예컨대 신경전달물질 중 글루타민산(glu-

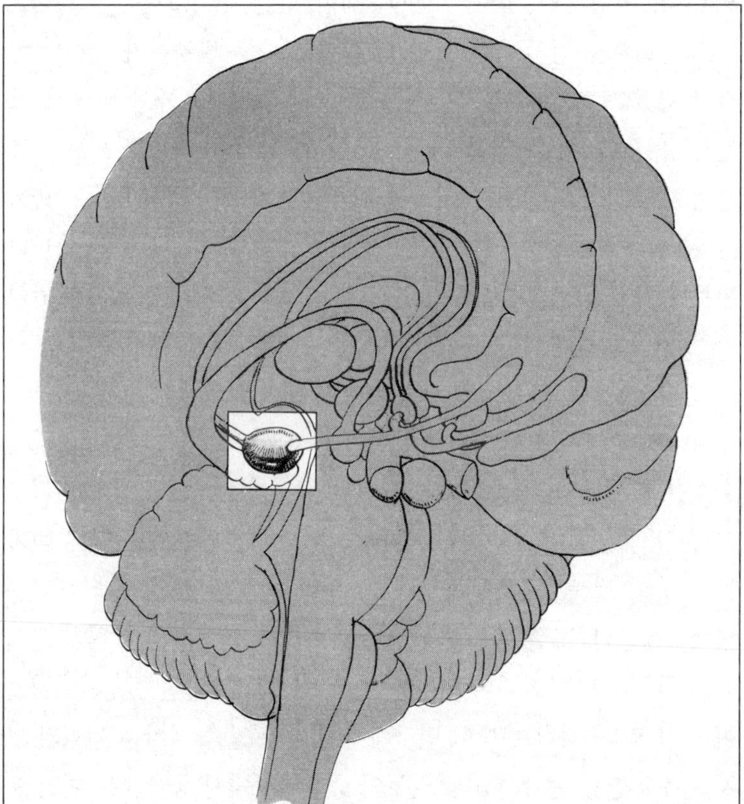

▲이 그림은 편도체를 보여 준다.
편도체는 측두엽의 끝부분에 위치해 있는데 변연계의 중요구조물 중의 하나이다

tamate)은 흥분성 물질인 반면 GABA는 억제적 역할을 한다. 이들 신경전달물질들의 불균형이 간질발작이나 기억장애 혹은 이 두 질병 모두를 야기하는 것 같다. 예를 들어 오랫동안 간질발작을 겪어 온 환자들을 검사해 본 결과 기억에도 문제가 있었다.

　기억기전에 대한 연구는 1960년대 야마모토(Chosaburo Yamamoto)와 맥킬웨인(Henry McIlwain)이 인간 두뇌절편을 외과적으로 적출하여도 잠시 동안 살아 있을 수 있음을 발견하자 극적인 진전이 있었다. 그 이후로 해마를 포함한 많은 뇌부분들이 생체 내 조건과 유사하게 만든 인공조건하에서 연구되었다. 적출한 인간의 해마에 미세전극을 삽입한 기록연구법을 통해 신경과학자들은 반복된 자극이 신경전달물질의 방출을 증가시킨다는 사실뿐만 아니라 흥분성 및 억제성 회로를 발견하였다. 이러한 연구들로 말미암아 기억에 대한 해마의 중요성이 인식될 수 있었다. 그러나 문제는 그렇게 간단하지만은 않다.

　해마의 손상으로 야기된 결함이 해마자체의 손상에서라기보다는 오히려 해마를 거쳐 측두피질에 연결되는 정중선에 근접한 신경로의 손상 때문일지 모른다는 점이다. 앞서 언급한 코르사코프 환자는 시상의 정중선구조물에 심각한 손상을 입은 반면 양측 해마는 정상적이었다. 또한 동물실험을 통해 기억에 관여하는 부위가 단지 어느 한곳에만 한정되어 있지는 않다는 견해를 가진 신경과학자들이 늘고 있다. 쥐나 원숭이 연구에서 해마의 양측 제거는 기억의 단지 일부분만을 손상시켰다. 일부의 동물연구에서 동물들은 어떤 운동행위를 멈추지 못하고 더 이상 의미가 없어진 동작을 오랫동안 계속했다. 또 어떤 연구에서 동물들은 먹이수집과 같은 일련의 연속된 행동을 수행하지 못했다. 이러한 예들은 해마의 중요성을 부정하는 것이 아니고 다만 해마가 다양한 종류의 기억에 관여하는 여러 구조물 중 하나일 뿐임을 시사하는 것이다. 게다가 동일한 뇌 영역 내에서조차 단지 몇 mm 떨어져 있는 두 영역이 각기 다른 기억기능을 하기도 한다.

변연계의 한 구조물인 편도체는 해마와 근접한 거리에 있다. 최근 연구는 해마는 단순한 회상에 중요한 반면 편도체는 상상과 같은 기억이미지의 재배열을 매개함을 밝혔다. 이 두 기능은 모두 복잡한 감각연결회로망에 의존한다.

NIMH의 기억연구가인 미쉬킨(Mortimer Mishkin) 박사는 그의 동료 웅거리이더(Leslie Ungerlieder)와 함께 연구하고 있다. 미쉬킨은 다음과 같이 지적한다.

모든 기억자극은 우리가 기억에 있어서 매우 중요하다고 믿고 있는 뇌의 두 영역, 즉 해마와 편도체를 연결하는 다소 간접적인 회로를 거친다.

우리의 모든 감각─시각, 청각, 촉각, 미각, 후각 등─들은 기억을 유발시킬 수 있지만, 이들 모두가 동일한 능력으로 기억을 유발시키는 것은 아니다. 프루스트가 마델린을 먹음으로써 기어이 살아난 것처럼 미각과 후각은 회상에 특히 강한 촉매제이다. 이러한 이유는 부분적으로 후각섬유들은 해마와 편도체에 직접 시냅스를 맺지만, 시각은 해마와 편도체에 시냅스를 맺기 위해서는 몇 차례의 중간연결을 거친다는데 있기도 한다. 망막의 수용기세포가 탐지한 시각장면은 망막과 시각피질 사이에 있는 많은 중계핵들을 거치면서 여러 번 변환된다. 예를 들어서 어떤 사람 얼굴을 보았다고 할 때 그 얼굴이 비추어진 망막영역과 그 얼굴을 봄으로써 감정을 일으키는 영역이 직접 연결되어 있을 리는 없다. 그렇게 되려면 망막에서부터 너무나 많은 연결이 있어야 하고, 인간의 뇌는 지금보다 10배나 커졌을 것이다. 그렇게 되면 머리가 너무 무거워서 걷지도 못하게 될 것이다. 대신에 우리의 뇌는 외측슬상체(外側膝狀體 : lateral geniculate body)에서 선조피질(線條皮質 : striate cortex), 선조주변피질, 측두엽, 그리고 마침내 해마와 편도체에 이르는 여러 지점에서 정보가 위계적으로 조직되게 되어 있다. 기억저장소에 저장되는 최종정보는 매우 요약되어 있으며 많은 시냅스 연결을 거치면서 본래의 자극은 변화되었다. 이에 비해 후각은 해마와 편도체에 직접 연결되어 있어 기억을 촉발시키는데 강력한 효과가 있다.

'인간의 경우는 거의 확실하며 원숭이 및 다른 영장류에게도 위계적인 기억모형이 있다'고 미쉬킨은 말한다. '게다가 편도체와 해마는 서로 다른 종류의 기억을 저장한다고 믿을 만한 이유가 있다'고 덧붙였다.

편도체는 정서적 요소를 지닌 기억에 중요하다. 과학자들은 지각이 대뇌피질에 이르고 그것이 정서를 야기시키면 편도체에 저장될 것이라고 본다. 즉 호랑이를 보고서 느낀 공포나, 프루스트가 콩브레에서 보낸 어린시절의 좋은 기억들이 그런 것이다. 만약 그 이미지에서 중요한 것이 공간적인 것이라면—예를 들어 콩브레 마을의 지형—기억은 해마에 저장될 것이다. 따라서 기억의 성질은 미래에 어떻게 회상될 것인가에 중요한 역할을 한다.

이와 같은 미쉬킨 박사의 가설을 입증하는 증거가 원숭이에게서 나왔다. 원숭이들에게 있어서 편도체가 제거되느냐, 해마가 제거되느냐에 따라 각각 다르게 기억이 손상되었다. 해마가 손상된 경우에는 공간적 환경에 대한 인식이 상실되었으며 반면에 편도체가 손상된 경우에는 정서적 기억이 손상되어서 그 원숭이는 자신을 잡아 먹으려는 포식동물에 대해서 더이상 공포반응을 보이지 않았다.

윤리적 이유 때문에 인간에게는 편도체나 해마의 선택적 손상을 가한 실험이 행해진 바 없으나, 우리 인간의 기억 역시 다양한 방식으로 저장된다고 믿을 만한 이유가 있다. 가족사진 앨범을 보면 아동기에 일어났던 일들은 회상하기가 아주 쉬우나 그 사건에 수반된 정서를 떠올리기는 훨씬 어렵다.

필자는 12살때 처음 자전거를 선물받았을 때를 회상할 수 있다. 이것이 나의 어린시절 중 가장 행복했던 시기 중의 하나로 기억되지만 그 당시의 감정을 떠올릴 수는 없다. 그러기 위해선 다시 한번 그 자전거를 보아야 할지 모르겠으며 아마 심지어 자전거 위에 앉아 보아야 할는지도 모른다. 아니면 당시의 여러 감각경험을 가능한 많이 재창출해야 할 것이다.

과거에 있었던 일에 대해 저장된 이미지보다 그것과 관련된 정서를 기억하기가 훨씬 더 어렵다는 것은 왜 그런지 알 수 없는 일이다.

라고 미쉬킨은 말한다.

정서기억을 재경험하는 능력은 사람마다 다르다. 창조능력, 특히 프루스트의 회상능력은 단순한 과거의 이미지에서 더 나아가서 정서와 접촉하는 높은 능력에서 나왔을 것이다. 고통스러운 기억을 결코 잊지 못한다는 것이 이 능력의 또다른 면일 것이다. 이러한 기억은 우울증환자를 괴롭히기도 하는데 때로는 자살에 이르게 하기도 한다. 이런 기억들은 왜곡된 것들이며 자신의 심술궂은 삶을 대변하는 듯한 기억들이다.

일상생활에서 정서적으로 당혹스러운 사건들과 관련된 기억들이 형성되기도 한다. 십수 년 전 대통령이 암살되었다는 뉴스를 처음 들었을 때 그 당시 자기가 무엇을 하고 있었는가를 기억하고 있는 사람이 드물지 않을 것이다. 이와 같은 소위 섬광과 같은 기억은 쇼크, 슬픔, 분노, 의혹과 같은 갑작스러운 강한 정서적 격변을 동반하기에 우리 마음속에 강하게 새겨져 있는 것이다.

이것은 섬광과 같은 기억이 통상적인 기억과는 다른 방식으로 뇌속에서 부호화되는 것을 의미하는가? 거의 확실히 그렇다. 우리는 그 사건이 일어났던 그 기간에서 자신의 삶의 조각들을 회상할 수 있다. 그리고 단지 우리의 상상에서만 존재하는 특정날에 그것들을 모두 넣어 조합한다. 일부 사람들은 암살사건을 최초로 말해준 사람의 목소리의 톤이나 정확한 말까지도 회상할 수 있다. 여기에는 분명 기억과 정서간에 강력한 연결이 있다. 만일 정서가 약하다면 기억은 덜 강력하고 지속되지도 못할 것이다. 이러한 이유로 많은 사람들의 기억에서 유사한 다른 사건들이 이처럼 강력한 영향을 미칠 것인지, 아닌지에 대한 의문을 가질 수 있다. 레이건 대통령에 대한 암살과 같이 비교적 근래에 일어난 가장 심각한 암살미수사건에 대한 사람들의 반응은 그 이전 케네디 대통령의 암살에 대한 반응보다는 덜 강했다고 대부분의 사람들은 말한다. 이 같은 반응의 차이는 케네디 대통령은 죽었고 레이건 대통령은 죽지 않았다는 사실 때문이라고 볼 수도 있다. 그러나 이점을 감안하더라도 레이건 대통령을 암살하려 했던 힝클리의 시도를 처음 들었을 때 자신들이 무엇을 하고 있었는지 몇 년 더 지난 미래에 어떻게 기억할 것인지를 알아보는 것도 재미있을 것이다. 만약 더 소수의 사람만이 기억하고 있다면 이는 기억이 쇼크를 받거나 걱정하거나 강렬하고 생생한 삶의 경험 등 우리의 더 깊은 정서능력에 달려 있음을 뜻할 것이다. 어쨌든 이와 같이 기억과 정서 사이의 관계는 확실히 우연적인 것만은 아니다. 정서가 너무 심하게 당혹스러운 것이 아닌 한 우리는 정서적 충격을 받은 일들을 가장 잘 기억한다.

펜필드가 간질환자들에게 유발시킨 많은 기억들은 강한 정서적 폭발을 동반했다. 펜필드가 대뇌피질을 자극했다고 하지만 요즈음의 신경과학자들은 그것은 변연계의 자극효과에 의한 것이라고 믿고 있다. 측두피질은 양방향으로 해마 및 편도체와 정보를 교환한다. 피질자체보다 이들 구조물로의 연결이 정서기억을 야기했을 것이다. 이것이 옳다면 이와 같은 주장은 기억저장에서 피질 아래에 있는 대뇌피질하 영역의 중요성을 피력하는 것이다.

기억이란 경험에 의해 생성된 널리 퍼져 있는 신경적 연결이며 넓게 떨어져 있는 구조물들 모두가 기억형성에 중요하다고 확신한다.

고 미쉬킨 박사는 말한다.

선택된 뇌영역(편도체와 해마)에 손상을 가한 후 그 효과를 연구하는 실험을 통해 신경과학자들은 새로운 치료법을 개발하고 있다. 이러한 새 치료법의 도움을 크게 본 환자는 보스톤에 사는 20살 먹은 로리라는 여자인데 그녀는 기억손상환자들의 치료와 진단전문가인 버터(Nelson Butters) 박사의 환자이다.

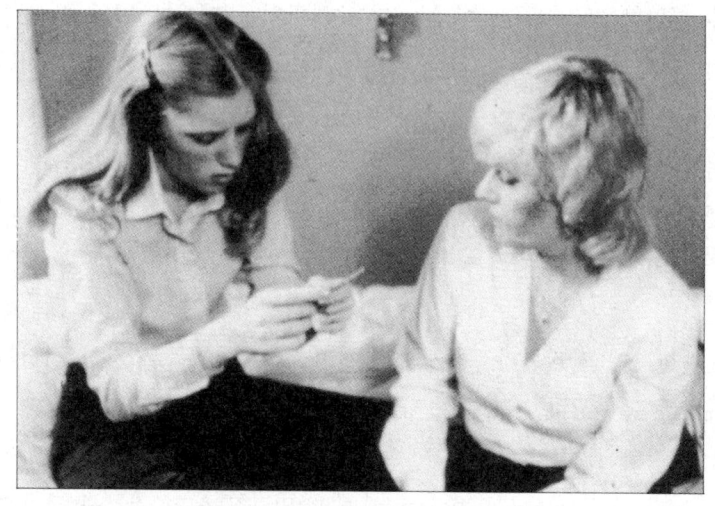

▲ 로리가 그녀의 어머니와 함께 앉아 있다.
로리 같은 환자는 버터 박사와 같은 전문가가 기억에 관련이 있는 뇌부위를 이해하는데 도움이 된다

　3년 전 로리는 심한 뇌염을 앓아서 측두엽, 특히 해마에 손상을 입었다. 몇 주간의 혼수상태에서 깨어났을 때 로리는 아무것도 기억할 수가 없었다. 그녀는 자신의 학교친구, 심지어 어머니까지 알아보지 못했다.
　이제 로리는 버터 박사, 언어치료사, 부모 및 친구들의 도움으로 집중적인 회복치료를 받고 있다. 대부분의 치료란 그들 모두의 노

력으로 잃어버린 로리의 과거 삶을 다시 찾기 위한 것이었다. 그녀는 엄마와 수시간 동안 앉아서 오래된 사진첩을 보면서 어렸을 때 어디에서 살았으며 친구의 이름은 무엇이고 심지어 고학년 댄스파티에 그녀를 데려간 소년의 이름과 같은 것들을 들어야 한다.

한 검사에서 버터 박사는 자신이 고안한 유명인사의 얼굴을 알아 맞추는 검사(Famous faces test)를 로리에게 실시했다. 그것은 1950년대에서 80년대에 이르기까지 일련의 유명인사들의 사진들로 구성되어 있고 과거의 일이나 중요한 사람들을 기억할 수 있는지를 알아보는 검사다. 기억장애가 없는 사람은 대개 얼굴의 80%를 기억할 수 있다. 병원에서 퇴원한 후 처음 수주 이내에 검사를 받았을 때 로리는 1970년대의 한 사진 얼굴만 올바르게 알아보았다. 이제는 모든 것이 상당히 많이 향상되었고 치료사나 가족의 헌신적인 도움으로 인해 로리는 과거의 자세한 일을 점점 더 많이 회상할 수 있게 되었다.

버터 박사는 로리가 그렇게 호전된 데는 두 가지 이유가 있다고 믿는다. 하나는 로리가 뇌염을 앓았을 때 어렸다는 점이다. 예를 들어 만일 50살 정도에 뇌염에 걸렸다면 그렇게 현저한 회복은 보이지 못했을 것이다. 두번째로 의사들이나 친구들과 함께 로리가 자신의 기억을 찾기 위해 열심히 노력했다는 점이다. 버터 박사는 일 년 안에 로리가 새로운 정보를 학습하고 파지하는 능력에 있어서는 정상인에 가까워질 것이라고 생각하고 있다. 그러나 과거를 회상할 수 있는 능력은 동일한 속도로 진전되지는 않았다.

버터 박사는,

내 생각엔 로리가 두 가지 매우 흥미로운 점을 증명했는데 그 하나는 소위 새로운 정보를 배우는 능력과 과거를 회상하는 능력은 별개라는 점이다. 흔히들 이 둘은 어떤 관계가 있으리라 믿었다. 예를 들면 우리는 어떤 사람이 새로운 정보를 배우는 능력이 뛰어나면 보나마나 과거정보를 회상하는 능력은 떨어질 것이라고 생각하게 되는데 이는 어떻게 보면 동전의 양면과 같은 것이다. 로리는 이것이 실제로는 별개의 능력이고 하나가 다른 것보다 훨씬 빨리 향상될 수 있음을 매우 잘 보여 주었다. 이는 이 두 능력이 뇌의 별개 영역에 의해 매개되는 것임을 시사하는 것이다.

로리의 기억장애는 여러 가지 중요한 점에서 H.M.과 다르다. H.M.의 경우 수술전의 일은 잘 기억하는데 현재의 경험을 자신의 자아가 형성되는 바탕인 새로운 기억으로 변형시키질 못한다. 반대로 로리는 뇌가 회복될수록 새 기억을 형성하는 능력은 향상되지만 과거는 다시 배워야만 하는 것이다. 두 기억장애 모두 성격을 황폐화시킬 수 있으나 새 기억을 형성시키는 능력이 부족한 경우가 훨씬 더 사람을 황폐하게 만들 것이다.

이 같은 차이에도 불구하고 H.M.과 로리와 같은 환자들은 기억손상에 중대한 유사점 또한 보이는데, 즉 그들의 기억상실증세가 굉장히 선별적이라는 것이다. 특히 로리는 모든 일상적이고 필요한 인간관계들은 다 잘할 수 있다. 그녀는 말도 잘 하고 성품은 상냥하며 정상적인 지능을 가지고 있다. 단지 기억력만 손상되어 있다. H.M. 역시 지능검사에서 정상이었고 상대방에게 명확히 자신의 생각을 표명한다. 그러나 이 두 경우에, 특히 로리의 경우 특별한 검사를 실시하면 기억손상범위를 밝혀낼 수 있다. 이러한 검사를 수행하는 전문가들은 신경심리학자로 알려진 심리학의 새로운 분야의 사람들이다. 이들은 그림, 나무블럭, 얼굴이나 사물그림 등과 같은 이전부터 사용하던 심리학 재료를 사용하지만, 뇌의 어느 부분이 손상되었는지 알아내기 위해 그 재료들을 특수하게 사용한다.

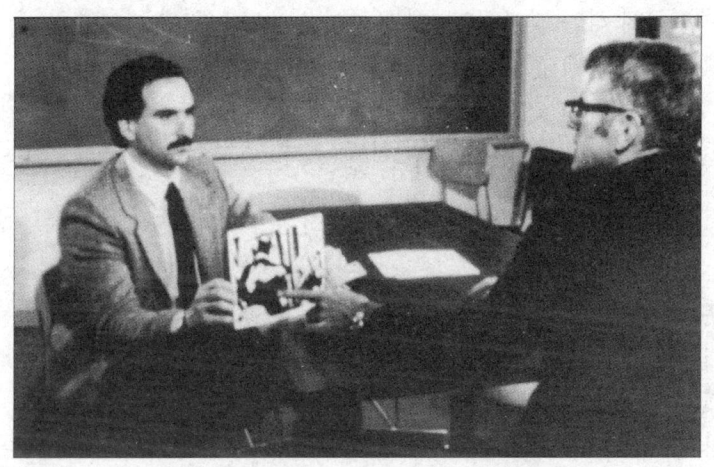

▲ 코헨 박사와 폴. 폴의 기억상실을 극복키 위해 노력하고 있다

코헨(Neal Cohen) 박사는 존즈 홉킨즈대학의 신경심리학자로 폴과 같은 기억장애자를 검사했으며 이를 통해 인간기억에 대해 우리가 모르고 있는 많은 기본적인 것들이 있음을 알았다. 예컨대 어떤 환자들은 1964년에 베리 골드워터와 경선한 부통령후보의 이름을 기억할 수 없는 경우도 있었는데 만일 그 후보의 성이 유명한 맥주광고의 문구와 같다고 힌트를 주면 그들은 'It's Miller time'이라는 선전어귀를 콧노래로 흥얼거리면서 올바른 답, 'William Miller'를 떠올렸다. 이 예에서 'William Miller'라는 이름의 기억은 손상되지 않았으나 순간적으로 그 기억에 접근할 수 없었던 것인가? 아니

면 탈색된 옷의 색깔처럼 기억이 바래졌는가? 문제가 인출(retrieval)에 있다면 단서를 주면 쉽게 떠오르지 않던 정보를 떠올리기가 쉬울 것이다. 그러나 기억의 손실이 얼음조각이 녹는 것과 같다면 기억회복이란 기억을 다시 구성하는 것이 되며 단서를 통해서는 단지 확실하게 하는 것이 된다. 예를 들어 어느날 아침에 깨어났을 때 어젯밤 차를 어디에 주차시켰는지 잊어버렸다고 상상해 보자. 당신의 기억이 실제로 사라졌는가? 아니면 여전히 기억체계 내에 있으나 거기에 이르지 못하는 것일까? 행동적 수준에서 말하기는 거의 불가능하다.

우리는 신경생물학 수준에서 동일한 질문을 할 수 있을 것이다. 사람이 기억을 잊어버릴 때에도 기억의 밑바탕이 되는 뉴런간의 시냅스 연결의 수정이 여전히 존재하는가? 아니면, 실제로 그러한 연결강도가 사라져서 연결이 해체되었는가? 후자의 경우에 망각은 기억을 구성하는 시냅스 수정의 실제적 소실인 듯하나, 전자의 경우는—즉 시냅스 수정은 여전히 있으나 행동적 차원의 기억이 유발되지 않는 상태—실제로 잘 존재하고 있는 기억에 접근을 못 하는 것이라고 말하고 싶다.

고 코헨 박사는 말한다.

신경심리학자들은 이 두 설명 중 어느 하나만이 옳다는 데에 동의하지 않는다. 기억의 성패를 인출의 성패로 간주하는 이론과 기억을 실제적 시냅스 수정으로 간주하는 이론 중 어느 것으로도 확정짓지 못하는 이유는 부분적으로 코헨이 말하는 'knowing what'과 'knowing that' 사이의 차이를 구별하지 못하는 데에서 기인한다.

나는 'knowing what'과 'knowing that' 사이의 차이에 대한 좋은 예를 존 메켄로의 테니스 기술 같은 것에서 볼 수 있다고 생각한다. 테니스 볼을 서브할 때 그의 능숙한 기술에도 불구하고 나는 메켄로가 그 기술의 다양한 요소들을 실제로 어디에서 배웠는지 다 기억할 수 있을지 의문이다. 또 서브법에 대해 자신이 가지고 있는 실제적인 지식을 자세히 조목조목 쓸 수 있는지도 의문이다. 그는 어떻게 그 기술을 배웠고 무엇을 배웠는지 말하지(knowing what) 못하지만 어떻게 해야 할지(knowing that)는 정확히 알고 있다.

고 코헨 박사는 말한다.

코헨 박사는 기억에 대한 우리의 개념이 너무나 편협하다고 주장한다. 기억검사라고 하면 대부분의 사람들은 과거의 어떤 사건에 대한 구체적인 기억만 검사하는 것인 줄 알고 있다. 물론 이러한 검사가 우리의 기억의 일부분을 검사하는 것은 사실이다. 확실히 기억에는 더 많은 것이 있다. 우리는 말로써 표현할 수 없는 기억도 많이 가지고 있다.

기억은 실제로 우리가 하는 모든 일, 현재의 우리의 모습, 우리성격, 우리가 타인과 어떻게 교류하는가, 어떻게 차를 운전하며, 단순한 운동을 어떻게 수행하고, 복잡한 지적 활동을 어떻게 수행하는가 등등에 고루 영향을 미친다. 우리는 그것들을 특정한 기억이라고 생각하지 않는다. 왜냐하면 이러한 정보를 정확히 어디에서 습득했는지 기억을 못하기 때문이다. 그럼에도 불구하고 이러한 지식이 우리의 행위를 만들어내고 우리의 행동을 이끌고 우리가 하는 모든 일에 영향을 미친다.

고 코헨 박사는 말한다.

　로리나 H.M.과 같은 뇌손상 환자의 연구는 우리의 자아정체감이 정상적인 기억에 달려 있음을 말해 주고 있다. 뇌를 서로 바꾸는 공상과학적 상황을 상상해 보자. 이 경우 새로운 뇌를 가지게 된 것인가? 아니면 새로운 육체를 가지게 된 것인가? 자아란 뇌에 있는 것인가? 아니면 육체에 있는 것인가? 굳이 선택하라고 한다면, 대부분의 사람들은 진정한 자아는 뇌에 있고 육체는 단지 뇌의 하수인일 것이라고 주장할 것이다. 여기에도 많은 문제가 있지만 당면한 목적상 뇌와 마음 사이에는 명확한 구분이 있다고 가정하자. 자아감을 갖기 위해 필요한 가장 중요한 뇌의 특징은 기억이다. 인생여정 동안의 우리의 경험, 우리가 배운 것, 우리가 습득한 지식 등은 우리 뇌에 영구적으로 부호화된다. 로리와 같이 과거로 접근할 수 있는 능력이 상실된 사람은 그 자신의 성격의 일부분이 상실된 것이다. H.M.과 같이 현재 경험하고 있는 것들을 자신의 기억으로 부호화할 수 없는 사람은 자아정체감에 대한 보다 심한 상처를 입을 것이다. 어떤 의미에서 풍부한 기억은 성격의 풍요로움의 반영이다. 과거로부터 기억을 통해 현재로 보다 많은 정보를 끌어낼 수 있으면 있을수록 우리의 현재의 행동은, 특히 우리의 결정능력은 보다 더 현명해질 것이다. 예를 들어서 심각한 기억상실증에 동반되는 우울증을 생각해 보자.

　코헨 박사는 다음과 같이 말한다.

　기억장애를 지닌 환자들은 그 기억장애가 시작된 시기에 고착된 듯이 보인다. 환자들의 모습, 행동, 옷입는 방식, 사물을 보는 방식 중에서 많은 부분이 기억상실증이 시작되었던 그 시대의 것이다. 그 이후 새로운 일이 많이 일어났지만 환자들은 그런 것에 거의 주목하지 않는다. 간단히 말해서 그들은 매우 제한되고 한정된 삶을 산다. 그들은 친구를 사귀기가 너무 어렵기 때문에 홀로 있게 되기 쉽다. 무엇에 대해 말해야 할지 모르며 최근에 무엇을 했는지 말해줄 수도 없다. 또 상대방이 최근에 무엇을 하고 있는지도 기억하지 못한다. 외면상으로 볼 때 기억장애를 지닌 환자들은 거의 현재에서만 사는 듯하다. 그들은 최근에 당신을 만났던 사실을 기억하지 못한다. 그래서 그들은 다른 사람을 피하게 된다. 또 이해하기 어렵기 때문에 TV를 보거나 책을 읽는다든지 하는 활동을 하지 않는 경향이 있다. 자신이 하고 있는 일을 일목요연하게 정리하기 어렵다. 이런 면은 그들의 삶을 크게 제한하게 된다. 그들의 삶은 미완성된 일로 점철되어 있다.

인간의 기억에 대한 신경생물학적 연구는 최근까지 정신과 의사들의 독점적 영역이었던 정신세계의 여러 가지 비밀을 밝혀 주었다. 예컨대 우리 모두가 아동기의 기억을 회상하기 어려운 이유는 전통적으로는 억압 때문인 것으로 여겼다. 이 이론에 따르면 힘들고, 부정적이고 정신적 외상을 주는 일들은 그 고통스러운 과거의 경험이 현재에도 나타나지 않도록 억압되어 있다고 한다. 그러나 이제 기억상실증에 대한 연구를 하다 보니 아주 초기 아동기 동안에는 사건을 기록(기억)하는데 관여하는 뇌부위들이 아직 발달하지 않아서 그럴 가능성도 있다는 것이다. 그 증거로 루리아의 환자 S를 보면 그는 자신의 유아기와 아동기에 대한 생생한 기억을 보유하고 있었다. 정신분석가들이 S의 초기회상을 연구하면 많은 도움을 얻을 것이다. 이중 하나만 인용해 보자.

그것은 엄마에 대한 감각이었다. 즉 그때가 되어서야 나는 엄마를 인식하기 시작했는데 그건 단지 '이것은 좋은 것이다'라는 느낌이었다. 형체나 얼굴 같은 것이 아니라 나를 내려다보는 그 어떤 것이었는데 거기에서는 좋은 것이 나왔다.……즐거움이었다.……엄마를 보는 것은 카메라 렌즈를 통해 뭔가를 보는 것 같았다. 처음에는 아무것도 알아볼 수 없고 단지 둥글고 희미한 점 같은……후에 얼굴이, 그리고 그 후에 얼굴의 특징이 더욱 뚜렷해진다.

이러한 회상은 엄마에 대한 다양한 경험으로부터 짜맞춘 것인가? 아니면, 정말 S가 바로 그날 엄마에 대한 느낌을 기억하고 있는 것인가? 확실히 알 수 있는 유일한 방법은 기억이 인간두뇌에서 어떻게 부호화되는가를 밝혀내는 것이다. 현시점에서는 완전한 설명은 불가능하다. 그러나 그동안 장기기억 및 단기기억의 분자적 기전에 대한 연구는 계속되어 왔다.

특히 시냅스 막의 구성요소인 튜블린(tubulin)에 대한 연구로 획기적인 진전이 이루어졌다. 뇌에서 튜블린은 반복적으로 배열되어 실처럼 생긴 중합체(polymer)의 형태를 이루고 있는데 이를 미세소관(microtubules)이라고 한다. 뇌성장시에 튜블린은 모여서 미세소관을 형성하는데 이는 영양소를 뉴런들에 전달해 주며 그 영양소는 세포의 돌기가 성장하는 것을 촉진하거나 그 돌기를 유지하는데 쓰인다. 튜블린의 규칙적인 형태가 파괴되면 미세소관은 산산조각이 나버려서 영양물질의 흐름이 차단된다. 이는 세포성장과 신경세포간의 연결을 억제시킨다. 맨체스터대학의 신경과학자들은 이러한 일이 기억을 방해할 것이라고 가정하였다.

이러한 가설을 증명하기 위해 그들은 금붕어를 훈련시켜 물탱크의 양끝에 부착된 노란색 판과 푸른색 판을 구별할 수 있게 했다. 전기 쇼크를 피하기 위해서는 푸른색 판이 아니라 노란색 판쪽으로 헤엄쳐 가야만 했는데 금붕어는 그것을 금방 배웠다. 훈련이 끝나자 물고기들의 두뇌강에 생리식염수를 주입하였다. 이 처치는 물고기가 노란색 판과 푸른색 판을 구별하자마자 이루어졌다. 이틀 후 재검사 결과 물고기는 여전히 색구분을 할 수 있었으며 이는 성공적으로 단기기억이 장기기억으로 전이했음을 보여 주는 증거였다. 그러나 훈련직후 튜블린을 파괴하는 약물인 콜히친(colchicine)이 주입되자 물고기들은 이틀 후에 그 식별과제를 수행하지 못했다. 그 약물은 과제를 학습하는 능력은 방해하지 않고 후에 재검사시 기억능력만 손상시켰다.

훈련시킨 후 한시간이 조금 지나고 나서 콜히친을 주입하였을 때는 며칠 후에 재검사를 해봐도 여전히 식별능력을 보유하고 있었다. 아마도 그 경우에는 콜히친의 주입시기에 단기기억에서 장기기억으로의 전이과정이 이미 완료되었기 때문인 것 같다. 아니면 최소한 전이가 이루어지고 있는 중이었던 것 같다. 마지막으로 콜히친을 주입하고 약 한 시간 후에 훈련을 시켰더니, 물고기는 여전히 식별과제를 학습할 수 있었으나 연이은 이틀 후에 그들의 기억을 잃어버렸다.

이 실험은 콜히친이 새로 획득된 기억이 영구적인 형태(아마도 안정된 분자적인 형태)로 전이되는 것을 방해할 수 있음을 시사한다. 정확한 세부사항은 명확하지 않지만 최소한 이 실험적 모델에서는 미세소관이 장기 기억형성에 관여하는 신경세포의 구조적 변화와 성장을 매개하는데 중요하다고 말하는 것이 타당한 것 같다. 시간 경과에 따른 영향은 특히 흥미롭다. 머리손상 환자들의 관찰결과 단기에서 장기기억으로 변화하는데 필요한 결정적 시기가 있음이 알려졌다. 예를 들어 머리에 강한 타격을 받으면 그 직전의 일을 기억하지 못한다. 이러한 발견들은 기억이란 신경연결상의 어떤 변화를 포함한다는 견해와 일치되는 것들이다. 만일 이 이론이 옳다면 물론 그 역 또한 사실일 것이다. 즉 중요분자성분을 고정시킬 수 있는 약물은 기억력을 증진시킬 것이다라는 점이 그것이다. 금붕어에서 이것은 사실로 판명되었다. 중수(deuterium oxide)는 미세소관 안정제인데 이것이 금붕어의 학습을 촉진시켰으며 이는 뇌조직 표본실험에서 관찰된 바로는 신경돌기의 성장촉진에서 기인하는 것이라 생각되며 신경세포돌기로 물질의 흐름이 증가됨으로써 이루어졌다고 본다.

이 연구들은 기억과 기억의 혼란이 튜블린 차원에서 이해될 수 있음을 뜻하는 것일까? 전혀 그렇지 않다. 인간 뇌 속의 어느 한 요소에서의 변화는 종종 뇌의 다른 부분에 변화를 야기하는데 이를 부수현상(epiphenomena)이라 부른다. 이러한 현상은 주요사건과 그 사건의 결과로 일어난 사건을 구별하기 어렵게 만든다. 막투과성의 교란은 주요이온이나 신경전달물질의 농도변화를 일으킬 수 있다. 전해질과 용액의 균형은 새롭고 불안정하게 변하게 될 것이다. 이러한 상황에 너무 집착한 연구자는 원인이 아니라 결과를 연구했음을 깨닫지 못하고 특정 신경전달물질의 기능에 기초하여 기억에 대한 자신의 이론을 세우게 될 것이다.

게다가 역동적 시스템 내에서는 다수의 구성요소들이 다양한 수준의 복잡성과 조합에 따라 서로 상호작용한다. 항이뇨호르몬 (vasopressin)과 같은 특정 신경펩티드(neuropeptide)가 증가하면 신체 내 수분을 배설시키지 않고 보존한다. 그렇게 되면 혈액 내의 어떤 이온들의 농도가 저하되는데 이로 인한 저칼륨증(hypokalemia) 이나 저나트륨증(hyponatremia)은 신경행동적 변화를 일으키는 것으로 알려져 있다. 이는 유기체로 하여금 혼란, 지남력 상실, 정신질환과 유사한 증세 등을 야기한다. 그러나 이 경우의 원인은 이온의 불균형이 아니고 항이뇨호르몬 방출의 교란이다. 간단히 말해서 우리는 복잡한 뇌과정에 대한 과도하게 단순한 설명을 받아들일 때 대단히 조심해야 할 것이다. 박테리아, 바이러스 등이 일으키는 전염병을 제외하고는 대개의 경우 뭔가 문제가 생겼을 때 그것을 설명하는 단지 하나의 요인만 있는 경우는 거의 없다. 병적 기능도 그러할진대 정상적 기능에 대해서 설명하자면 얼마나 더 힘들겠는가?

  비정상적 기억이 뇌속의 특정 불균형이나 역기능 때문이라는 사실을 인정한다고 할지라도 이것으로부터 정상적인 기억이 어떻게 수행되는가에 대한 설명이 얻어지리라는 법은 없다. 이러한 사실은 약물로써 우리의 기억을 향상시키는 방법이 있다는 보고가 있을 때마다 생각해 봐야 하는 중요한 점이다. 예컨대 몇몇 연구자들은 동물이나 인간에게 항이뇨호르몬을 투여함으로써 기억을 향상시킬 수 있음을 밝혀냈다. 이 물질은 시상하부에서 만들어져서 뉴런의 축색을 따라 이동하여 마침내 뇌하수체 속에 있는 신경종말에 축적된다. 뇌하수체에서 그 신경펩타이드는 순환계(general circulation)로 방출되고 신장에 작용하여 수분방출을 억제하게 된다.

지난 수년간 세계도처에서 신경과학자들은 독자적으로 항이뇨호르몬이 기억과 학습을 향상시킴을 밝혀내왔다.

한 실험에서 쥐가 어두운 상자에 들어가면 전기 쇼크를 주어 어두운 상자속에 들어가는 것을 회피하도록 훈련시켰다. 항이뇨호르몬이 주입되었을 시에는 훈련 후 훨씬 더 오랫동안 어두운 상자를 회피할 수 있었다. 솔크(Salk)연구소의 블룸(Floyd Bloom) 박사는 1978년에 이런 실험절차를 약간 변경하여 쥐의 뇌실에 직접 항이뇨호르몬을 주입한 결과 쥐가 두 배나 오랫동안 기억함을 발견했다. 국립정신건강연구소(NIMH)의 정신과의사인 골드(Philip Gold) 박사는 심각한 우울증에 시달리고 있는 환자들의 척수액에서 항이뇨호르몬 수준이 비정상적임을 발견했다. 이러한 비정상적 항이뇨호르몬 수준과 함께 역시 후측시상하부에서 생성되어 뇌하수체에 전달되는 신경펩티드인 옥시토신(oxytocin)의 변화도 있었다. 과연 항이뇨호르몬과 옥시토신이 기억이라는 동전의 양면과 같은 것인가? 하고 골드 박사는 의문을 제시한다. 즉 바소프레신이 기억을 향상시키고 옥시토신은 기억을 억제하는가? 연구의 초기단계인 이 시점에서 명확한 답을 얻을 수는 없겠지만 몇 가지 발견들로 보아 기억에 관해 바소프레신과 옥시토신이 상반된 작용을 하는 것 같다. 예컨대 골드 박사의 우울증 환자들은 바소프레신을 흡입한 후 기억이 향상되었다(정상적인 기분을 지닌 사람들 역시 기억향상을 보였다). 뿐만 아니라 조증(manic) 환자들은 높은 수준의 자연적인 항이뇨호르몬 수준과 낮은 옥시토신 수준을 지니는 경향이 있다. 그래서 조증환자들이 너무나 많은 기억을 분출하여 조리가 없고 지리멸렬한 사람이 되어버리는 것은 아닌지 모르겠다. 이런 점에서 본다면 항이뇨호르몬이 기억을 향상시킬 수 있다는 증거만으로도 충분히 주요 제약회사들이 기억력 향상약물을 개발하려고 분투하게 만들 수도 있다. 그러나 이들 약물은 어떤 목적으로 사용될 것인가? 그 것들은 동기가 부족하고 게으른 학생이 학문적 질곡으로 빠지지 않고 학문적 파도의 능선을 탈 수 있도록 하는 일종의 화학적 파도 타기를 제공할 것인가? 또 기억약물이 우리로 하여금 오랫동안 잃어버렸던 아동기 기억을 되찾게 해줄 것인가? 이것이 꼭 혜택일까? 모든 사람의 아동기가 모두 장미빛만은 아니다. 많은 사람들은 틀림없이 빈곤, 무관심, 학대를 회상할 수 있는 그 기회에 대해 다음과 같이 말할 것이다. '난 사양하겠어'라고.

정신건강의 측면에서 본다면 잊어버린다는 것은 종종 기억하는 것만큼이나 중요하다. '기억이 너무 잘 되는 것도 문제이다'라고 국립정신건강연구소에서 일하는 연구 책임자인 구드윈(F.K. Goodwin)은 경고한다. 구드윈 박사와 여러 연구자들은 강박관념이나 편견뿐만 아니라 어떤 두려움이나 공포증 등은 너무 강렬해서 우리 삶에 거의 악마적 영향을 미치는 기억들이라고 한다. 기억술가 S의 일기는 인간이 잊어버리지 못할 때 겪는 번민의 기록이다. 1953년 12월 일기에서 S는 자신의 기억력으로 인한 엄청난 양의 갈등에 대해 쓰고 있다.

나에게 독서는 어려운 일이 되었다. 속력이 떨어지고 주의가 산만해지고 한 단락에서 중요한 개념을 알아차릴 수 없다. 심지어 나에게는 완전히 새로운 상황에 대한 이야기일지라도 만일 예컨대 계단과 같은 단어가 있기만 하면, 그것은 내가 언젠가 살았던 집의 계단이 떠오른다. 그것을 좇다보면 내가 읽던 것의 요점을 잃어버린다. 나에게 일어난 일은 독서가 불가능하고 공부를 할 수 없다는 것이다. 왜냐하면 주체할 수 없이 떠오르는 기억이 나의 시간의 엄청난 양을 차지해 버리기 때문이다.

1950년에 심리학자 레쉴리(Karl Lashley)는 '엔그램을 찾아서'란 논문을 발표했다. 그 논문에는 자신의 연구생활의 대부분을 바친 연구결과가 실려 있었다. 그는 결론적으로 학습과 기억은 뇌의 어떠한 구조물에 국소화될 수 없고 뇌전체에 널리 분산되 있다고 했다. 이와 같은 레쉴리의 결론은 신경구조에 대한 연구는 기억이 뇌 안에서 어디에 어떻게 저장되어 있는지에 대해 답을 얻지 못하리라는 견해를 피력한 것이 된다. 심지어 레쉴리는 반농담조로 일평생 학습과 기억을 연구해 본 결과 이런 과정들이 존재하는지조차 의심스러워지기 시작한다고 언급했다. 그 당시 레쉴리의 저서는 신경과학자들에게 강력한 영향을 미쳐서 많은 신경과학자들은 레쉴리의 결론을 학습과 기억에 관한 연구의 고별사로 받아들였다.

레쉴리가 쥐 뇌를 절개해서 행동에 미치는 효과를 검사하던 거의 같은 무렵에 그의 제자 중 한 사람인 헤브(Donald Hebb)는 학습과 기억이란 틀림없이 신경회로망의 변화, 즉 적절한 기술이 발달하면 증명될 수 있을 실제적인 물리적 변화에 의해 일어나는 것이라고 제안했다. 그의 저서 《Organization of Behavior》에서 헤브는 기억, 그리고 학습과 같은 모든 심리학적 기능은 세포들이 특정 회로망으로 연결되어 있는 세포군(cell assembly)의 활동 때문일 것이라고 제안했다. 그는 한 세포가 활동할 때 세포군 내의 회로에서 그

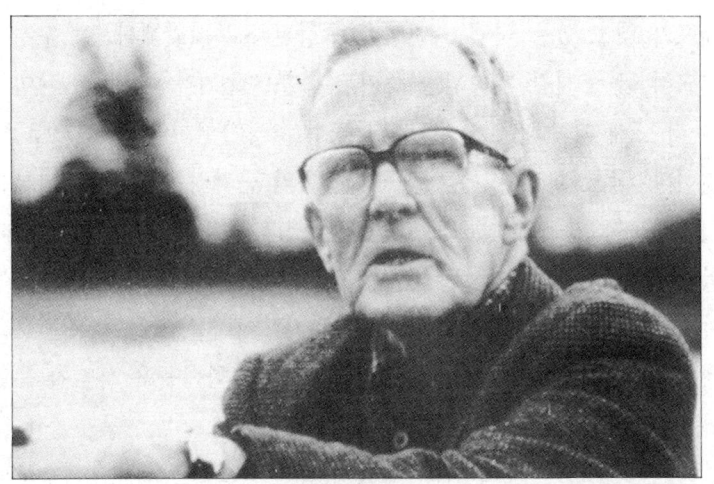

▲ 헤브 박사

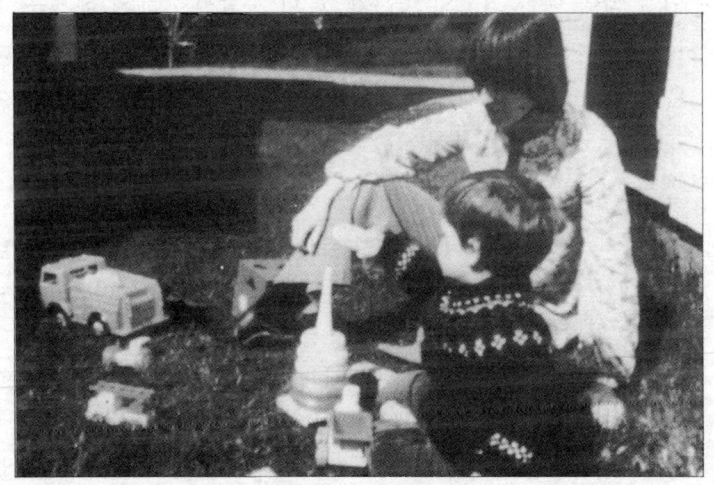

▲ 엄마와 놀고 있는 헤브의 손자 매츄

세포가 맺고 있는 시냅스 연결은 수정된다고 제안했다. 이 수정은 비교적 짧은 시간 지속되는 증가된 흥분(단기기억과 관련 있음)이거나 더 오래 지속되는 시냅스의 구조적 수정(장기기억과 관련 있음)일 것이다. 국소 회로와 세포군들이 행동의 근저라는 헤브의 이론은 신경생물학 연구에 이론적 틀을 제공했다. 어떻게 이 회로를 정의할 것인가? 기억이 생성될 때 어떤 종류의 시냅스 변화가 일어나는가? 어디에 그 회로와 세포군이 있는가? 이러한 질문들은 헤브의 예언적 저서가 나온 이후로 30여 년간 신경과학자들을 사로잡아 왔다.

헤브는 노바 스코티아(Nova Scotia)의 핼리팩스(Halifax)로부터 50마일 떨어진 농촌에 있는 지은 지 100년이나 된 집에서 살고 있다. 인간 뇌에 대한 최고의 이론가 중 한 사람인 79세의 헤브는 여전히 활동적으로 인간기억에 대한 설명을 찾고 있다. 어느 아름다운 봄날 오후에 그는 세포군이라는 자신의 개념을 이야기하기 위해 저작활동 중 시간을 내주었다.

나는 많은 시간을 뇌가 어떻게 작동하는가에 대해 생각하는 데에 보냈다. 내가 알고 있던 모든 이론들은 뇌가 그 주변에 일어나고 있는 일들, 즉 직면한 감각사건들에 의해 전적으로 통제된다고 보았다. 그러나 1945년경에 뇌는 외부환경에서 받는 메시지들과는 독립적으로 작동할지도 모른다는 생각이 갑자기 떠올랐다. 나는 뇌의 활동은 실제로 많은 분리된 별개의 시스템들의 활동이라는 생각을 가지게 되었는데 나는 이것들을 세포군들이라고 명명했다. 이들 세포군들 덕분에 전혀 외부 자극없이도 뇌 속의 활동은 진행될 수 있는 것이다. 예컨대 내가 지금 안락의자에 앉아 있는 것처럼 어떤 소리도 어떤 시각 자극도 없이—아마 눈을 감고서—조용히 앉아 있다할지라도 외부로부터 전혀 메시지를 받지 않고서도 내 뇌는 여전히 격렬하게 활동 중일 것이다. 그렇다면 뇌는 환경에 의해서 프로그램이 짜여지는 것이 아니라 자기 자신이 스스로 프로그램을 짜는 것이다. 이것은 뇌의 활동이 서로에게 영향을 주는 세포들의 소집단인 세포군들의 활동으로 이루어졌기에 가능한 것이다.

헤브에 따르면 세포군 A가 세포군 B를 흥분시키고 그러면 B는 다시 다른 세포군 C를 흥분시키는 방식으로 이들 세포군들은 서로 협동작용을 한다고 한다. 경험이란 세포군들의 조합으로 이루어진다. 예컨대 한 물체의 장면은 일군의 세포군들에 해당할 것이며, 그 물체의 이름은 또다른 일군의 세포군들에 해당될 것이다.

말을 배우기 전 단계에 있는 아이의 성장은 듣기, 보기, 냄새 맡기, 맛보기 및 피부접촉 등에 대응되는 세포군들의 성장으로 이루어질 것이다. 각각의 세포군은 아이가 접하게 되는 특정한 종류의 경험에 해당된다. 그리고 아이의 처음의 수년간의 성장이란 뇌속에 개별적인 시스템들을 형성하는 것인데, 이는 함께 작용하고 또 서로의 활동을 강화시켜 주는 뇌세포들의 집단들을 의미한다.

헤브는 또한 정상적인 노화현상에 보다 취약한 수백만 개의 세포군들이 있다고 믿는다. 망각이란 직접적으로 세포군늘 사이의 통신의 실패로 인한 것이다. 헤브의 세포군 이론은 기억이 국재화되어 있다고 주장하는 학자들과 기억이 뇌 전체에 골고루 퍼져 있다고 믿는 신경과학자들간의 적절한 타협안을 제시하고 있다. 그점에서 그의 이론은 어느 한쪽으로 치우쳐져 있지 않다. 세포군는 서로 긴밀하게 조직되어 있는 세포들로 구성되어 있을 것이고, 이런 식으로 구성된 세포들은 또한 뇌속 여러 곳에 위치하고 있을 것이다.

세포군 이론은 또한 기억이 나지 않는 데에도 여러 모습이 있다는 것과도 잘 맞아 떨어지는데, 예를 들어 때로 우리는 어떤 물건을 떠올리고 그것의 용도를 설명할 수 있을지라도 그 물건의 이름을 댈 수 없을 때가 있다. 아마 이것은 그 물건을 기술하는 단어에 대응되는 세포군의 일시적인 기능적 연결실패로 인한 것일 것이다. 치매는 이 연결 실패가 영구적이다. 반면에 창조력이란 이들 세포군들이 독특하고도 효율적으로 조화됨으로써 이루어지는 것 같다. 헤브는 모든 사람들이 창조적 잠재력을 가지고 있다고 믿는다. 실제로 사람들은 누구나가 창조적 인간이 되고 싶어한다.

정상적인 사람이라면 누구나 창조적이다—즉 빵 만드는 새로운 방법, 아침식사를 준비하는 새로운 방식, 정원에 나무를 심는 새로운 방식 등등을 고안해 낸다. 창조력은 뛰어난 사람의 뇌에만 있는 것이 아니다. 그것은 인간 뇌 기능의 정상적인 특징이다. 그리고 그것은 세포군 사이의 무수히 많은 새로운 조합으로 설명할 수 있다.

헤브를 방문했던 날, 그는 두살박이 손자 매츄에게 주려고 배를 만들고 있었다. 우리는 그 기회를 봐서 헤브에게 지금 매츄의 어린 뇌에서 어떤 세포군들이 형성되고 있는가를 물어 보았는데 그는 다음과 같이 대답했다.

매튜는 배에 대한 경험이 너무나 제한되어 있어서 지금 인생의 이 단계에서 그는 배를 본 경험이나 생각에 해당되는 세포군은 아직 획득하지 못했습니다. 아마 3년 안에 매우 잘 구성된 배에 대한 개념을 갖게 될 것입니다—즉 옆면, 앞면, 혹은 물에서 항해하고 있는 것 등등의 배에 대한 다양한 경험에 해당하는 일단의 세포군들을 갖게 될 것입니다. 현재 매튜에게 그 세포군의 활동이 이미 나타났다고는 생각하지 않습니다. 매튜가 배 모양이 나타나는 것을 본다기보다는 단지 내가 도끼로 나무토막을 내려찍고 있는 것을 보고 있을 것입니다.

그날 앞서 헤브는 목욕탕에서 가지고 놀 장난감 배를 매튜에게 주었다. 그것이 매튜의 두살박이 뇌에게 도끼로 잘려진 나무토막이 후에 보트가 될 수 있다는 가능성을 제시해 주지는 않았을까?

내 생각엔 조만간 그것이 배에 대한 개념의 기초가 될지도 모릅니다. 아마도 장난감배에 대한 경험 덕분에 배라는 단어는 몇 주 후에 매튜에게 지금보다 더 많은 의미를 줄 것입니다.

헤브에 따르면, 그 다음 2,3년에 걸쳐 매튜의 뇌는 말소리에 해당하는 세포군들과 그 말들이 적용되는 물체들에 해당하는 다른 세포군들을 구성하게 될 것이다. 동시에 물체의 이름을 말하는 것과 관련된 별도의 세포군이 발달할 것이다. 결국 배나 배타기에 대한 모든 다양한 감각적 및 인지적 특징들은 화려한 주단처럼 수놓이게 될 것이다. 뇌성장이란 삶의 경험에 따라 증가하는 세포군의 출현으로 이루어진 것일 수 있다.

1949년에 헤브의 새이론이 담긴 《Organization of Behavior》가 최

초로 출간되었을 때, 세포군이 있다는 증거는 거의 없었다. 단지 그 이론이 흥미롭고 또 조금 전에 언급한대로 정상적인 학습과 망각에 대한 관찰들과 일치한다는 점만 있었을 뿐이다. 그러나 이후 30여 년이 지나서 헤브의 이론은 신경생물학적 용어를 빌어서 다시 등장하게 되었다.

인간의 뇌는 몇 가지 측면에서 기억을 이해하려는 신경과학자들의 연구를 어렵게 만든다 하겠다. 이미 보았듯이 가장 단순한 자극이 가해져도 거기에 대해서 무수히 많은 수의 뉴런들이 반응하므로 가장 단순한 자극을 가해도 그것에 따라 일어나는 신경충동의 경로를 캐내는 것은 어렵다. 이러한 이유 때문에 간단한 신경계를 지닌 생명체들에게 오랫동안 신경과학자들은 매혹되었다. 가재, 거머리, 귀뚜라미, 메뚜기 등은 단지 10,000~100,000개 정도의 뇌세포만을 지녔다. 이에 비해 사람 뇌에는 수백억 개의 뉴런이 있다. 게다가 이들 간단한 신경계를 가진 생명체의 신경세포들은 신경절(ganglia)이라 불리는 것들에 군집해 있고 하나의 신경절에는 단지 500~2,000개의 뉴런만이 있다. 한편 수가 적다는 사실보다 더 중요한 사실은 신경세포들이 배열된 위치에 변산이 없다는 점이다. 예컨대 회충(Ascaris)의 신경절은 정확히 162개의 신경세포로 이루어져 있다. 이것은 호주의 시드니에 살고 있는 한 신경과학자가 회충을 해부하면, 메사추세츠에 있는 신경과학자가 회충을 해부한 것과 완전히 똑같은 구조와 똑같은 수의 신경절을 볼 수 있음을 의미한다. 뇌구조의 이와 같은 유사성은 인간에게서 심지어 일란성 쌍생아에게서조차 없다.

무척추동물에게 이같은 세포수에 있어서 차이가 없다는 사실은

2가지 흥미로운 의문을 일으킨다. 즉 각각의 신경세포는 동일한 종 내에 있어서는 개체마다 항상 동일한 연결을 맺는 것일까? 그리고 만일 해부학적 구조가 동일하다면, 세포들은 인접세포를 흥분시킨다든지 억제시킨다든지 간에 유사한 기능적 속성을 보이는가? 이 두 질문에 대한 대답은 확실히 '그렇다'이다. 해부학적 구조가 유사할 뿐 아니라, 동일 종의 두 개체의 신경세포들은 목표세포에 동일한 효과를 발휘한다. 따라서 단순한 무척추동물의 뇌에는 높은 일치성이 있다. 즉 데카르트가 사람외의 동물은 마치 시계처럼 작동한다고 제안했는데 과연 그가 지적한대로 그런 일치가 있다. 그러나 낮-밤, 겨울-여름 등 어느 때이든 태엽만 감으면 다시 똑같이 동작하는 시계와 진화의 하위단계에 있는 단순한 생명체의 활동간에는 한 가지 명백한 차이가 있다.

  살아 있는 유기체는 환경변화에 반드시 적응해야 한다. 얼마나 성공적으로 적응할 수 있느냐가 진화단계에서 그 생명체의 위치를 결정할 것이다. 이점에서 무척추동물의 신경계에서 보이는 동질성은 지극히 당연한 일이다. 즉 그들의 신경구조의 상대적 경직성은 바로 그들의 행동목록의 한계인 것이다. 가재는 말을 못 한다. 그들은 투표도 못 한다. 또 그들은 목적에 대한 질문을 스스로 한다거나 자아위기를 겪지도 않는다. 실제로 무척추동물이 할 수 없고 우리만 할 수 있는 어떤 것에만 관심을 가지면, 무척추동물을 연구해서는 우리 뇌를 이해하는데 도움이 되지 않을 것이다. 그러나 만일 인간에 대한 그런 자만심을 버리면 즉시 무척추동물과 인간에게는 몇 가지 유사한 점이 있음을 알 수 있을 것이다.

  환경에 대해 성공적인 적응을 하기 위해서는 생명체는 학습할 능력이 있어야 한다. 따라서 지렁이거나 로즈 장학생(클린턴도 이 장학생이었음)이거나간에 신경계는 학습의 속성(경험에 대한 반응으로서 행동을 수정하는 것)과 기억의 속성(이 지식을 저장하고, 파지하며 그것을 바탕으로 활동하는 것)을 가지고 있어야 한다. 물론 중요한 점은 지렁이의 신경계와 로즈 장학생의 신경계가 신경과학자들이 그들 사이의 상관관계를 설정할 수 있을 만큼 충분히 유사한 방법으로 학습하고 기억하는가 하는 것이다.

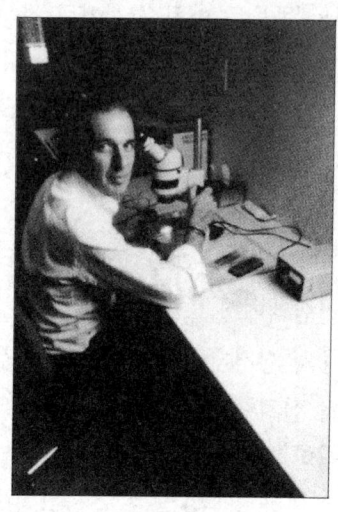

▲에릭 켄델

지난 20여 년에 걸쳐 콜롬비아의과대학의 에릭 켄델(Eric R. Kandel) 박사와 그의 동료들은 바다달팽이 군소(Aplysia)의 신경계를 연구해 오고 있다. 정신과 의사이자 신경생물학자인 켄델 박사는 특히 이 단순한 하등 생물체의 학습능력에 관심을 보여왔다.

군소의 학습과 기억능력을 연구하기 위해, 켄델 박사는 예기치 못한 침입자로부터 자신을 보호하기 위해 자신의 방어외투(protective shell) 속으로 철수하는 이 생명체의 능력에 주목했다. 이완된 상태에서 군소의 아가미는 외투강(mentle cavity) 밖으로 나와 있다. 외투에 달려 있는 수관(siphon)에 자극을 가하면 아가미를 재빨리 움추리는 아가미 철수반사가 유발된다. 이는 눈에 갑자기 먼지가 들어가면 눈깜박임이 일어나는 것과 같은 방어반사이다.
 켄델 박사는 수관에 자극을 반복해서 가하면 군소가 그 경험으로부터 학습을 하고 잠시 후엔 반복되는 자극을 무시해 버리는 것을 발견했다. 예를 들어 실험자가 수관에 물줄기를 여러 번 쏘면 나중에는 그 동물의 반사반응 크기가 처음 물줄기를 쏠 때보다 3분의 1 정도로 감소된다. 신경화학적으로 설명하면 이는 뉴런이 그 목표 뉴런에 대해 방출하는 화학물질의 단위(quanta라고 함)가 감소하는 것이다. 이 과정은 좋지도 나쁘지도 않은 자극이 반복되면 그것을 무시하는 능력으로서 습관화라고 한다. 따라서 군소는 경험을 통해 중요하지 않다고 판단된 환경 내의 어떤 변화를 무시하는 것을 배울 수 있다. 또 그 자극이 변하면 군소는 반응을 다시 할 수 있다. 예를 들어 만일 어떤 유해한 자극이 수관의 다른 부위에 제시되면, 유기체는 민감해져서 그 방어적 철수반사는 본래의 강도로 다시 회복된다.
 군소에 대한 연구는 구조와 기능에 대한 상식적인 추론이 실제로 크게 잘못되었음을 보여 주었다. 예를 들어서 군소의 신경세포들이 정확하고 변산이 없이 배열되어 있으므로 군소의 반응도 완전히 변산이 없을 것이라고 생각할 수 있다. 그러나 군소는 경험에 의해서 학습을 할 수 있었다. 더욱이 단기기억 및 장기기억이 모두 형성될 수 있었다. 훈련기간에 수관에 약 10~15번의 접촉자극을 주면, 철수반사는 감소된다. 그러나 이 기억은 잠시 후면 사라진다. 한 시간 이내에 그 동물은 다시 그 이전과 같은 자극에 대해 반응하기 시작한다. 하루 후에 그 반응은 정상수준으로 되돌아간다.
 자극이 더 장시간 계속되면 다른 반응이 나타난다. 10번 자극을 한 묶음으로 하여 그것을 네 차례 제시하면, 그 자극에 대한 기억은 수주 동안 지속되었다. 이 기간 중의 아가미 철수반사는 억압되거나 어떤 경우에는 완전히 사라진다.

이러한 실험은 군소의 기억흔적이 단기적인 것도 있고 장기적인 것도 있음을 보여 준다. 물론 중요한 것은 다른 생명체의 뇌에서도 기억이 형성될 때 유사한 과정이 진행되느냐 하는 것이다. 켄델은 그 과정이 동일한 것으로 믿는다. 인간과 오징어, 달팽이, 거머리 등의 뉴런 및 시냅스는 어떠한 기본적인 구조적, 화학적, 기능적 차이도 없는 것 같다.

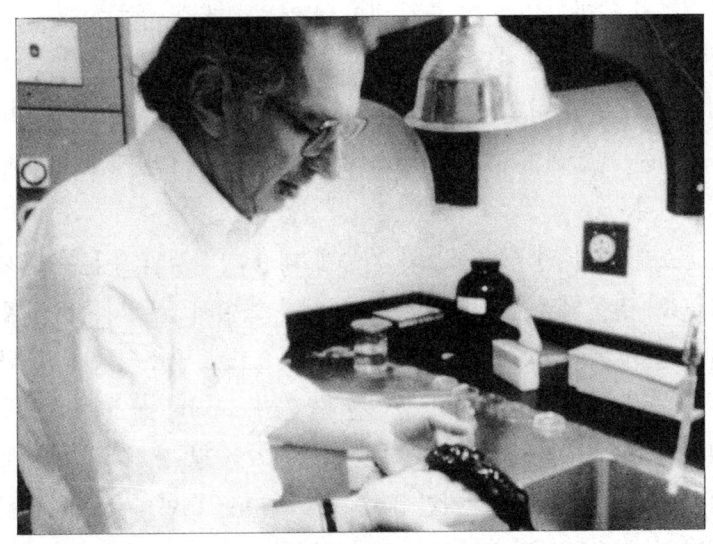

▲ 켄델이 바다달팽이 군소를 들어 보이고 있다

켄델이 옳다면—실제로, 그가 옳았음을 보이는 많은 연구결과들이 있다—군소의 학습과 기억의 메카니즘에 관한 연구는 우리 자신의 두뇌 안의 학습과 기억의 메카니즘에 대해 많은 것을 알려줄 것이다. 예컨대 한 신경세포가 다른 몇 개의 신경세포에 미치는 영향을 생각해 보자. 전통적 시각으로는 흥분적 작용을 하는 신경세포와 억제적 작용을 하는 신경세포는 따로 존재한다. 10여 년전에 출간된 교과서들은 흥분적 뉴런과 억제적 뉴런에 대해 별도로 언급한다. 그러나 실제로 각 신경세포들의 활동 패턴은 훨씬 더 복잡하다. 즉 그것은 목표가 되는 한 신경세포를 흥분시키는 동시에 또 다른 신경세포는 억제시킨다. 어떤 경우엔 이들은 이중연결을 맺기도 하는데 즉 동일한 세포를 흥분시키기도 하고 억제시키기도 한다. 더욱 중요한 사실은 이들 각각의 활동은 단 하나의 신경전달물질에 의해 매개된다는 것이다.

만일 동일한 신경전달물질(정보전달자)이 다른 효과를 유발할 수 있다면, 최종결과는 신경전달물질과 그것이 작용하는 수용기의 성질에 달려 있을 것이다. 결국 시냅스 활동은 목표세포의 수용기에 미치는 신경전달자의 효과로 조절된다. 한 예로 신경전달물질은 나트륨 통과에 중요한 통로에 영향을 미칠 수 있다(그 결과로 뉴런의 흥분이 야기된다). 다른 세포에서 이와 동일한 신경전달물질은 나트륨에 어떤 영향도 미치지 않고 염소(chloride)가 막의 통로를 통해 통과할 수 있는 능력에 영향을 미친다(이러한 작용으로 뉴런의 억제가 야기된다). 따라서 뉴런이나 신경전달물질 그 자체를 흥분성이나 억제성으로 명확히 구분할 수 없다. 대신에 어떤 특정물질의 최종적인 표현은 그것이 목표세포의 막수용기에서 어떻게 작용하느냐에 달려 있다. 막의 특성이 다른 목표세포는 다른 반응을 나타낼 것이다. 이렇게 생각해 보라. 만일 이 문장이 이탈리아어로 쓰여져 있다면 그것은 이탈리아어에 대한 지식을 지닌 독자의 반응을 야기할 것이다. 반면 이탈리아어를 모르는 사람은 그 문장을 이해할 수 없을 것이다. 그 문장 자체가 모든 독자를 흥분시키는 것은 아니다. 이와 같은 상황이 특정 신경전달물질에서 일어난다.

화학물질은 단지 수용기에 의해 받아들여질 뿐이고 시냅스 전달에 있어서 명령전달 부분은 수용기의 성질과 그 수용기와 작용하는 이온채널이다.

라고 켄델은 말한다.

켄델 박사의 업적 중 가장 흥미를 끄는 것은 기억의 화학적 기전 및 분자적 기전에 대해 이해할 수 있게 해준 연구다. 최소한 군소에서 학습이란 뉴런 성질의 변화라는 사실이 입증되었다. 방출된 신경전달물질의 양은 그 자극이 새로운 것(양의 증가)이냐 아니면 반복적인 것(양의 감소)이냐에 따라 달라진다. 자극을 반복해서 받으면 유기체는 학습을 하고 또 그것을 기억한다. 그러나 어느 정도의 시간이 흐른 후에는 그것을 잊어버리고 동일한 자극을 다시 주었을 때, 원래의 강도로 반응이 다시 부활한다. 좀더 긴 기억의 경우(장기간 계속된 자극의 결과)에 있어서는 신경전달물질을 방출하는 활동적 영역의 수가 변화하는 이른바 구조적 변화가 일어날 것이라는 증거가 있다.

우리 신경계가 수년 전에 한 경험에 의해 구조적으로 변화되었기 때문에 우리가 수년간 어떤 일을 기억할 수 있지 않겠는가? 이것은 재미있기는 하지만 다소 무서운 예측이다. 만약 그것이 사실이라면, 그것은 유전과 환경간의 명확한 구분을 없앨 것이다. 만일 뇌세포의 구조나 기능에 강한 유전적 영향이 있음에도 불구하고 경험에 의해서도 뇌세포가 수정될 수 있다면, 환경이나 유전 중 하나만으로는 행동에 대한 충분한 설명을 할 수 없을 것이다.

많은 철학자들이 이미 통찰력을 발휘해서 유전이나 환경 중 어느 하나만 중요하다고는 생각하지 않았으나, 어느 누구도 심리적 사건이 뇌속에 구조적 변화를 일으킨다는 사실을 증명한 적이 없기 때문에 유전과 환경의 통합이 어려웠다. 그러나 켄델의 군소에 관한 연구는 뇌가 소유하고 있는 저 위대한 가소성이 단순한 은유 이상임을 증명했다. 켄델은 '뇌를 보는 새로운 차원이 열렸다'라고 말한다.

뇌세포 사이의 연결―대체로 유전적으로 결정되며 현재로선 어떤 영향을 미치는지 알려져 있지 않다―은 경험에 의해 강화되거나 쇠퇴한다. 학습과 기억훈련은 아마도 앞서 언급한 일련의 기억 시스템들과 함께, 뇌기능의 강화를 야기할 것이다. 우리 뇌는 사용하면 할수록 더 효과적이고 놀라운 기관이 되는가? 확실히 이것은 우리 몸의 다른 모든 부분에서는 사실이다. 우리 뇌라고 그렇지 않으라는 법이 있겠는가?

어떤 형태의 생각이 마음에 미치는 강력하고도 실제적인 영향은 어느 시대를 막론하고 현인들이 언급해 온 것이다. '우리의 사람됨은 우리 사고의 결과다'라는 말이 불교경전인 법구경(Dhammapada)에 있다. 켄델의 연구는 사고, 마음, 그리고 뇌의 이와 같은 관계성의 문제에 또다른 차원을 덧붙였다. 그는 좀더 포괄적이고 자유로운 수필에서 군소의 연구가 심리치료에 대한 갖은 의의를 언급했다. '심리치료와 단일 시냅스 : 정신의학적 사고가 신경생물학 연구에 미친 영향'이라는 저서에서 그는 다음과 같이 썼다.

내가 누군가에게 말하고 상대방은 내 말을 들을 때, 우리는 눈이나 목소리로 접촉할 뿐 아니라 소위 나의 뇌속의 신경기계의 활동은 상대방의 뇌속의 신경기계에 직접적이고 장기적인 영향을 미치고 있다. 그 역도 마찬가지다. 나는 심리치료가 환자의 마음속에 정말로 변화를 야기하는 것은 오직 우리의 말이 서로의 뇌속에 어떤 변화를 야기할 때에만 가능하다고 생각한다. 이와 같은 견해에서 본다면, 생물학적인 접근과 심리학적 접근은 서로 만나게 되어 있다.

찾아보기

(C)
CAT scanner 115

(G)
GABA 226
Gestalt 심리학 78

(H)
H.M. 222

(I)
I.Q. 검사 175

(K)
knowing that 236
knowing what 236

(L)
L-도파 135

(O)
Organization of Behavior 246

(R)
Ro 5-0690 189

(ㄱ)
가소성 259
가재 252
가족들의 별거 189
가짜 분노 26
각성 174
각성상태 168
각인 101
간뇌 24
간단한 신경계를 지닌 생명체 252
간질 220, 224
간질발작 44
갈렌 31
갈바니 47
감각과 운동을 재조직 98
감각양식 94
감각피질 21
갑작스러운 공포 150
강도 95
개구리 심장박동 162
개별 뉴런 이론 64
개재 뉴런 66
거머리 252
거부반응 138
건강한 인생 169
걷는 스타일 101
경각심 177

경막 16
경악반응 150
경험적 환상 198
고귀한(honorable) 기관 36
고립성의 증가 189
고전 물리학 53
고혈압 168
고혈압약 189
골상학 39, 40
골지 41
공간 주파수 76
공간기억과제 216
공간단서 216
공간적 기억능력 216
공동체의식 188
공통감각(common sense, sensus communis)의 뇌실 33
공통적 감각 93
공포증 245
관상동맥 질환 186
교 24
교차 16
구 18
구술적 문화전달 218
국소 회로 248
국소마취 160
국소적 사건 48
국소화 246
군집화 87
귀뚜라미 252

그림자의 모서리 81
극한적인 환경 63
근접성 87
글루타민산 225
금단반응 159
금단증후군 137
기억과 정서간에 강력한 연결 230
기억력 203
기억술 204
기억의 손실 236
기억의 양적 혼란 200
기억의 화학적 기전 및 분자적 기전 258
기억장애 219
기억저장 231
기억증진술 214
기억흔적 256
기저핵 29, 111
까할 41

(ㄴ)
낙하산 점프 176
난독증 129
내분비계 149
내인성 아편제 153
내적 반응 104
내적 암송 203
노어아드레날린 164
노어에피네프린 164
노어에피네프린성 수용기 52

뇌간 22, 131
뇌발달 63
뇌발달의 환경적 영향 67
뇌세포 증식 62
뇌실 33
뇌에 구조적 차이가 존재 68
뇌에서의 섬세한 균형 145
뇌염 233
뇌의 반응성 58
뇌의 오래된 하위영역 114
뇌의 피질지도 91
뇌이식 136
뇌이식수술 138
뇌전도(EEG) 47, 117
뇌종양 152
뇌척수액 17
뇌파 101
뇌하수체 155, 244
뉴런 16
뉴로펩타이드 153
느린 섬유 59
니코틴 24

(ㄷ)
단기기억 240
단서 86
단세포 기록법 75
남창구 117
대뇌 국재화 106
대뇌반구 18, 22

대뇌피질하 영역 231
대마비 152
대비 95
대상-재인문제 77
대중적 알코올 음료 137
도박 189
도전 168
도파민 134
동공확대 179
동기상태 26
동물적인 광기 144
동물적인 뇌 21
동물적인 성향 144
동물전기 48
동안근 131
되먹임 119
두개골 16
두개골의 융기 40
두려움을 일으키는 화학물질 192
두정엽 19
두통 168

(ㄹ)
레쉴리 246
루리아 209
리브리움 189

(ㅁ)
마음의 상태 170
막연한 불안 150
말뇌염 161
망막의 수용기세포 227
맹인용 점자해독기 90
맹인을 위한 보조장치 77
멀미증 131
메뚜기 252
면역방어 능력 170
명상기법 180
명암대비 74, 87
목적의식 168
몰핀 24
몽고증 68
무대공포증상 172
무의미 철자학습 218
무중력 환경 132
무척추동물 252
무척추동물의 뇌 253
문헌적인 문화전달 218
물질 p 153
뮈브리지의 사진 102
미상핵 114
미세소관 240
미세전극 103, 226
미주신경 162

(ㅂ)
바다달팽이 군소 254

바이오피드백 185
박탈된 환경 67
반규관 130
반사적 활동 114
발생기전위 48
발화명령 52
방어외투 254
백질 115
백질의 섬유다발 16
법구경 259
베타 차단제 173
베타-리포트로핀 155
베타-엔돌핀 156
변연계 28, 227
변연계의 구조 221
보다 큰 뇌 137
복합감각적 음악 96
부수현상 242
부쉬맨 216
부신선 174
부신피질자극 호르몬 181
부신피질자극 호르몬 방출인자 181
부호화 223
분산 시스템 112
비만 189
비자발성 147
빠른 섬유 59

(ㅅ)
사고와 감정의 중추 31

사고와 정서 145
사구체 24
사회적 유대감 188
삼차원적 시각 73
상구 83
상상기법 183
상징적 묘사 86
상징적인 표상 71
상호작용 69
상호침투 211
생득적으로 배선 84
생명의 혼 32
생물학에서 전기의 역할 46
생물학적인 접근 260
생활사건 척도 170
서파활동 179
선조주변피질 228
선조피질 73, 228
섬광과 같은 기억 230
섬유로 16
성격변화 144
성격분석 방법 101
성공적인 대처방식 185
성스러운 병 43
세포군 246
소낭 52
소뇌 30, 111
소뇌의 전엽 124
소뇌통제 126
소아마비 바이러스 24

수관 254
수도주변 159
수상돌기 43
수와 양의 범주 84
수용기 165
수용기의 차단 174
수의적 활동 114
수혈 36
순환계 243
순환론 15
스트레스 151
스트레스 반응 162
스트레스에 관련된 무통효과 159
스트레스에 의해 유발된 무통 152
스포츠 의학 178
슬개건 반사 103
슬로모션 129
시각 대용장치 92
시각과 운동의 협조 133
시각과 청각과 촉각의 기본적인 통합 88
시각의 형태탐지이론 75
시각입력의 기하학적 특징 75
시각적 왜곡 99
시각중추 21
시감각 98
시냅스 간격 49
시냅스의 구조적 수정 248
시냅스 연결의 수정 236
시냅스전막 52

시냅스 전위상승 225
시상 24
시상하부 24, 150
시신경 81
신경관 66
신경교 15
신경독으로서의 알코올 137
신경돌기의 성장 242
신경망 84
신경세포 15
신경세포들 간에 간격(시냅스) 41
신경심리학적 검사 214
신경전달 52
신경절 252
신경증 166
신경충동 164
신경판 60
신경펩티드 243
신경행동적 변화 243
실비아열 19
실제적 영상 184
실험적인 수술 221
심리치료와 단일 시냅스 260
심리학적 접근 260
심상 16, 205
심상이 없는 사고 208
심장박동 증진효과 172
심적 이미지 205
심호흡 183
싸움 혹은 도주반응 165

(O)
아가미 철수반사 254
아내, 장모 착시 73
아드레날린 164
아세틸콜린 164
아세틸콜린성 수용기 52
아테롬성 동맥경화증 186
아편제 154
악순환 185
악어의 눈물 26
안정계 131
알코올 중독 189, 219
알코올 중독자 137
암송 217
암의 발생율의 증가 169
양귀비 155
양안시 75
양자 물리학 53
양태전이 89
억압 239
억제성 257
억제성 영향 49
억제시키는 신경화학물 59
언어치료사 232
얼어 붙어버림(choking) 178
엄격한 구성주의자 62
에릭 켄델 254
에빙하우스 217
엔그램을 찾아서 246
엔케팔린 157

역전 렌즈 97
연수 24
연축 104
연합영역 69
영양액 162
영양조직 16
예측능력 169
오른손잡이의 뇌 175
오징어 48
옥시토신 244
완전한 진정제 192
외측슬상체 83, 228
외투강 254
왼손잡이의 뇌 175
요가 185
우울증 151, 200
우주 적응 증후군 133
운동전 피질 19
운동피질 107
원추세포 73
웩슬러 성인 지능검사 175
위계적인 기억모형 228
위계적인 도식 109
위궤양 168
위궤양검사 167
위궤양치료제 189
위장 81
유막 16
유발전위연구 175
유전 259

유전과 환경의 문제 59
유전정보 59
의지 99
이석 130
이식 136
이완기법 179
이완반응 179
이토 127
이혼 189
인디아 잉크 36
인지 치료 184
인출 236
일산화탄소에 중독 116

(ㅈ)
자기파멸적 184
자동 프로그램 122
자세잡기의 기전 132
자신감 178
자아애적 행동 189
자아정체감 238
자유신경 종말 154
자유의지 110
자유의지 대 결정론 59
자율신경계 26, 149
자율훈련 185
작은 사람(motor homunculus) 108
장기기억 240
잦은 주거이전 189

재검사 241
재인 75
잭슨 간질 107
저나트륨증 243
저칼륨증 243
적절한 각성 178
적합한 책략 86
전기 메기 46
전기충격요법(electroconvul-
sive therapy) 199
전도속도 58
전두엽 19, 142
전두엽 섬유 145
전두엽 수술 145
전두엽-변연계의 연결 147
전류계 48
전이과정 241
전쟁신경증(battle fatigue) 200
전전두 섬유 19
전정기관 130
전정안구반사 128
전정척수계 130
전정핵 131
점진적인 근육이완 185
정서기억 229
정서반응의 결핍 150
정서적 폭발 231
정신분열증 174
정신약물 190
정신외과수술 146

정위감각 130
정중선 226
제1뇌실 33
제2뇌실 33
제3뇌실 33
조급증 186
조증 151, 244
주사 129
주파수 패턴 184
죽음이 고통 160
준비전위 118
준비태세 177
중뇌 24, 159
중뇌 중심회백질 154
중뇌의 보행영역 100
중력 탐지기 130
중복연결 53
중수 242
중심열 19
중심전회 19
중심후회 21
중추 프로그램 100
중추신경계 15
증가된 흥분 248
지각적 특징 86
지남력 상실 243
지문 101
지적인 능력 144
지주막 16
지주막하강 17

지지조직 16
지지집단(support group) 189
진전 134
집중력 178
집행 센터 112

㈈
차가운 체액 45
착각의 집 73
착시 73
참선 180
창계 79
창조적 인간 250
척수 16
척수액 244
척추동물 15
천재성 68
천재의 뇌 68
청반 164
촉감 89
촉진자로 작용하는 다른 신경화학물 59
최면상태 200
최면술 185
측두엽 19, 21, 228

㈎
카드 사기꾼 90
컴퓨터 시뮬레이션 84
코르사코프 정신병 219

코티졸 186
큰 신경섬유 48

㈌
타입A 성격 186
타입B 성격 186
통각섬유 153
통내성 153
통제력 167
통증 151
튜블린 240
특정 수용기 52
특정 탐지기 95

㈍
파킨슨씨 병 134
페입스 28
펜필드 197
편도체 225, 227
편무도병 116
폐쇄회로 103
풍요로운 환경 67
피사체 71
피질의 회선 108
피질층 16
피질하 회백질 구조 35

㈑
하구 94
학습 255

할머니 세포 75
항 스트리키닌 효과 190
항불안제인 발륨 189
항이뇨호르몬 243
해마 223
해마의 양측 제거 226
해부학적 구조 253
핵(nucleus) 43
허용적 구성주의자 63
헌팅턴씨 병 114
헤브 246
협응적 활동 111
호흡법 180
화학물질의 단위 255
화학적 신경전달물질 52
화학적 해독제 193
화학적인 명령 163

환경 259
활동전위 49
회 18
회백질 115, 159
회백질의 층 35
회백질의 핵 16
후각섬유 227
후두대공 16
후두엽 21
후측시상하부 244
휴식상태 179
휴지기의 신경망 70
흡연 189
흥분성 257
흥분성 영향 49
흥분시키는 신경화학물 59
흥분적 49